循证社会科学研究系列丛书

杨克虎 总主编

国家社会科学基金重大项目"循证社会科学的理论体系、国际经验与
中国路径研究"（项目编号：19ZDA142）的阶段性研究成果

循证艺术疗法
理论与实践

杨克虎 徐 争/著

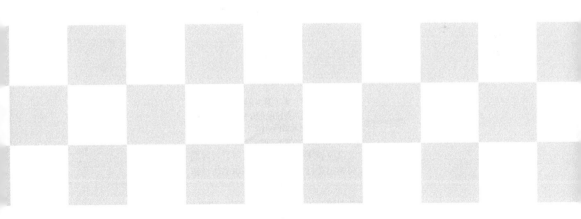

科 学 出 版 社

北 京

内 容 简 介

本书是国内第一本系统介绍循证艺术疗法的书籍，整体结构分为三个部分。第一部分是循证艺术疗法的相关概述，包括相关概念、发展前景、实践步骤等；第二部分为循证艺术疗法的证据检索与评价，主要撰写了循证艺术疗法的证据评价、系统评价与 Meta 分析的步骤等；第三部分讲述了绘画疗法、音乐疗法等具体操作技术，并通过案例分析将理论与实践相结合。

本书适合临床心理治疗师、高校心理咨询中心的专职和兼职咨询师，以及对艺术和心理治疗感兴趣的读者阅读。

图书在版编目（CIP）数据

循证艺术疗法理论与实践/杨克虎，徐争著. —北京: 科学出版社，2025.3
（循证社会科学研究系列丛书/杨克虎总主编）
ISBN 978-7-03-076250-4

Ⅰ. ①循… Ⅱ. ①杨… ②徐… Ⅲ. ①循证医学-研究 Ⅳ. ①R499

中国国家版本馆 CIP 数据核字（2023）第 162612 号

责任编辑：丁 川 夏水云 / 责任校对：贾娜娜
责任印制：师艳茹 / 封面设计：有道文化

科 学 出 版 社 出版
北京东黄城根北街 16 号
邮政编码：100717
http://www.sciencep.com
北京厚诚则铭印刷科技有限公司印刷
科学出版社发行 各地新华书店经销
*
2025 年 3 月第 一 版 开本：720×1000 1/16
2025 年 3 月第一次印刷 印张：17 3/4
字数：352 000
定价：**178.00 元**
（如有印装质量问题，我社负责调换）

总　序

　　循证社会科学（Evidence-based Social Science）是循证医学与社会科学、信息科学交叉发展而成的一个新兴学科，主要是在社会科学领域充分结合价值意愿、客观环境及最佳证据，以在科学研究、管理决策、专业实践中取得最佳效果。从相关文献来看，循证社会科学是随着 20 世纪 90 年代兴起的循证实践运动（Evidence-based Practice Movements）的发展而产生的，21 世纪以来逐渐受到关注并在国际上得到较快发展。目前，循证社会科学已成为一个具有一定学术影响力和社会影响力的新的学科交叉研究领域。

　　循证社会科学的兴起和发展不是偶然的，它反映了科学发展的规律和某种必然的趋势，也蕴含着深层次的驱动因素。具体来看主要有以下四个因素。

　　一是循证医学发展的科学影响。自 1992 年加拿大学者 Gordon Guyatt 等在《美国医学会杂志》上发表 Evidence-based medicine: A new approach to teaching the practice of medicine 一文标志着循证医学正式诞生以来，循证医学"基于问题的研究，遵循证据的决策，关注实践的后果，后效评价，止于至善"的理念和"有证查证用证，无证创证用证"的方法就广受科学界及社会高度认可。借鉴循证医学的理念、方法和技术，在社会科学领域通过最佳证据的生产、传播、转化和应用，进而促进科学决策的循证实践更是被誉为社会科学的第三次"科学化"浪潮。可以说，循证医学给了循证社会科学发展的理论基础和动力。

　　二是学科交叉融合的发展结果。当前，全球新一轮科技革命和产业变革呈现出信息、生命、材料等众多领域知识汇聚融合的新特点，在此大背景下，人类在解决经济、社会等关系人类生存和社会发展的重大问题时，越来越多地需要综合运用多学科知识，需要在不同学科间开展广泛的交流与合作。在此过程中，学科之间知识不断交叉、融合、渗透，科学研究呈现出从"单一学科"向"交叉学科"的范式转变的趋势，我们已经进入了交叉科学时代。循证医学独特的视角、先进的理念、科学的方法和跨学科、跨地域合作的创新模式对自然科学领域和社会科学领域各学科的发展产生了深远的影响。心理学界自 20 世纪七八十年代开始即制定了相关心理学实践的原则、手册、指南与标准，在学校心理学、咨询心理学、家庭心理学、行为分析甚至各种社会服务或社区服务等领域开展了一场声势浩大、席卷全球的循证实践运动，推动着循证的思想、理念与方法交叉发展并渗透到传统的管理学、教育学、社会学、经济学等社会科学领域，循证社会科学在不断深化的交叉融合下迎来了一次次发展机会。

三是科学研究范式的演变革新。随着大数据时代的到来和数据的爆炸性增长，计算机不仅仅能做模拟仿真，还能进行分析总结和理论阐释，这一时代的变化显而易见的是让数据模型构建、定量分析方法及利用计算机来分析和解决科学问题的第三科研范式——计算机科学有了丰富和可以计算的数据基础，更为重要的是推动了数据密集范式从第三范式中分离出来，成为一个独特的科学研究范式——第四范式：数据密集型科学研究范式。在数据密集型科学研究范式环境下，科学研究由传统的假设驱动向基于科学数据进行探索的科学方法转变，由大数据组成的科学数据成为科学家们进行科学研究的最佳证据选择，也就是说科学研究范式的演变革新为循证社会科学发展提供了坚定的证据保障及应用驱动。

四是社会重大问题的治理需要。循证的理念、思想和方法已经在西方发达国家的科学决策、政府治理和智库研究中受到重视并推广应用。1999 年，英国布莱尔政府公布了《政府现代化》（*Modernizing Government*）白皮书，提出"本届政府要更好地利用证据和研究的方法来制定政策，更多地专注于能产生长期影响的政策"。2007 年澳大利亚总理陆克文指出"循证决策是改革政府的核心"。2016 年 3 月 18 日，美国第 114 届国会通过了成立"循证决策委员会"的法案[H.R.1831（114th）：*Evidence-based Policymaking Commission Act of 2016*]，以确保联邦政府在制定每年为社会服务提供 1.6 万亿美金的资助政策和干预措施时是基于证据的，同时评估联邦计划和税收支出的有效性。2021 年，在世界多极化推动全球治理体系变革的背景下，应对社会挑战的全球证据委员会（Global Commission on Evidence to Address Societal Challenges）成立。该委员会旨在规范和加强国家证据支持系统、改善和利用全球证据架构，让证据为政府决策者、组织领导者、专业人士和公众服务，让证据成为日常生活的中心。由此可见，循证的理念和方法已在政策制定、社会治理、专业发展、日常生活等各个领域得到广泛的应用，科学证据在应对全球公共危机、推动经济发展、促进社会进步、治理环境问题、推进可持续发展等各个方面发挥着不可替代的作用。循证社会科学的价值在实践层面得到了进一步的挖掘和彰显。

在我国，循证社会科学研究与实践尚处于萌芽阶段，虽然教育学、法学、社会工作、管理学等社会科学领域的从业者、决策者和研究者们逐渐意识到循证科学决策的重要性和紧迫性，但相关研究证据较少，涉及领域比较局限，而且也没有支持循证社会科学研究与实践的平台。此外，人们对大数据时代获取、生产、评价、转化利用社会科学领域证据的方法知之甚少。所以，开展循证社会科学的理论与实践研究，探索和厘清循证社会科学的理论、证据、应用、平台等问题，对填补当前我国循证社会科学发展的诸多空白，推动循证的理念、方法和技术惠及更多的社会科学研究及实践，显而易见具有重要的学理意义和实践意义。部分学者及国家相关机构也已经意识到了发展循证社会科学的价值所在，并开展了相应的自觉行动。2019 年 5 月 30 日，科技部组织召开的香山科学会议——"循证科学的形成发展与学科交融"（第 S49 次学术讨论会），就是国家在循证科学研究领域的战略布局和发展引领的标志。

兰州大学是教育部直属的全国重点综合性大学，是国家"985 工程""211 工程""双一流"重点建设高校之一。成立于 2005 年的兰州大学循证医学中心一直重视将循证的理念和方法推广运用到社会科学的研究和实践领域，以推动循证社会科学研究的发展。中心邀请了国际循证社会科学权威学术组织 Campbell 协作网主席 Haluk Soydan 教授、美国南加利福尼亚大学社会工作学院 Iris Chi 教授等国际一流循证社会科学专家到兰州大学进行学术交流和开展培训工作。2010 年 1 月，派出博士研究生拜争刚赴美国南加利福尼亚大学师从 Haluk Soydan 教授学习；2010 年 12 月，开始与加拿大麦克马斯特大学合作推出"卫生系统证据"数据库中文版，并联合培养循证卫生决策管理方向的研究生；2014 年，与南加利福尼亚大学社会工作学院签署合作备忘录，共同开发"中国儿童与老年健康证据转化数据库"，组织团队对 Campbell 协作网及 Campbell 系统评价进行学习研究；2016 年，在兰州大学的立项支持下组建了由法学、管理学、经济学、教育学、心理学、哲学、社会工作、公共卫生、医学等学科研究人员组成的循证社会科学研究团队，开展循证方法学的培训和学术研究；2017 年，派出博士研究生王小琴赴加拿大渥太华大学师从 Campbell 协作网主席 Jeremy Grimshaw 教授研修学习，12 月，兰州大学正式成立"循证社会科学研究中心"，并将"循证社会科学研究平台建设"作为"双一流"建设项目给予优先支持。

扬帆起航的兰州大学循证社会科学研究中心以"原创导向、交叉融合、开放合作、超前发展"为指导原则，充分发挥兰州大学循证医学学科的人才优势和方法学优势，整合国内外及学校相关人文社会科学的优质资源，瞄准循证社会科学研究的前沿及空白点进行探索研究及应用。2018 年，编著出版国内第一本"循证社会科学"教材《循证社会科学研究方法：系统评价与 Meta 分析》。2018 年至 2023 年，前后举办 12 期"循证社会科学研究方法"培训班，来自全国 20 余个省（自治区、直辖市）的近百所高校、科研机构的千余名学员参加培训，"循证社会科学研究方法"作为"研究生学科前沿交叉课程"得到兰州大学立项支持；每年主办"循证科学与知识转化"论坛，邀请国际循证医学创始人、加拿大皇家科学院院士、加拿大麦克马斯特大学 Gordon Guyatt 教授，全球证据委员会共同主席、加拿大麦克马斯特大学 John N. Lavis 教授，Campbell 协作网前执行总裁 White Howard 教授，Campbell 图书馆（Campbell Library）总主编 Vivian A. Welch 教授等国际循证社会科学权威学者来兰州大学讲学，分别与 Campbell 协作网、美国哈佛大学、美国南加利福尼亚大学、英国贝尔法斯特女王大学、加拿大循证卫生决策研究中心、加拿大麦克马斯特大学、加拿大渥太华大学、瑞士日内瓦大学等签署了合作协议，就循证社会科学的人才培养、科学研究、学术交流等开展了实质性国际合作。2018 年，兰州大学循证社会科学研究中心入选中国智库索引（Chinese Think Tank Index，CTTI）。2019 年 12 月，中心申请到全国第一个"循证社会科学"主题的国家社会科学基金重大项目"循证社会科学的理论体系、国际经验与中国路径研究"（项目编号：19ZDA142），并率先开始在全国招收循证社会学方向的博士研究生。2021 年，"循证社会科学的课程体系及教材建设实践"获教育部首批新文科研究与改革实践项目立项支持，循证科学被兰州大学列入"十四五"规划交叉学科重点建设名单，获批国家留学基金管理委员会"循证社会科学创新人才联合培养项目"；2022 年，再次获批国家留学基金管理委员会"全球卫生青年创新人才联合培养项目"，并连续派出 20 余位青年教师和研究生赴哈佛大学、麦克马斯特大学、渥太华大学、贝尔法斯特女王大学、日内瓦大学、鲁汶大学等国际知名大学师从权威专家进行交流访学或接受联合培养。同年，"循证科学"交叉学科博士学位授权点正式获批；"循证社会科学交叉创新实验室"作为兰州大学哲学社会科学实验室（首批）获立项支持，Campbell 协作网前执行总裁 White Howard 教授被兰州大学聘任为循证社会科学交叉创新实验室外籍教授；与全球证据委员会合作，翻译并发布了《全球证据委员会报告》（中文版）；循证社会科学研究中心被列为兰州大学新型智库建设试点单位，并入选"CTTI2022 年度高校智库百强榜"；6 门课程与 6 本教材获兰州大学立项建设，系列课程与系列教材渐成体系。2023 年，全球证据委员会中国合作中心成立。

在已有的发展和研究基础上，兰州大学循证社会科学研究中心将目光瞄准到更为广阔的理论和实践领域拓展上，组织相关专家完成"循证社会科学研究系列丛书"以适应和回应循证社会科学研究和实践发展的需要。丛书包括《循证社会科学研究方法：系统评价与 Meta 分析》、《循证社会科学总论》、《循证社会科学的统计基础》、《迈向全球循证决策新征程》、《循证教育学概论》、《循证经济学》、《循证社会工作导论》、《循证社会工作方法与实践》、《循证卫生决策研究方法与实践》、《法循证学理论与实践》、《循证治理》、《循证教育学研究方法与实践》、《循证艺术疗法理论与实践》、《循证图书馆信息实践》、*The Evidence Revolution and Evidence Based Policy*、《循证信息贫困研究：回归分析》、《循证决策方法与实践》，以及《中国循证社会科学发展年报》等 10 余部著作、刊物。期待"循证社会科学研究系列丛书"的出版能为确立循证社会科学的理论体系，探索循证社会科学发展的中国路径，促进中国循证社会科学的发展，奠定我国在国际循证社会科学研究领域的学术地位发挥相应的作用。

本丛书的出版，得到了全国哲学社会科学规划办公室、国家自然科学基金委员会、甘肃省科学技术协会、甘肃省科技厅、甘肃省哲学社会科学规划办公室，以及兰州大学学科建设与发展规划处、社会科学处、科学技术发展研究院、国际合作与交流处、中央高校基本科研基金和"双一流"建设经费的支持，得到了许多领导和专家的关注和大力支持。在此表示由衷感谢！

杨克虎

2024 年 5 月

序　言

作为循证医学的分支之一，循证艺术疗法是基于循证医学的理念、思想和方法，收集、评价、生产和转化应用艺术疗法中的可行性、有效性、安全性和经济性的高质量证据，以揭示艺术疗法的作用机制、特点和规律，并指导临床实践和制定卫生决策的新兴应用学科。新的社会背景为循证艺术疗法的发展提供了前所未有的发展契机。近现代以来，医学及相关健康科学领域的飞速发展造就了错综复杂且数量庞大的知识和信息，谨慎和规范地利用研究结果来指导临床实践可减少无效干预措施的应用，以促使科学研究与临床实践的正向协同发展，弥合科学证据与临床实践之间的差距。循证艺术疗法通过将现有恐惧情绪与积极的、新的感官体验相结合的方式，缓解恐惧以达到治疗的目的。这种方法不仅可以通过语言表达来调节情绪，还具有激活与触及躯体感觉皮层相关的神经通路的潜力。

对今天的循证艺术疗法来说，新的社会需要和社会认可也给它的发展带来了一些具有挑战性的问题。一是证据基础薄弱。目前，艺术疗法领域的研究内容和证据质量远远不能满足需求，存在供给不足与临床高质量需求之间的矛盾。二是研究力量分散。目前尚无国家层面的机构产生，没有形成协调创新的合力，不利于高质量证据的产出、转化应用及方法学的开发和应用。此外，循证艺术疗法还面临着其他一些问题。比如，艺术疗法的具体机制是什么？如何创造出艺术疗法实施所需的环境条件？如何获得法律和伦理的认可？因此，亟须将循证医学的理念和方法与艺术疗法相结合，提出循证艺术疗法的理念来解决上述问题，以促使该领域的快速发展。

本书在撰写过程中具体有以下几点考量。

全面性。本书最大限度地呈现了循证艺术疗法的全貌，精选了循证艺术疗法的实践步骤、证据检索、分类分级与推荐、系统评价与 Meta 分析、实践指南，以及绘画疗法、音乐疗法、阅读疗法、沙盘游戏疗法等具体操作方法，全面涵盖了循证艺术疗法的基本内容，选题前沿有价值，内容丰富有层次，不仅能够帮助读者加深对循证艺术疗法的认识，还为相关从业者提供了宝贵的借鉴和参考。

实用性。一方面该书在内容编写上非常注重方便读者的使用。大部分内容都穿插着相关的研究图解与案例讲解，将理论知识与治疗技巧相结合。语言描述简单通俗，贴近读者的日常，减少了读者在阅读过程中面临的障碍。另一方面，本书涉及的内容也是国内外循证界关心和涉猎的领域，如网状 Meta 分析、系统评价再评价、临床实践指南等。此外，书中也推荐了一些相关的数据库和参考文献，可以帮助读者寻找更多资源，进一步丰富对书中相关内容的理解和把握。

科学性。本书通俗易懂又不失严谨科学。全书结合了多个国内外专家的相关专著与数据资料，引用了大量的参考文献，构建了多个图表进行数据分析，确保了叙述内容的严谨性与科学性。此外，本书按照不同的内容详细划分，前后逻辑通顺，条理清晰，以专业的描述、严谨的文风展示了循证艺术疗法的完整体系，对促进循证艺术疗法的发展与普及具有积极意义。

时代性。本书的内容涉及循证艺术疗法领域的一些最新研究与发展，从某一层面折射出循证艺术疗法的发展现状，大到循证艺术疗法的相关理论与证据检索，小至操作步骤中的具体使用方法，都具有鲜明的时代痕迹。比如，其中谈到大学生抑郁症、负性情绪等热词，无疑会拓展读者的视野，对处理新型的问题也具有一定的启示意义。

本书还汇聚了循证艺术疗法领域多个研究成果，采用理论叙述、数据对比、案例分析等形式，探讨了循证艺术疗法的发展与价值等问题。目前，关于循证艺术疗法的相关研究也在不断发展，但在国内还没有达到热门的程度。相对于循证医学、循证社会科学等领域来说，循证艺术疗法的发展较为缓慢。本书的出版在一定程度上能够进一步提高临床决策的准确性，也能为患者选择最佳的诊疗方案，提升医疗质量，促进并规范艺术疗法证据的转化，尤其是循证艺术疗法报告的规范化。

本书在撰写过程中参考了国内外大量的相关文献，在此向各位作者表达最诚挚的谢意！在撰写过程中，陕西师范大学的刘北辰，兰州大学的常韬、葛龙、郑卿勇、刘明、许建国、李沐阳、李艳飞、黄小可，中南大学湘雅二医院的李伦、南方医科大学的肖琳霖，山东大学的高亚，甘肃中医药大学的张珺，自贡市第一人民医院的程露颖，西北民族大学的赵亮，浙江药科职业大学的张娇燕，西安交通大学的张月，空军军医大学西京医院的王权，九江学院的李缘媛，兰州大学第一医院的李艳明，中南大学的陈亚敏，长治市人民医院的程洁等参与了理论部分的撰写与校对；兰州大学的李楠、何宇涵、曾玉娟、郭霞，兰州大学第二医院的赵淑英，甘肃省植物精油科普研究会的张漾月等结合个人的工作，提供了艺术疗法的实践研究案例。在此一并表示感谢！

循证艺术疗法在时代发展过程中不断更新，许多问题尚未有明确定论。因此，在撰写与编排的过程中，对循证艺术疗法的认识和理解具有一定的局限性，难免挂一漏万。期待各位同行及广大读者对书中的疏漏之处进行批评指正，以便及时修改，做到精益求精。

杨克虎　徐　争

2024 年 11 月

目　录

第一章　循证医学

循证医学（Evidence-based Medicine，EBM）[①]是 20 世纪 90 年代初兴起的一门交叉学科，它的形成和发展对医学研究、临床实践、医学教育、卫生事业决策管理产生了巨大影响，已经广泛应用于医疗卫生、科学决策和科学管理等领域。

第一节　循证医学的概念

循证医学是指临床医生对患者的诊断和治疗应基于当前可得的最佳研究证据、自己的临床实践经验和专业知识技能，以及患者的选择和意愿。

循证医学是遵循最佳科学依据的医学实践过程，是最好的研究证据与临床医生的临床实践经验和患者的意愿三者之间的有机结合。最好的研究证据来源于医学基础研究成果、系统评价，产生于最小偏倚的高质量临床随机对照试验（randomized controlled trial，RCT）；临床实践经验是指医生在对患者进行仔细的病史采集和认真的体格检查的基础上，应充分应用自己的专业知识及临床技能和经验，卓有成效地解决患者的问题；患者的意愿是指患者为获得最好的医疗服务而恢复健康的期望、需求和选择。循证医学强调证据在临床决策中的重要性和必要性，但证据本身不是决策，它更加提倡的是临床医生的临床实践技能和经验与临床证据的结合，从而在尊重患者意愿的前提下做出最佳诊治决策。忽视临床实践技能和经验的医生即使掌握了最好的证据也可能用错，因为最好的临床证据在用于每一个具体的患者时，必须结合临床第一手资料，并根据患者的期望、需求和选择，因人而异地决定取舍。

两千多年前，希波克拉底（Hippocrates，公元前 460—前 377）就提出了"医生全部医术的首要目标是治好有病的人"的誓言。古今中外，临床医学的实践过程就是收集证据，以及医生利用其专业知识技能和临床实践经验对患者进行诊治决策的过程。循证医学作为一种新的临床医学模式，当前可得最佳临床研究证据是其核心，医生的专业知识技能和临床实践经验为技术保证，患者的利益和需求

---

① 张鸣明，刘鸣. 循证医学的概念和起源[J]. 华西医学，1998(3).

为最高目标，这是循证医学必须遵循的三个原则。

第二节　循证医学的产生和发展①

一、循证医学的产生

对于循证医学的产生，很多媒体给予了高度评价。1995 年，全球顶级医学刊物《柳叶刀》（*The Lancet*）刊登文章指出，Cochrane 协作网（Cochrane Collaboration）为医学实践领域的人类基因组计划。1998 年，《英国财经时报》（*Financial Times*）认为循证医学是医学领域的又一伟大构想。2001 年，《纽约时报》（*The New York Times*）将循证医学称为八十个震荡世界的伟大思想之一，是一场发生在病房里的革命。2002 年，《华盛顿邮报》（*The Washington Post*）将循证医学称为医学史上又一杰出成就，正如 20 世纪抗生素的发现对医学的贡献一样，循证医学将会彻底改变 21 世纪医学实践的模式；同年，《英国医学杂志》（*The British Medical Journal*，BMJ）指出，Cochrane 协作网的创始人伊恩·查默斯（Iain Chalmers）是医学领域可与甘地、丘吉尔、曼德拉相提并论的领袖人物。2007 年，《英国医学杂志》评选出该刊 1840 年以来最重大的医学进步，循证医学位列第八。循证医学是人类社会和科学发展的需要和必然，它的产生与 RCT 的问世、统计学方法的发展、临床流行病学的产生与应用密切相关。

（一）随机对照试验的出现

最早将观察性试验引入医学领域的先驱是世界医学之父——古希腊的希波克拉底，他提出不仅要依靠合理的理论，还要依靠综合推理的经验。阿拉伯医师伊本·西拿（ibn-Sīna，980—1037）进一步指出，药物在动物实验中取得的效果并不能证实在人体内取得的效果，因此，药物实验应当在人体内进行。并且建议药物应当在无并发症的病例中进行评价，并与药物的动物实验结果比较，进行重复性研究。

在中国，成书于 1061 年的《本草图经》第一次提到对照试验："为评价人参的效果，需寻两人，令其中一人服食人参并奔跑，另一人未服人参也令其奔跑，未服人参者很快就气喘吁吁。"大卫·萨克特（David Sackett，1934—2015）等证实，清朝乾隆时期编著的《考证》一书，就提出了循证的思想。

1747 年，苏格兰外科医师詹姆斯·林德（James Lind，1716—1794）首次进

---

① 商洪才. 循证医学[M]. 北京：科学出版社，2024.

行了用橘子、柠檬及其他干预治疗维生素 C 缺乏病的对照试验研究。与他同时期的其他临床研究人员创造性地将观察性试验、定量试验研究引入内科学和外科学。特别是在 1816 年，法国的亚历山大·汉密尔顿（Alexander Hamilton）博士首次报道了在爱丁堡进行的评价放血疗法效果的一项大型对照试验，这是迄今为止采用交替法产生对照组研究的最早记载之一。1898 年，丹麦医师约翰尼斯·安德列斯·格列伯·菲比格（Johannes Andreas Grib Fibiger，1867—1928）发表了其著名的血清治疗白喉的半随机对照试验，验证了血清治疗白喉的效果。

　　世界上第一个临床 RCT 是 1948 年在英国医学研究会领导下开展的链霉素对肺结核治疗效果的研究。该研究不仅在世界上首次令人信服地证实了链霉素对肺结核的卓越疗效，也是人类医学史上首次进行的规范的 RCT 研究。1955 年，特鲁洛夫（Truelove，1901—1989）进行的一项 RCT 研究，证实了肾上腺皮质激素治疗溃疡性结肠炎的效果优于安慰剂。1969 年，鲁芬（Ruffin）对胃冰冻疗法治疗十二指肠溃疡引起的出血进行了双盲 RCT 研究，证明了该疗法无效。随着 RCT 的兴起，流行病学的理论和原理在临床医学中的应用改进了临床研究的质量，随机分组方法控制了混杂因素，减少了偏倚，这些对治疗性研究的正确开展有着不可估量的作用。RCT 的出现被认为可与显微镜的发现相媲美，是临床医学发展的里程碑，开创了临床医学研究的新纪元，也是循证医学证据的主要来源。

（二）统计学方法的发展

　　将多个研究资料进行统计学再分析的思想起源于 20 世纪初。1904 年，卡尔·皮尔逊将接种肠热病疫苗与生存率之间的相关系数进行了合并。1907 年，约瑟夫·戈德伯格（Joseph Goldberger，1874—1929）发现有关伤寒菌尿症的研究资料存在很大的变异性，于是他根据特定的标准选择、提取供分析的资料，然后进行统计学分析，这符合 Meta 分析的基本要求。20 世纪 30 年代，统计学技术的研究有了进一步的发展，对不同的研究资料可以进行合并分析。但直到 1976 年，美国心理学家威廉·格拉塞（William Glasser，1925—2013）才首次提出 Meta 分析（meta analysis）一词及其统计学分析方法。1982 年，托马斯·查尔默斯（Thomas Chalmers，1917—1995）提出了累积 Meta 分析的概念，即将每一项新的 RCT 结果累加到已知的针对某病某干预措施的随机临床试验的 Meta 分析结果中。1991年，弗莱斯（Flesis）提出了 Meta 分析较严谨准确的定义，即 Meta 分析是一类用以比较和合成针对同一科学问题研究结果的统计学方法，其结论是否有意义，取决于所纳入的研究是否满足一定的条件。Meta 分析的产生、发展、丰富和完善为针对某一干预措施所有高质量 RCT 的系统评价提供了方法学支持。

　　Meta 分析是对目的相同、性质相近的多个医学研究进行的一种定量综合分析，实现了文献评价和统计学方法的相互结合，使文献评价更加深入、严谨、科学，包括提出问题、制定纳入和排除标准、检索相关研究、汇总基本信息并进行综合分析等。Meta 分析通过定量综合分析增大了样本量，可以减少随机误差所致的差异，以增大检验效能；探讨了多个结果间的异质性，实现了不一致研究结果间的定量综合；可以增加效应量的估计精度，因此其结果常被作为循证医学的证据。

（三）临床流行病学的产生

1938 年，美国耶鲁大学的约翰·保罗（John Pual）教授首次提出了临床流行病学（clinical epidemiology）的概念。三十多年后，大卫·萨克特、阿尔文·费恩斯坦（Alvan Feinstein，1925—2001）和罗伯特·弗莱彻（Robert Fletcher）等人在临床研究和医疗实践中，创造性地将流行病学及统计学的原理和方法与临床医学有机结合，丰富和发展了临床研究方法学，从理论上阐明了临床流行病学的定义、范畴和内容，创建了现代临床流行病学。

萨克特精辟地分析了基础医学、临床医学和流行病学之间的关系，提出了只有发展临床流行病学，使直接为患者服务的临床医生经过严格训练，掌握生物医学科学，并将流行病学和医学统计学的原理和方法应用于临床和诊断的治疗过程中，才能使临床研究获得深入发展。费恩斯坦认为临床流行病学是将流行病学的原理和方法应用于临床，以解决临床上遇见的问题，是一门科学地观察和解释临床问题的方法学，其最重要的特征是所研究的对象是患者群体，而不是动物。临床流行病学所关心的是患者群体中临床事件的概率变化，其分析临床事件是以一个完整的人体作为统计单位，而不是以人体中的组织、细胞、基因作为观察单位。因此，临床流行病学是宏观研究临床问题的科学。由于临床研究是在患者中间进行的，许多研究条件难以控制，经常发生各种偏倚，要提高临床医学研究的水平，还必须有科学的方法学。费恩斯坦把临床流行病学称为临床研究的"建筑学"，即临床研究的方法学。萨克特将临床流行病学称为"临床医学的基础科学"，是指临床医学工作者除了需要生物医学的基础知识，还需要将临床流行病学作为一门基础课，掌握临床流行病学的基本知识。

临床流行病学是一门在临床医学的基础上发展起来的研究临床问题的方法学，强调研究结论的科学性和研究结果的真实性，通过严格的科研设计、正确的数据收集和分析，排除各种偏倚和混杂因素的影响，从而使研究结果获得可靠的结论，并关注抽样研究结论是否与总体一致，强调研究结果在临床实践中的检验。在临床研究中产生的最佳成果要发挥效益，则有赖于临床实践。要正确识别和应用最佳证据指导临床诊治决策，还必须应用临床流行病学的理论和方法学对引用证据进行严格评价。将真实的、有重要临床价值的最佳证据，结合临床医生的经验和患者的意愿应用于决策，使临床诊治决策都能建立在科学依据的基础上，就是循证医学。所以，临床流行病学既是循证医学的理论基础，又是实践循证医学的基本方法学。

（四）循证医学的提出

1972 年，英国著名流行病学家和内科医生阿奇·科克伦（Archie Cochrane，1909—1988）在其经典著作《疗效和效益：健康服务中的随机反应》（*Effectiveness and Efficiency: Random Reflections on Health Services*）中明确提出："资源终将有限，因此应该使用已被恰当证明有明显效果的医疗保健措施"，并指出"应用随机对照试验证据之所以重要，是因为它比其他任何证据都更为可靠"[1]。科克伦的著作被誉为临床流行病学发展史上里程碑式的经典巨著，并催生了 20 世纪最伟大的医学理论——循证医学的诞生。1979 年，科克伦又提出：应根据特定病种/疗法，将所有相关的 RCT 联合起来进行综合分析，并随着新的临床试验的出现不断更新，以便得出更为可靠的结论，主张对医学干预研究的结论必须建立在经过严格汇总的 RCT 基础上。这为系统评价奠定了理论基础，他还将这一崭新理论付诸实践。1990 年，伊恩·查默斯作为第二作者发表了第一篇系统评价《糖皮质激素对早产儿疗效的系统评价：基于随机对照试验的证据综述》（*The effects of corticosteroid administration before preterm delivery: An overview of the evidence from controlled trials*）[2]。该篇系统评价纳入了截至 1989 年已发表的 7 个 RCT，证实对有早产倾向的产妇使用糖皮质激素能有效减少早产儿呼吸窘迫综合征的出现。该系统评价的结果被产科医生广泛采纳，从而使早产儿死亡率下降了 30%～50%。这项划时代的研究产生了巨大的社会效益和经济效益，从而成为 RCT 系统评价方面的里程碑。Cochrane 协作网以该研究的结果为主体，设计并在全球注册了自己的标识。

20 世纪 80 年代，以临床流行病学创始人之一、国际著名的内科学专家萨克特教授为首的一批临床流行病学专家在加拿大麦克马斯特大学（McMaster University）医学院为住院医师举办培训班，结合患者的临床实际问题，检索和评价医学文献，并将所获得的最新成果用于自己的临床实践，将临床流行病学的原理和方法用于指导临床决策，探索基于临床问题的研究，以提高临床疗效。这为循证医学的产生奠定了重要的方法学基础和人才基础。

---

① 转引自：Greenhalgh T. Effectiveness and efficiency: Random reflections on health services by A L Cochrane[J]. BMJ Clinical Research, 1972, 328(7438): 529.

② Crowley P, Chalmers I, Keirse M J. The effects of corticosteroid administration before preterm delivery: An overview of the evidence from controlled trials[J]. British Journal of Obstetrics and Gynaecology, 1990, 97(1): 11-25.

1991 年，麦克马斯特大学医学院内科住院医师培训计划主任戈登·盖亚特（Gordon Guyatt）博士，在《美国内科医师协会杂志俱乐部》（*ACP Journal Club*）上发表了一篇题为《循证医学》的文章，指出未来的临床医生，其决策不应仅依靠教科书、权威专家或资深上级医生的意见，而应有效整合当前最佳研究证据；未来的医学发展，要求临床医生不仅应具备检索文献、评价文献和综合信息的技能，还应具备判断证据对当前患者适用性的能力。

1992 年，以盖亚特为首的循证医学工作组在《美国医学会杂志》（*The Journal of the American Medical Association*，JAMA）上发表了标志循证医学正式诞生的宣言文章《循证医学：医学实践教学的新模式》（*Evidence-based medicine: A new approach to teaching the practice of medicine*）[①]。该文强调循证医学是一种新的规范，明确提出临床决策应该基于 RCT 和 Meta 分析的结论；培训住院医师的目标之一，是训练其高效检索文献、评价文献和正确应用证据进行临床决策的能力；循证医学作为一种系统、科学的方法，能够更好地帮助医生解决临床实践中的不确定性。

1994 年，萨克特教授任教于牛津大学，成立了英国循证医学中心，主办了由《英国医学杂志》和美国内科医师学会（American College of Physicians，ACP）联合出版的《循证医学》（*Evidence-based Medicine*）。为全面推荐国际上经过严格评价的最佳研究证据，还编辑出版了《临床证据》（*Clinical Evidence*）专辑，每年两期公开发行，为临床医生推荐经专家筛选、严格评价后的最佳研究成果，以应用于临床医疗实践。1997 年，萨克特等人的《循证医学：如何实践和教授循证医学》（*Evidence-Based Medicine: How to Practice and Teach EBM*）一书出版。该书很快被译为多种文字传遍全球，成为指导全球学习和实践循证医学的重要理论体系和方法学的基础[②]。

（五）Cochrane 协作网及其作用

1992 年 10 月，英国著名的临床医生、循证医学专家伊恩·查默斯创建了英国 Cochrane 中心。1993 年 10 月，第一届 Cochrane 年会在英国牛津召开，宣布 Cochrane 协作网正式成立。协作网以阿奇·科克伦的姓氏命名，以纪念这位伟大的循证医学先驱。协作网首任主席由萨克特教授出任。

Cochrane 协作网是生产、保存、传播和更新系统评价，为临床治疗实践和医

---

① Evidence-Based Medicine Working Group. Evidence-based medicine: A new approach to teaching the practice of medicine[J]. JAMA, 1992, 268(17): 2420-2425.

② Sackett D L, Richardson W S, Rosenberg W, et al. Evidence-Based Medicine: How to Practice and Teach EBM[M]. London: Churchill Livingstone, 1997.

疗卫生决策提供可靠证据的全球性网络，是一个非营利性的国际组织。自成立以来，获得了全世界包括医疗卫生工作者、研究基金会、政府卫生部、国际组织和大学在内的一百多个组织的广泛支持，发展极为迅速。成立 Cochrane 协作网旨在为人们对所有医疗卫生领域中的干预措施的效果进行系统评价时提供技术支持，并对已产出的系统评价进行维护，系统评价以光盘版及电子版的形式发表传播，以促进人类医疗健康事业的发展。自 1995 年包含 36 个系统评价的第一个 Cochrane 系统评价数据库（Cochrane Database of Systematic Reviews）问世以来，到 2017 年 6 月已产出 7 316 篇系统评价、2 593 个系统评价计划书，并以每年逾百的速度增长。Cochrane 随机对照试验数据库（Cochrane Controlled Trials Register，CCTR），其中所收录的 RCT 都是通过各 Cochrane 中心组织志愿者手工检索获得的，已收录了 1 066 835 个 RCT，其中许多是其他数据库所没有记录的；卫生技术评估数据库（Health Technology Assessment Database）收录了 16 559 个原始研究、正在进行的研究、未发表研究控制偏倚的记录。经济评价数据库（NHS Economic Evaluation Database，NHS EED）包含 15 015 个研究。这些宝贵的数据资源汇集在 Cochrane Library（Cochrane 图书馆）上出版，供全球读者使用。

二、循证医学的发展

循证医学自 1991 年问世以来，发展十分迅速，从最初的临床医学逐步扩展到医疗卫生的各个领域，其理念和方法已渗透到医疗卫生的各个行业，推动和丰富了相关学科的发展，产生了一大批新的分支学科，如：循证内科学（Evidence-based internal medicine）、循证外科学（Evidence-based surgery）、循证妇产科学（Evidence-based gynecology & obstetrics）、循证儿科学（Evidence-based pediatrics）、循证胃肠病学（Evidence-based gastroenterology）、循证糖尿病学（Evidence-based diabetology）、循证中医药（Evidence-based Chinese Medicine）、循证心理学（Evidence-based psychology）、循证护理（Evidence-based nursing）、循证精神健康（Evidence-based mental health）、循证诊断（Evidence-based diagnosis）、循证卫生保健（Evidence-based health care）、循证决策（Evidence-based decision-making）、循证购买（Evidence-based purchasing）、循证医学教育（Evidence-based medical education）等。随着与循证相关的新兴分支学科的产生和发展，循证医学在临床医疗、护理、预防、卫生经济、卫生决策、医疗质量促进、医疗保险、医学教育、新药开发、中医药学等领域发挥着越来越大的作用。

中国的循证医学虽然起步较晚，但发展非常快，是在与世界前沿的学术竞争中跟进最快、差距最小的少数学科领域之一。

20 世纪 80 年代开始，我国连续派出数批临床医师到英国、美国、加拿大和澳大利亚学习临床流行病学，跟随循证医学及临床流行病先驱萨克特教授查房学习循证治病和利用临床流行病学方法解决临床实际问题，这为我国循证医学的起步和发展奠定了人才基础。1996 年华西医科大学开始筹建中国循证医学中心、中国 Cochrane 中心。1997 年中国循证医学中心成立。1999 年 3 月，国际 Cochrane 协作网正式批准中国 Cochrane 中心的注册，中国 Cochrane 中心成为世界上第 13 个 Cochrane 中心。作为国际 Cochrane 协作网的成员之一和中国与国际协作网的唯一接口，中国 Cochrane 中心和循证医学中心积极培训循证医学骨干，宣传循证医学思想，提供方法学的咨询、指导和服务；开展系统评价，为临床研究、实践和政府决策提供可靠证据；组织开展高质量的 RCT，促进临床研究质量的提高。2000 年，广州成立了广东省循证医学科技中心，并创办了《循证医学》杂志。2001 年创办了《中国循证医学杂志》，创建了"中医药临床试验统一报告标准"（Consolidated Standards of Reporting Trials for Traditional Chinese Medicine，CONSORT for TCM）和"中国临床试验注册中心"（Chinese Clinical Trail Register，ChiCTR)，极大地推动了循证医学在中国的发展。随后几年，在复旦大学、北京大学、北京中医药大学、兰州大学、天津中医药大学等相继成立了循证医学中心，共同开展循证医学的教育和研究。

　　2008 年，教育部在《本科医学教育标准》中明确将循证医学列为临床医学专业的必修课，并将"运用循证医学原理，针对临床问题进行查证、用证的初步能力"作为医学本科生必须达到的技能目标之一。目前，大部分高等学校已为本科生、研究生开设循证医学课程，开展循证医学的继续教育，招收培养循证医学的硕士及博士研究生。但是，与西方发达国家相比，我国的临床研究水平较低、试验质量较差、重复研究较多、国际认可度不高，绝大多数临床医生缺乏对循证医学的准确理解和认识，所以，在中国普及循证医学的理念和思想成为每一个医学科学工作者的共识，然而要使临床决策建立在最佳科学研究证据的基础之上，还有十分艰巨、漫长的路要走。

　　循证医学是遵循证据进行决策的科学。"基于问题的研究，遵循证据的决策，关注实践的后果，后效评价、止于至善"是循证医学的思想灵魂。"提出问题，搜寻证据，评价分析，决策实践，后效评价，持续改进，止于至善"是循证医学的实践模式。可以说，它是人类社会发展几千年认识和实践的结晶，是人们认识问题、解决问题的实践模式和思想方法论。经过三十多年来的讨论和发展，循证医学的概念、方法、内涵和外延都已经发生了明显的变化。循证医学的哲学理念也在逐渐发展。早期狭义的循证医学主要指循证临床实践，仅仅指临床上对个体患者的诊治。广义的循证医学应包括一切医疗卫生服务的循证实践，除临床实践活动以外，还包括医疗法规和政策的制定、公共卫生和预防策略的制定、医疗卫生服务的组织和管理、医疗卫生技术准入、新药审批、医疗保险计划的制定、临床指南的制定、医疗事故法律诉讼等一切与医疗卫生服务有关的行为。目前，循证医学的理念、思想和方法已经推广应用到除医学以外的其他领域，李幼平教授提出的循证决策与管理的广义循证观——循证科学，就是对这一理念创造性的诠释。

2009 年 10 月 9—10 日，世界卫生组织（World Health Organization，WHO）与 Cochrane 协作网工作会议在新加坡召开，两个国际组织正式宣布开展战略合作，制定了包括 11 项合作原则、2 个宗旨、5 项任务、6 个行动计划的战略合作框架，旨在促进 Cochrane 协作网与世界卫生组织的深度合作与广泛交流，加强全球卫生保健信息的有效交流，更好地促进证据全球化。Cochrane 协作网指导委员会主席乔纳森·克雷格（Jonathan Craig）博士强调，Cochrane 协作网将与其他组织和机构建立战略伙伴关系；集合全球协作者，共同努力促进 Cochrane 产品在卫生决策中的获取和使用；开发研究能力包括加强从事理论研究与应用研究能力的结合；提高研究人员获取研究信息和资源的技能；建立开发循证思维及行动的系统能力；建立最佳证据概要的全球公共数据库，让决策者更易于获取和使用当前最佳证据；促进知证决策，改进卫生保健。展望 21 世纪的循证医学发展，机遇与挑战并存。随着人们对医疗保健干预措施效果和亚健康负担可靠证据的需求日趋明显，必将最终促进和实现从循证医学到知证决策与实践的战略转化。我们有理由相信：循证医学的未来将更加辉煌，更加精彩！

第三节　循证医学实践的基础、方法和目的[①]

一、循证医学实践的基础

古今中外，临床医学的实践过程就是收集证据、临床医生利用其专业知识对患者进行诊治决策的过程。最佳研究证据是循证医学实践的决策依据，而临床流行病学就是生产最佳临床研究证据和评价研究质量的方法学基础。最佳临床研究证据的产生，是临床流行病学为高质量临床研究提供从设计、实施到结果分析的方法；筛选最佳证据，需要利用临床流行病学的原理和方法分析研究的设计是否科学合理；评价研究文献的质量，必须依据临床流行病学的标准和要求进行严格评价，而评价的准确性则取决于对临床流行病学知识掌握的程度。所以，临床流行病学是循证医学理论产生的重要基础之一，是循证医学必备的基本理论、基本知识和基本方法，掌握和应用临床流行病学的基本理论和临床研究的方法学是卓有成效地实践循证医学的关键所在。

---

① 杨克虎. 循证医学[M]. 北京：人民卫生出版社，2019.

循证医学作为一种新的临床医学实践模式,将当前可得最佳证据为决策依据、医生的专业知识为技术保证、患者的利益和需求为医疗的最高目标作为它的三大原则。将提出问题、检索证据、评价证据、应用证据、后效评价作为实践循证医学的五个步骤。因而,要想在临床医疗过程中更好地实践循证医学,解决患者的具体问题,提高临床医疗水平,必须具备以下几个要素。

（一）最佳研究证据

当前可得最佳研究证据是循证医学实践的决策依据。最佳临床研究证据是指应用临床流行病学的原则和方法以及有关质量评价的标准,经过认真分析与评价获得的此前所有最真实可靠且具有临床重要应用价值的研究成果。干预性研究的最佳证据指产生于最少偏倚的高质量RCT;诊断性试验的最佳证据指与金标准(参考标准)进行盲法对照,有适当纳入对象的研究;预后研究和病因学研究的最佳证据指产生于严格控制偏倚因素的对照研究,包括可能的RCT、高质量的队列研究以及基础研究。系统评价是最高级别的证据之一。

（二）高素质的医生

临床医生是实践循证医学的主体,其专业知识和临床经验是实践循证医学的技术保证。对疾病的诊断和对患者的处理都是通过医生来实施的,因此,临床医生精湛的技术、全面的专业知识、丰富的临床经验、严谨的科学态度、追求卓越的敬业精神、救死扶伤的责任感、悲天悯人的同情心和正直诚实高尚的职业道德是实践循证医学的先决条件。没有高素质的医生,即使有最佳研究证据也不可能真正实践循证医学。

（三）患者的参与

医疗的终极目的是解除患者的疾患,所以患者的期望、需求和利益是医疗的最高目标。循证医学强调的一个重要原则是"证据本身并不能指导实践,患者的价值取向和喜好起着重要的作用"。在面临同样决策时,由于价值观和喜好的不同,临床医生与患者之间可能会做出不同的选择。患者对治疗的选择是建立在自身的文化背景、宗教信仰、心理状态、个人偏好、社会经济状况等因素的基础之上,所以循证医学实践必须以患者为中心,充分尊重患者的价值观、愿望和需求,关心爱护患者,从患者的利益出发,让患者享有充分的知情权,了解所患疾病的预后和可选择的治疗方法及其各自的利弊和费用,使患者参与自己疾病的处理,形成临床医生与患者的诊治联盟,得到患者的理解和配合,以保证获得有效合理的诊治措施,取得患者的信任,提高依从性,从而达到最佳的治疗效果。所以,患者的参与是成功实践循证医学的关键之一。

二、循证医学实践的方法

循证医学实践的方法，实际上是针对患者某一具体问题处理的个体化的决策方法。概括地讲，包括三个方面，即需要解决什么问题（提出问题）；如何找到证据（确定所要寻找的证据资料来源，查找证据）；如何利用证据（评价证据的安全性、有效性、适用性和经济性，用于解决临床问题）。具体可分为五个步骤，详见第三章。

三、循证医学实践的目的

循证医学实践的目的就是更好地解决临床医疗实践中的难题，解除患者的病痛，从而提高医疗质量和水平，促进临床医学的发展。通过循证医学实践，可以达到以下目的。

（1）促进临床医疗决策的科学化。循证医学是遵循证据进行决策的科学，以"当前可得最佳证据为决策依据，医生的专业知识为技术保证，患者的利益和需求为医疗的最高目标"的三原则和"提出问题、检索证据、评价证据、应用证据、后效评价"的五步骤作为行为准则，可以增强临床医疗决策的科学化。

（2）提高临床医生的整体素质和业务水平。循证医学是临床医学的实践模式和思想方法论，对临床医生提出了更高的要求。循证医学的培训和实践，将提高临床医生的整体业务素质和水平。

（3）提高疾病的准确诊断和治愈率。"基于问题的研究，遵循证据的决策，关注实践的后果，后效评价、止于至善"是循证科学的思想灵魂，循证医学实践过程中三原则和五步骤的实施，加强了疾病诊治的安全性、有效性、适用性及经济性，必将提高疾病的准确诊断和治愈率。

（4）价有所值，追求完美。循证医学不但追求利大于弊、价有所值的医疗服务，而且关注实践结果的后效评价，不断探索、修正补充、止于至善的思想，将使患者得到价有所值、最科学、最完美、最理想的服务。

四、循证医学学习与实践中应注意的问题

循证医学的发展非常快，它的理念和方法已经被国际医学界、患者和各国政府广泛接受。但是，循证医学作为一门新兴的学科，不论是临床医生，还是患者对其理念和方法、研究和应用方面都还存在着一些模糊的认识和不尽正确的理解，应当引起我们足够的重视。

（一）循证医学与传统经验医学的区别

循证医学不论是在临床决策的证据来源、证据检索和评价、治疗依据上，还是在医疗模式上，均优于传统医学（表1-1）。但是，循证医学不能否定和取代所有的传统经验医学。循证医学所获得的证据必须在仔细采集病史、体格检查和实验室检查的基础上，根据医生的专业知识和临床经验及患者的意愿和价值取向，慎重地决定能否用于具体的患者。因此，循证医学与传统经验医学并不矛盾，循证医学的出现并不是为了取代原来的专业教科书，否定经验，而是对经验的补充和完善，使决策更科学、更合理、更完善。

表1-1 循证医学与传统经验医学的区别

类别	循证医学	传统经验医学
证据来源	临床研究	动物实验、实验室研究、体外实验、教科书、专家意见
证据检索	系统和全面	不够系统和全面
证据评价	重视，有严格的评价标准	不重视
治疗依据	当前可得的最佳研究证据、临床医生个人的临床技能和经验	基础研究和动物实验的推论、个人临床经验
医疗模式	以患者为中心	以疾病/医生为中心

（二）循证医学是临床医学的实践模式

有人认为循证医学是一种很好的方法，这种认识是错误的。循证医学是临床医学的实践模式和思想方法论，不是用于解决某一具体问题的方法或技术。这种模式和方法论就是"三原则"和"五步骤"。"三原则"是临床医生的行为准则，而"五步骤"是临床医生诊治患者必须遵守的步骤。医学的方法和技术属于临床医师的专业范畴，精湛的技术和丰富的专业知识是临床医生赖以治病的基础，但面对某一具体患者的具体问题时，应按照循证医学提出的"五步骤"模式来抉择最有利于患者的诊治方案，这就是模式、技术和方法的关系。一种方法不能解决所有问题，但是，循证医学作为一种模式，却可以适用于临床医学的任何领域和临床专业，甚至也适用于中医这样与西医有着完全不同的理论体系和诊治方法的传统医学。

（三）循证医学与随机对照试验

有人认为应用某项 RCT 结果作为治疗的依据和指南就是循证医学，这种看法是片面的。循证医学强调用最佳证据指导临床实践，RCT 仅是产生证据的一种方式。RCT 提供的证据能否用于指导临床实践，还要进行严格的质量评价，高质量的 RCT 证据，也要根据具体患者的情况综合分析是否适用。

（四）循证医学与 Cochrane 协作网

Cochrane 协作网是生产、保存、传播和更新系统评价，为临床治疗实践和医疗卫生决策提供可靠证据的全球性网络，是一个非营利性的国际组织。系统评价作为重要证据之一是循证医学实践中的三要素之一。

（五）循证医学与系统评价和 Meta 分析

系统评价是一种按照严格的纳入标准广泛收集关于某一医疗卫生问题的研究，对纳入研究进行全面的质量评价，并进行定量合并分析或定性分析，以对该问题进行严谨、科学、系统的评价和全面、客观、真实展示的研究方法。Meta 分析是一类用以比较和合成针对同一科学问题研究结果的统计学方法。系统评价并非必须对纳入研究进行合并分析（Meta 分析），是否做 Meta 分析需要看纳入的研究是否有足够的相似性；而 Meta 分析也并非一定要做系统评价，因为其本质是一种统计学方法；对具同质性的多个研究进行 Meta 分析的系统评价被称为定量系统评价；如果纳入研究不具有同质性，则不进行 Meta 分析，而仅进行描述性的系统评价，此类系统评价被称为定性系统评价。因此，将系统评价说成是循证医学也是不正确的。系统评价与高质量的临床研究、高质量的基础研究及从高质量的诊断方法中获得的患者检查资料一样，都是最佳证据的来源。生产和获得最佳证据的过程称为"创证"，使用最佳证据做出临床决策的过程称为"用证"。循证医学的"五步骤"主要是一个用证的过程，可以说，循证医学就是正确运用最佳证据为患者服务的临床医学模式。

第二章 循证艺术疗法概述

第一节 循证艺术疗法的概念

1942年，阿德里安·希尔（Adrian Hill）第一次使用了"Art Therapy"这个术语，通常他也被认为是第一个使用该术语的人。早在1938年，从肺结核病中康复的阿德里安·希尔就发现了艺术创作的治疗效果，并在《艺术与疾病》（*Art Versus Illness*）一书中作了详细记录。1946年，阿德里安·希尔被英国国家精神病院聘请为首位艺术治疗师。同时，他也是英国艺术治疗师协会（British Association of Art Therapists，BAAT）的主席[①]。凯西·马奇欧迪（Cathy Malchiodi）教授是一名国际公认的儿童、成人和家庭艺术治疗师，同时也是美国艺术治疗协会[②]（American Art Therapy Association，AATA）的董事会成员。凯西·马奇欧迪教授曾出版过多本艺术治疗书籍，如《艺术治疗资料手册》（*The Art Therapy Sourcebook*）、《打破沉默：暴力家庭儿童的艺术治疗》（*Breaking the Silence: Art Therapy with Children from Violent Homes*）和《艺术治疗手册》（*Handbook of Art Therapy*）等。在《艺术治疗手册》一书中，艺术治疗被凯西·马奇欧迪教授定义为是一门吸收艺术和心理学优点融合而成的独特混合学科。根据发展历程，他把艺术疗法的发展划为三个时期：①古典时期（1940～1970年），先驱们开始给艺术疗法下定义，并致力于与其他相关学科进行区分（如精神病学、心理康复学、分析学），玛格丽特·诺堡（Margaret Naumburg）、伊迪丝·克拉默（Edith Kramer）、汉娜·克维亚托科斯卡（Hanna Kwiatkowska）和艾莲诺·乌尔曼（Elinor Ulman）四位专家对艺术疗法的发展均做出了举世公认的贡献；②中年时期（1970～1980年），相关研究数量不断增加且美国艺术治疗协会成立，确定了艺术治疗师的职业身份并颁发证书；③当代（1980年至今），出版了具有里程碑意义的书籍《艺术治疗的方法》（*Approaches to Art Therapy*），该书汇集了艺术治疗领域几乎所有的理论观点。2015年，英国艺术治疗师协会把艺术治疗定义为一种以艺术媒

[①] 大卫·爱德华斯. 艺术疗法[M]. 黄赟琳，孙传捷，译. 重庆：重庆大学出版社，2016.

[②] 官方网址：https://arttherapy.org/about-art-therapy。

介为主要表达和交流手段的心理治疗方法而非诊断工具，此时艺术治疗开始作为一种媒介来解决令人困惑和痛苦的情感问题，艺术治疗师的工作对象包括儿童、青少年、成年人和老年人。2018年，美国艺术治疗协会认为艺术治疗是一种综合性的人类心理健康服务业，其基于应用心理学理论，通过积极的艺术创作和体验创作过程来丰富个体、家庭和社区的生活。艺术治疗由专业的艺术治疗师开展执行，目的在于改善认知和感觉运动功能、培养自尊和自我意识、培养情绪弹性、提高洞察力、增多社会技能、解决冲突、减少痛苦和促使社会生态的变化。在艺术治疗过程中，目前可使用的艺术媒介有绘画、音乐、舞蹈、戏剧、写作和视觉艺术等。艺术治疗的适用范围也在逐步扩大，可用于焦虑、抑郁、癌症、孤独症、痴呆、认知障碍和精神障碍等诸多领域。

艺术治疗在快速发展和广泛的临床应用中也暴露出一些阻碍其发展和应用的难题。比如，艺术治疗的具体机制是什么？如何创造出艺术疗法实施所需的环境条件？如何获得法律和伦理的认可？如何准确评估艺术疗法的疗效（尤其是长期疗效）？如何选择特定的艺术疗法媒介应用于特定人群？如何实现针对个体和团体干预措施的完美结合以达到最佳疗效？如何基于已有证据形成规范化的艺术治疗指南？总结起来就成了一个问题：如何将最佳可得的科学研究证据、艺术治疗师的临床经验和患者所独有的价值观及所处环境相结合，在实践中发挥出艺术疗法的最大作用，体现出艺术疗法在各疾病领域中的重大价值？因此，把循证医学的理念、思想和方法与艺术疗法相结合，提出循证艺术疗法的理念来解决上述问题、促使该领域快速发展就成了顺理成章的事情。

循证艺术疗法是循证医学的分支之一，是基于循证医学的理念、思想和方法，收集、评价、生产和转化应用艺术疗法的可行性、有效性、安全性和经济性的高质量证据，揭示艺术疗法的作用机制、特点和规律，并指导临床实践和制定卫生决策的新兴应用学科。循证艺术疗法需要实现"最佳科学证据""艺术治疗师的经验""患者价值观和环境"的"三位一体"的完美结合（图2-1）。

证据是循证医学的核心基础，也是循证艺术疗法的核心基础，生产和转化应用高质量证据是循证艺术疗法的重中之重。一名基于证据的艺术治疗师，更能提供最佳的艺术疗法并满足患者期望，同时更易提高自身的服务质量和声誉。

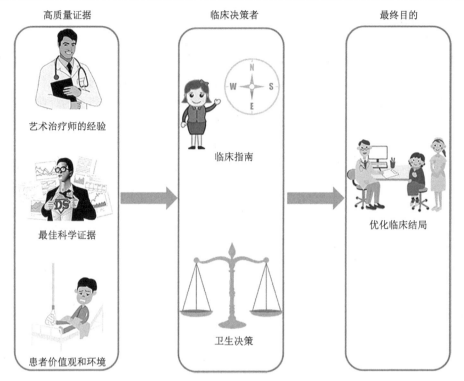

高质量证据　　　　　　　临床决策者　　　　　　　最终目的

艺术治疗师的经验

最佳科学证据

患者价值观和环境

临床指南

卫生决策

优化临床结局

图 2-1　循证艺术疗法概念示意图

第二节　循证艺术疗法的意义与价值

一、促进并规范证据的转化

　　近现代以来，医学及相关健康科学领域的飞速发展造就了错综复杂且数量庞大的知识和信息。谨慎和规范地利用研究结果来指导临床实践可减少无效干预措施的应用，甚至废除有害的干预措施，以促使科学研究与临床实践的正向协同发展，弥合科学证据与临床实践之间的差距。可见，研究结果是改变临床实践的基础，但研究结果存在可信或不可信、相似或相悖的情形。而且，证据的转化是一个缓慢且有很高风险的过程。规范证据的转化过程，需要相关技术规范来保障转化的可靠性和科学性，并保证转化效率。2016 年，以促进全球健康照护领域循证实践发展为宗旨的 MAGIC（making GRADE the irresistible choice）国际组织提出要构建"数据化且可信的证据生态系统"，要求最佳证据应该在原始研究者、证据综合研究者、证据传播者、证据应用者和效果评价者之间实现有效传递，促使证据的可持续循环。图 2-2 中呈现出了证据临床转化模式的 14 个步骤,包括准备、实施、评价和维持 4 个阶段。

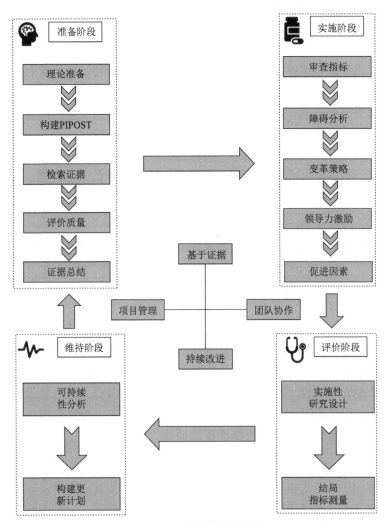

图 2-2　证据临床转化模式

注：PIPOST 是研究问题格式,分别是目标人群（population, P）、干预措施（intervention, I）、应用证据的专业人员（professional, P）、结局（outcome, O）、证据应用场所（setting, S）、证据类型（type of evidence, T）

循证艺术疗法遵循"基于证据、团队协作、持续改进和项目管理"的核心理念,以科学证据为证据转化的起点,建立起多学科协作的证据转化团队,通过开展项目管理的方式解决艺术疗法涉及的每个临床问题,并畅通持续改进的渠道。最终目的在于促进并规范艺术疗法证据的转化,尤其是促进指南、卫生决策研究和报告的规范化。

二、更好地提升临床研究的价值

循证艺术疗法除可以促进并规范证据的转化之外，还可以更好地提升证据的价值，也就是说可以更好地提升临床研究的价值。目前主要体现在两个方面：一是循证艺术疗法可以更好地利用已有的临床研究结论，为艺术疗法的临床实践提供支持；二是循证艺术疗法可以实现高质量证据生产过程的科学化和规范化，从临床研究的设计、实施和报告三方面来加强质量控制和规范化建设，提升艺术疗法相关临床研究的价值。总之，提升临床研究价值就是为了减少研究浪费、降低研究投入和确保患者受益，并最终减轻家庭和社会的负担。

关于如何更好地利用已有的艺术疗法进行临床研究，可以参考前文的证据临床转化模式（图 2-2）。而为了更好地提升未来艺术疗法的临床价值，可以采用从临床研究的出入口同时把关的方式。

1. 入口把关，严控艺术疗法临床研究注册

临床试验注册是临床试验领域最重要的改革之一，也是临床试验透明化的重要组成部分。2006 年，世界卫生组织组建国际临床试验注册平台（International Clinical Trials Registry Platform，ICTRP），为全球临床试验注册和信息检索搭建了规范化的服务平台。2007 年，世界卫生组织宣布中国临床试验注册中心是世界卫生组织国际临床试验注册协作网（World Health Organization International Clinical Trial Registry Platform，WHO ICTRP）的一级注册机构，促进了我国临床试验注册的进一步发展，是我国临床试验变革的关键一步。为保证艺术疗法临床研究的科学性和合理性、避免开展重复研究和低质量研究，要求艺术疗法研究者公开研究方案以促使研究透明化，同时研究者应将临床试验注册视为自身的伦理责任和义务，这也有助于控制选择性报告偏倚。

2. 质量把控，严管艺术疗法临床研究过程

2008 年 10 月，世界医学大会在发表的《赫尔辛基宣言》修订版中规定临床试验在招募第一个受试者之前，每一项临床试验都必须在公开可及的数据库中注册。2016 年，国际医学期刊编辑委员会（International Committee of Medical Journal Editors，ICMJE）发表了临床试验数据共享建议书来推动临床研究过程的质量控制，其目的在于实现临床研究从设计、实施到发表的全过程的透明化，减少浪费、提高研究质量与研究价值。唯有如此，才能提高艺术疗法临床研究数据的利用效率、规避临床数据采集和分析过程中的偏倚，做到临床研究数据真实且可溯源。因此，可通过艺术疗法临床试验注册来实现对试验过程的管控，提升研究价值。

3. 出口把关，严格规范艺术疗法临床研究报告

临床试验报告是指临床试验完成后把试验的完整过程和试验的结果报告给读

者的文件。换言之，就是研究者需要将研究设计、试验实施过程、试验结果测量标准、测量方法和测量过程按规范要求与标准陈述清楚，尤其是容易产生偏倚和影响结果的环节。临床试验报告规范（Consolidated Standards of Reporting Trials，CONSORT）声明是指用于指导报告平行 RCT 的统一标准，可帮助研究者提高临床试验报告的清晰度、完整性和透明度。随后，CONSORT 工作组相继发表了针对不同研究设计类型的扩展版，对促进全球临床试验的报告规范起到了关键性的作用。尤其是 EQUATOR（Enhancing the QUAlity and Transparency Of health Research）协作网的成立，促进了一系列与健康相关的研究报告规范的形成和推广。2005 年，中国循证医学中心与 CONSORT 工作组共同组成"中医药随机对照试验报告规范（CONSORT for TCM）"工作组，开始制定国际通用的中医 RCT 报告规范。因此，循证艺术疗法也可以通过制定相关报告规范来提升临床研究的价值。

4. 证据管理，推动艺术疗法临床研究成果共享

随着临床研究透明化进程的推进，实现数据共享、提高研究质量和转化效率成为全球医学界的共识。但真正实现所有临床试验数据共享是一个漫长的过程，做到完全的临床数据共享需要解决理念层面、技术层面、操作层面和法律层面等诸多问题。一旦实现，将会促进临床试验透明化，最大限度地降低临床试验风险，发挥出数据的最大效益。因此，实现相关临床研究成果的共享是循证艺术疗法的任务之一，也是其主要价值的体现。

三、提供科学的医疗决策

循证艺术疗法最根本的价值在于可以实现医学决策的科学化，其可以通过不断地发展来推动临床研究的开展、丰富证据并转化应用。从临床实践层面来说，可以制定艺术疗法用于不同疾病和不同艺术疗法媒介的循证指南，对不同的证据进行分级评价，并给出推荐强度。并跟随证据的变化，不断更新与完善循证艺术疗法相关指南。如此，既能规范艺术疗法的临床医疗行为规范，又能规避不合理的诊疗行为。从卫生决策层面来说，循证艺术疗法可影响各国和各地区的医保、医疗和基本药物政策的制定，使有效、安全、价廉和可及的艺术疗法进入报销目录。这样既有助于节约有限的公共资源，又有助于基本医疗保健制度的落实，最终使患者及其家庭受益。下文案例中展现了一位抑郁症患者在继续绘画爱好后病情得到控制，假如患者能接受循证艺术治疗师的治疗，可能疗效更佳。

案例：一名意大利老年抑郁症妇女

老年精神病学 *Psychogeriatrics* 期刊报告了一个案例，是关于一名居住在疗养院的 77 岁患有抑郁症的女性。新冠疫情期间在房间单独隔离导致抑郁病情加重，

在继续其绘画的爱好 4 个月后（2020 年 3 月至 7 月），其生活基本恢复正常。假如您是一名艺术治疗师，这名老年妇女的家属可能会问您以下问题：

1. 为什么抑郁的病情会加重？
2. 如何才能恢复至疫情前的状态？
3. 治疗需要多长时间？

作为一名专业的循证艺术治疗师，您可以依据科学研究证据、临床经验和患者本人的价值观与环境等，给患者家属提供最佳方案，即应该基于最佳证据建议患者应如何进行绘画疗法，为患者和家属提供他们需要的信息和知识。

第三节　循证艺术疗法的重点任务

一、从神经、细胞和分子等多个层面探索艺术治疗的机制

艺术治疗中创作的作品是患者与环境相互作用的视觉呈现，如今普遍认为艺术疗法的独特作用与临床神经科学关系密切，构建艺术治疗-神经生物学框架将有利于艺术疗法的理论研究与临床实践。比如，大脑中同时连接感觉系统和运动系统的杏仁核与恐惧发生相关，而艺术疗法则可以通过将恐惧情绪与积极的、新的感官体验相结合的方式来缓解恐惧以达到治疗的目的。已有研究发现，艺术疗法具有激活与初级躯体感觉皮层相关的神经通路的潜力。艺术治疗中的创造过程能促进左、右大脑半球功能的整合，该过程是实现稳定心理状态的基础。艺术疗法还可以通过语言表达来调节消极情绪，而大脑颞叶与语言的理解、表达密切相关。胆碱能系统被认为与记忆、选择性注意和情绪处理相关，从神经递质的角度来看艺术治疗有利于胆碱能系统的激活。可见，艺术疗法的具体作用机制极其复杂，大量的具体作用机制需要被揭示。阐明艺术疗法的具体作用机制可以提高其治疗效果并缩短疗程，同时可避免不良作用的出现，实现艺术疗法的可控性。这一具有挑战性的工作，可以利用循证的理念与方法来更好地完成。因此，循证艺术疗法的重点任务之一就是从神经、细胞和分子等多个层面探索艺术治疗的机制。

二、总结和评价证据以制定艺术疗法的临床实践指南

临床实践指南（clinical practice guideline，CPG），是指人们针对特定的临床情况，制定出一套系统的、能帮助临床医生和患者做出恰当处理的指导意见，常由专业学会制定和严格把关，是最权威的临床规范化文件。成立于 2002 年的国际指南协作网（Guideline International Network，GIN）是目前全球最大的国际指南数据库，截至 2021 年 10 月已收录 6 966 部多个国家与组织制定的多语种指南。

另外，还有以收录高质量循证指南著称的美国国立临床诊疗指南数据库（National Guideline Clearinghouse，NGC）收录指南 2 000 余部。我国临床指南制定专家陈耀龙教授团队调查发现，仅 2019 年期刊公开发表的中国指南就有 226 部，过去 30 年间已有 1 000 余部中国指南在学术期刊上发表[①]。为促使艺术疗法的研究成果转化为临床决策的证据，必须在循证理念的推动下制定艺术疗法临床实践指南和临床路径。不仅如此，还需要成立专门团队对指南的质量及实施情况进行监控，对需要更新的指南及时组织专家进行更新。

三、开展循证艺术疗法培训，培养专业的循证艺术治疗师

经过几十年的发展，循证医学的理念已经被多数临床医生所接受，大多数的医学院校也都开设了循证医学的课程。作为一种新的医学理念，循证艺术疗法的发展和实践需要大量的复合型人才和跨学科优势组成的团队。因此，需要通过不断培训与教育来持续推进循证艺术疗法知识和研究方法的普及，并培养专业的循证艺术治疗师，促进循证艺术疗法的实践。

四、寻求实现循证艺术疗法的全球化

循证医学已是一门国际化的学科，循证艺术疗法也应不断地实现全球化。因此，需要搭建国际交流的学术平台，让国内外知名专家参与到循证艺术疗法的研究中，壮大循证艺术疗法的研究队伍。这样既能实现研究方法的国际化，也有利于研究成果得到国际公认，真正使循证艺术疗法造福全人类。为此，可以通过制定国际公认的行业标准、全球共享的证据平台和全方位的学术交流来促进循证艺术疗法的全球化。

第四节　循证艺术疗法的发展现状

在科学引文索引（Web of Science，WOS）核心合集数据库[包括科学引文索引（1900 年至今）、社会科学引文索引（1900 年至今）和艺术与人文学科引文索引（1975 年至今）]中以"Art Therapy"为检索词进行检索。结果显示，2010 年至 2021 年共发表 1 086 篇研究。由图 2-3 可知，近年来发文数量整体呈增长趋势。

---

① 吕萌，罗旭飞，刘云兰，等.2019 年期刊公开发表的中国临床实践指南文献调查与评价——传播与实施情况[J].协和医学杂志，2022，13(4)：673-678.

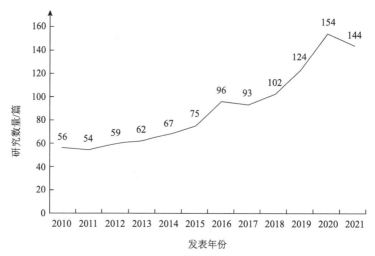

图 2-3　Web of Science 核心合集数据库收录 2010～2021 年艺术疗法研究数量

图 2-4 为参与发文前 10 位的国家，发表研究数量排名前 5 位的国家依次是美国（792 篇）、英国（157 篇）、德国（154 篇）、以色列（118 篇）和加拿大（81 篇）。前 5 位国家发表的研究数量达 1 302 篇，而我国仅发表 66 篇相关研究，可见艺术疗法在我国仍有很大的发展空间。

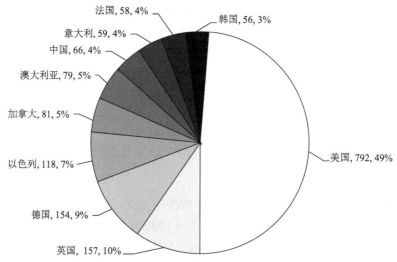

图 2-4　Web of Science 核心合集数据库收录前 10 位参与发表艺术疗法研究的国家

截至 2021 年 11 月，在 Web of Science 核心合集数据库中共检索到 109 篇艺术疗法系统评价与 Meta 分析。由图 2-5 可知，1995 年 Web of Science 核心合集数据库收录了第一篇系统评价与 Meta 分析，2018 年后每年的研究数量均超过了 10 篇。

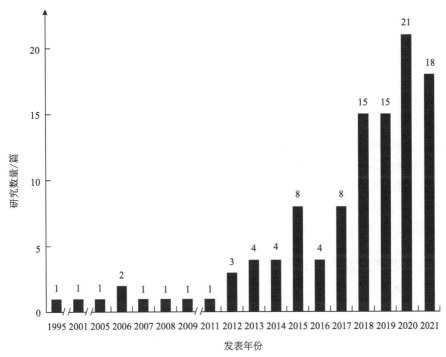

图 2-5　Web of Science 核心合集数据库收录的艺术疗法的系统评价与 Meta 分析

参与发表艺术疗法系统评价与 Meta 分析的前 10 位国家，发表研究数量排名前 5 位的国家依次是英国（20 篇）、美国（18 篇）、中国（15 篇）、新西兰（12 篇）和德国（11 篇）。前 5 位国家发表的研究数量达 76 篇，占检索总数的 69.7%。

在艺术疗法诞生至今的历史中，以美、英为首的西方国家比较重视，其有效性、包容性、实验性和适用性在欧美国家已得到广泛的认同。循证艺术疗法起步晚、发展慢，目前尚属新兴学科，促使其深入发展，仍需更多的关注与支持。突飞猛进的信息技术的发展将为循证艺术疗法的发展提供技术支撑，而方法学与模式的不断创新将为循证艺术疗法解决发展过程中面临的挑战。

第五节　循证艺术疗法面临的机遇与挑战

一、循证艺术疗法面临的机遇

互联网技术、大数据和人工智能等信息技术的发展，为海量医学信息的快速获取和高效转化提供了技术保障。借着信息技术的春风，循证艺术疗法可以直接摒弃循证医学发展初期投入成本高和效率低的不足，直接进入快速发展的时代。目前可以预见的好处有：①应用人工智能，可以替代人工进行原始数据的二次加工和质量评价，并可自动完成数据的汇总、综合推荐和持续更新，减少人力和时间的投入，在提高证据转化效率的同时解决证据不足的问题；②可以利用现代互联网技术对健康大数据进行挖掘分析，得到的结果既全面又能满足个体化的需求；③循证艺术疗法不仅需要生产证据，还需要监督证据的使用情况，移动 5G 技术、穿戴设备和虚拟现实的发展，将为循证决策和医患实时沟通提供更加高效便捷的途径；④现代信息技术使不间断获取数据成为可能，因此可以长期、动态和不间断地获取健康数据，使人全生命周期的数据采集与分析成为可能。当然，在循证艺术疗法信息技术化的过程中，模式创新、技术创新和政策创新是解决数据安全、高效分析、准确整合、个体化应用和医学伦理等问题的前提。

二、循证艺术疗法面临的挑战

处于发展初期的循证艺术疗法，还面临诸多挑战需要解决。目前来看，艺术疗法领域存在研究内容和证据质量远远不能满足当前需求的状况，也就是说存在证据基础薄弱的问题。这是不充分供给和临床高质量需要之间的矛盾，可能与起步晚、缺乏系统的方法学规范和顶层设计有关。研究力量分散也是循证艺术疗法面临的挑战之一，目前尚无国家和国家层面的机构产生，没有形成协调创新的合力，不利于高质量证据的产出与转化应用，以及方法学的开发应用。与循证医学一样，循证艺术疗法也存在群体研究证据和个体化诊疗之间的矛盾。不同种族和地区的研究数据不能机械地套用，而在发达国家适用的艺术媒介也不一定符合发展中国家和地区的使用环境。众所周知，基于群体的研究证据具有可靠性、规律性和可重复性，但应用至个体时需要考虑个体差异化的问题。例如，绘画疗法可能适用于焦虑和抑郁的大部分患者，但对于天生反感绘画的患者来说，绘画疗法就不一定有效，甚至有可能产生潜在的危害。此外，当艺术疗法针对如精神障碍患者、受性侵患者时，就不仅仅是治疗是否有效的问题，还需考虑宗教、法律法规和习俗等问题。这也是循证艺术疗法面临的挑战之一，将会给收集和生产证据带来阻碍。总之，循证艺术疗法未来的发展过程中机遇与挑战并存。为推动艺术疗法甚至医学的快速发展，需要研究者持续为之奋斗。

第三章　循证艺术疗法的实践步骤

循证艺术疗法实践的目的就是为了更好地解决循证艺术疗法实践中的难题，解除患者的病痛。循证艺术疗法实践的方法，实际上是针对患者某一具体问题处理的个体化决策方法。概括地讲，包括三个方面，即要解决什么问题（提出问题）；如何找到证据（确定所要寻找的证据资料来源，检索证据）；如何利用证据（评价证据的安全性、有效性、适用性和经济性，用于解决临床问题）。

第一节　实践五步法

一、提出问题

在循证艺术疗法实践中，首要的因素是找准患者究竟存在什么样的问题需要解决。面对患者的具体情况，医生通过认真采集病史，准确查体，参考检验、检查资料，应用自己的专业知识与经验技能，在进行综合分析的基础上，提出需要解决的问题。

（一）提出问题的意义

主要从研究者和应用者两个方面实践循证艺术疗法。研究者创证，主要从事研究，为循证艺术疗法实践提供证据；应用者用证，在循证艺术疗法实践中应用高质量的证据进行决策。不论是创证还是用证，提出问题是实践循证艺术疗法的第一步。

只有提出问题，才有可能带着问题查寻证据，再根据评价后质量较高的证据并结合自己的经验和病人意愿最后解决问题，使患者从中受益。因此，提出问题是循证艺术疗法实践的起点，这一步走不好，必将影响循证艺术疗法实践后面几步的实施。所以，提出一个好的问题是循证艺术疗法实践的关键。

同时，提出一个好的问题，用科学的方法去回答这个问题，也是提高艺术疗法实践研究质量的关键。提出的问题是否恰当，关系循证艺术疗法研究是否具有重要的临床意义，是否具有可行性，并影响着整个研究方案的设计和制订。

（二）提出问题应具备的条件

（1）医生必须具备责任感、同情心，以及高尚的职业道德。只有对患者有责任感和同情心，才能想患者所想，急患者所急，以病人为中心考虑问题，在与患者的交流、接触中发现更多的问题；只有敬业，具备高尚的职业道德，熟悉患者的病情、临床表现，进行细致的查体和认真的观察，才能掌握第一手资料，有针对性地提出合理恰当的问题。

（2）任何疾病的发生、发展和转归都是有规律的，不了解疾病的病因、病理、发病机制和临床表现，不熟悉各种诊断试验和辅助检查的适应证，不了解各种药物的作用机理、药理作用及可能出现的副作用，在面对具体患者时，就不可能提出适当的问题。因此，具备系统扎实的医学专业知识是准确提出问题的必要基础。

（3）随着现代医学模式的改变，许多疾病的发生与心理、精神因素有关。一些疾病虽然与此关系不大，如肿瘤、慢性疾病等，但患者患病后对疾病的认识和心态会影响病情及其预后。所以，了解患者的心理状态，注意倾听患者的想法和期望，运用沟通技巧，与患者及其家属交流思想，进行深入了解，掌握患者的社会经济状况及家庭负担等，才能有针对性地提出问题。

（4）接诊患者时，采集病史、全面细致的体格检查和对诊断试验及辅助检查的判定与鉴别需要扎实的临床基本技能。只有全面认真查体，详细了解病史，掌握疾病的重要阳性体征和阴性体征，正确解释与疾病有关的实验室和辅助检查结果，才能综合考虑，提出病人迫切需要解决的问题。所以，扎实的临床基本技能是准确提出问题的关键。

（5）应用已掌握的医学专业知识和自己的临床经验及技能，结合患者的具体情况和临床资料进行综合分析判断，从错综复杂的已知线索中去粗取精，去伪存真，找出主要矛盾，也是找准临床问题，进行临床决策的必备条件。

（三）问题的来源

问题主要来自日常医疗实践。因此，医生应随时保持好奇心，善于在临床实践中认真观察、发现问题和提出问题。在临床医疗实践过程中，问题常来源于以下几种情况。

（1）病史和体格检查。通过详细的病史采集和全面细致的体格检查可以发现问题。

（2）病因。在分析和识别疾病原因（包括医源性）的过程中发现问题。

（3）临床表现。从观察疾病的临床症状和表现的变化中发现问题。

（4）鉴别诊断。当考虑病人临床问题的可能原因，进行诊断和鉴别诊断时，分析可能存在的原因和问题。

（5）诊断性试验。在诊断性试验和辅助检查时，如何基于精确度、准确度、可接受性、费用及安全性等因素来选择，确定或排除某种诊断。

（6）治疗。怎样为病人选择利大于弊并且有价值的治疗方法。

（7）预后。怎样估计病人的病程和预测可能发生的并发症。

（8）预防。怎样通过识别和纠正危险因素来减少疾病的发生，以及通过筛查在早期阶段诊断疾病。

实际上，许多临床问题直接或间接地来自病人，如患者常常会问临床医师："我患的是什么病？"（关于诊断的问题），"我怎么会这样？"（关于病因的问题），"我将来会怎么样？"（关于预后的问题），"某药对我有好处吗？"（关于治疗或预防的问题）。患者提出的问题也是我们需要寻找答案的问题。可以说，临床问题存在于临床医疗实践的每一个环节。需要我们善于发现，善于提出，善于解决！

二、检索证据

检索证据之前，首先应对问题的信息需求进行分析和整理，将初始的临床问题转变为可以回答的临床问题，通常这类临床问题可分解为 PICOS 五个部分：P 表示 patient/population（患者或人群），I 表示 intervention（干预措施），C 表示 comparison（对照措施），O 表示 outcome（结果），S 表示 study（研究类型）。

其次，选择数据库，为全面查找所有相关证据，凡是可能与研究问题相关的检索资源均应考虑，不限定语种和时间。根据 3C 原则选择数据库，即①内容：数据库的内容、类型、学科范畴、文献质量和文献来源；②覆盖范围：覆盖的学科或专业领域及其更新的频率和周期；③检索成本，即所需的检索费用。检索者根据数据库的可及性和收录范围确定预检索的数据库。

再次，确定检索词，通常选择 PICOS 中的 P 与 I 或二者之一作检索词，若检索结果太多，再考虑 S 和 C，P、I、C、S 同时出现在检索策略中的情况很少。首选 P 还是 I 要看问题的重心是在 P 还是在 I，然后选择与 RCT 或系统评价/Meta 分析相关的检索词。

最后，实施检索，评估和导出检索结果，为证据评价做好准备工作。

三、评价证据

将收集到的有关文献应用于临床流行病学关于研究质量的严格评价标准中，进行科学的分析和评价。对经严格评价证明质量不高的研究证据则弃之不用；尚难定论，有争议的研究证据，可作为参考或做进一步的研究和探讨；对真实性好、有重要意义且适用性强的最佳证据，可根据临床具体情况，用以指导临床决策，解决病人的问题。如果收集的合格文献比较多，则可进行系统评价或 Meta 分析。

四、应用证据

通过严格评价获得的真实可靠并具有重要意义的证据，可以用来指导临床决策，服务于临床实践。利用最佳证据进行临床决策时，必须根据具体情况，结合医生自己的专业知识、临床经验和技能，尊重病人的意愿、需求和价值取向，只有三者统一才可能使最佳决策得以实施。

五、后效评价

最佳证据经过临床实践应用后，如果疗效确切、效果好，那么应该认真地总结经验，进一步推广应用，从而提高认识，促进学术水平的提升和医疗质量的提高。如果效果不佳，则应对证据的应用进行具体的分析和评价，分析问题，查找原因，总结教训，为进一步的探讨研究提供方向，再重新查找证据、评价证据、临床决策应用，一直到取得理想的效果，止于至善。

第二节　案 例 分 析

临床情景：一名 23 岁的女性患者，失眠已 9 年。从 14 岁开始，她就入睡困难，多梦，易醒，醒后头晕，感觉疲劳。考入大学后，睡眠状况有所改善，但最近在学校一名学生自杀后，她感到害怕，难以入睡，起床时经常头晕，中午很想睡但睡不着，白天头总是晕沉沉的，时常觉得很累，学习效果不好。曾做过医学检查，无生理疾病。曾服用安眠药物，效果不佳。因此，你认为，在向患者推荐阅读疗法治疗前，需要明确有无研究证据支持这种说法。

一、提出问题

失眠症是睡眠障碍的一种表现形式，睡眠不足对人体健康是一种潜在的威胁。失眠通常由心理、疾病、环境等多种因素造成。其中最常见、最有影响的是精神心理因素。其实，做梦不仅是一种正常的心理现象，而且是大脑的一种工作方式，有助于记忆、过滤无用信息，保证身体的正常效能。梦本身对人体并无害处，有害的是"认为做梦有害身体"的心理，使自己产生了心理负担。患者借助安眠药物只能暂时缓解失眠的状况，无法根除，长期使用会失去效果，产生严重的耐药性和药物不良反应。阅读疗法运用生理学、医学和读者心理学的原理，通过有选择的阅读和指导性阅读，来寻求心理问题的答案和解决办法，以此排除读者的心理障碍，改善情绪，调整其心理状态和行为方式，以达到辅助医疗的治疗目的。针对上述病例，需要回答的问题是：无生理疾病的失眠患者，采用阅读疗法能否达到改善睡眠质量的目的？

二、检索证据

在检索研究证据时，应先检索经过筛选的循证医学数据库，如 Cochrane Library、BMJ Best Evidence 等。如果能发现 1 篇高质量的系统评价或 Meta 分析最好，因为它综合了所有针对该问题的相关文献，可提供较单个 RCT 更可靠的信息。如果未检索出需要的信息，再进一步检索未经筛选的信息资料，如 PubMed、中国生物医学文献数据库等，数据库的具体检索方法见第四章。

针对上述临床病例，可以"bibliotherapy"和"insomnia"为检索词，检索 Cochrane Library。检索后，未发现系统评价。再检索 PubMed，获得 2 篇文献，浏览文献题目和摘要，逐一筛查，选择"*Self-help treatment for insomnia through television and book: A randomized trial*"（简称"阅读疗法治疗失眠"）一文回答上述临床问题[①]。

三、评价证据

由于检索到的研究证据质量良莠不齐，且该患者与研究证据中的研究对象不可能完全一致，是否能借助研究证据回答该患者的问题，需要评价这篇治疗性研究证据的真实性、重要性和适用性。

1. 真实性评价

（1）研究对象是否随机分配？

在观察性研究中，常常是医生或患者自己选择接受何种治疗措施，这种选择可能会使影响结果的因素（如并发症、其他干预措施的使用、疾病严重程度等）在组间不一致，从而可能夸大或缩小治疗作用，甚至出现相反结论。而随机分配研究对象可使影响研究结果的因素，包括已知因素和未知因素、可测量因素和不可测量因素在组间保持可比。因此，在阅读治疗性研究证据时，应注意作者是否在文中描述采用了真正的随机分配方法。如果仅简单提及"采用随机方法分组"而无具体的方法描述，往往很难确定这样的 RCT 是否是真实的。

该研究文献的作者在标题中指出，本研究为 RCT，在正文中描述采用计算机随机法将患者分配到阅读疗法干预组（126 人）和不实施阅读疗法组（121 人）。

---

① van Straten A, Cuijpers P, Smit F, et al. Self-help treatment for insomnia through television and book: A randomized trial[J]. Patient Education and Counseling, 2009, 74(1): 29-34.

（2）是否隐藏了随机分配方案？

如果选择和分配研究对象入组的研究人员不知道随机分配方案，就不会有意识或无意识改变事先设定的分配顺序，从而保证组间基线的可比性。不隐藏随机分配方案和隐藏不完善可夸大或缩小治疗作用。多数文献未描述是否隐藏了随机分配序列，如果随机化过程是通过电话或远离研究地点的机构实施，可认为是隐藏了随机分配方案。

该研究文献的随机分配方案由不参与试验的第三方产生和保存，患者及所有研究人员均不知道治疗分配方案，即隐藏了随机分配方案。

（3）组间基线是否可比？

随机化的主要优点就是在研究开始前使影响结果的因素在组间可比，但也可能出现组间基线不可比。此时，不应该只是关注基线指标在组间是否存在统计学差异，更重要的是差异的大小及出现差异的因素是否是影响结果的重要因素。如果该因素与结果有很强的关系，则该因素对结果的影响就越大。此时应采用统计方法进行校正。如果校正和未校正的结果和结论一致，那么可以保证结果的真实性。

从文章中表1看出，阅读疗法干预组和不实施阅读疗法组患者在性别（$P=0.62$）、年龄（$P=0.17$）、出生地（$P=0.81$）、文化程度（$P=0.31$）、失眠持续时间（$P=0.86$）、总睡眠时间（$P=0.28$）、苯二氮䓬类药物适用情况（$P=0.56$）、抑郁评分（$P=0.89$）、焦虑评分（$P=0.26$）、生活质量评分（$P=0.74$）等基线上可比。

（4）研究对象随访时间是否够长，纳入的研究对象是否均进行了随访？

患者接受治疗措施后，应有足够长的随访时间以保证获得有临床意义的结果。如果随访时间太短，治疗措施的作用可能未充分显现，有临床意义的结果也尚未出现。

理想的情况是，纳入研究的患者均完成治疗和随访。事实上，任何临床研究都面临失访的问题，特别是随访时间较长时，失访的患者就越多，结果的真实性就越差，因为失访者与完成治疗者和随访者的结局不一定相同。失访的原因可能是患者已治愈，也可能是因为出现不良反应不愿继续治疗，或者已死亡。

该研究随访时间为6周，应该能够观察到研究的部分与睡眠疗效有关的终点指标（如每天的睡眠时间和睡眠质量等）。阅读疗法干预组的126例患者中，101例患者完成了6周的阅读疗法干预治疗，25例未说明是否参与治疗以及参与治疗的周期。

（5）是否根据随机分组的情况对所有研究对象进行了结果分析？

随机分配到各组的研究对象可能因各种原因未按照原定方案采用相应的治疗措施，如因副作用中止治疗、交叉采用对照组的治疗等。不依从治疗者和按照原定方案接受治疗者可能具有不同的结局和不同的特征，留下的依从者又多为有较好的结局，所以，如果这部分不依从治疗的研究对象不纳入结果分析，那么必然破坏原来的随机化原则和基线的可比性，影响结果的真实性。

为了保持原来的随机化原则和组间基线的可比性，随机分配到组的研究对象，无论是否接受原定治疗方案，结果分析时其结局均应放在原来随机分配的组中进行分析，称为意向治疗分析。在阅读 RCT 时，不仅要注意作者是否提及采用意向治疗分析，更重要的是能否按照意向治疗分析原则进行结果分析。

该文中提到，"所有数据均采用意向治疗分析"。文章中表 3 和表 4 分别为试验前后测量指标的实际结果分析和意向治疗分析结果，但作者未说明违反研究方案者的处理方法。

（6）是否对研究对象、医生和研究人员采用盲法？

不让研究对象知道自己接受的是治疗措施还是对照措施，可避免因对干预措施疗效的猜测而影响对结果的报告和对方案的依从性。同样，不让医生或研究人员知道研究对象的分组情况，可避免主观因素对测量、报告和解释结果的影响，特别是结果为主观指标，需要医生或者研究人员进行判断时。因此，在阅读文献时，不能只注意作者是否提及采用盲法，更重要的是对谁实施了盲法及实施的具体方法，以判断其正确性和成功的可能性。

该研究文献"阅读疗法治疗失眠"，未描述是否对研究对象、阅读治疗师和研究人员施盲。

（7）除试验方案不同外，各组患者接受的其他治疗方法是否相同？

在治疗性研究中，如果研究对象除了接受规定的治疗方案外，还意或无意采用了其他的具有类似作用的干预措施，必然影响结果的真实性。例如，在评价某降脂药物的降脂作用与安慰剂的比较时，如果治疗组研究对象除服用降脂药外，因知道自己血脂高，还改变了生活和饮食习惯、参加体育锻炼，必然会夸大治疗组的疗效。阅读文献时，应注意研究对象合并使用其他药物的情况及对结果可能造成的影响。

该研究所有研究对象未服用其他治疗失眠的药物，并详细描述了如何实施阅读疗法。

2. 重要性评价

如果被评价的证据不满足上述原则且存在因素严重影响结果的真实性，那么就需要考虑重新查寻证据。如果满足上述要求，下一步就需要考虑研究结果是否有临床价值。

（1）治疗措施的效果有多大？

主要考虑这几个方面：①相对危险度减少率（relative risk reduction，RRR）。为对照组与试验组事件发生率的绝对差值与对照组事件发生率的比值，表示某事件发生率下降的相对水平，是文献资料中最常报告的疗效指标。但 RRR 表示的是相对水平的改变，不能反映未治疗情况下的危险度，即基础危险度水平，难以区分疗效的大小。②绝对危险度减少率（absolute risk reduction，ARR）。绝对危险度减少率可克服 RRR 的缺点。ARR 为对照组事件发生率与试验组事件发生率的绝对差值，用百分比表示，值越大，疗效越显著。③需要治疗的人数（number needed to treat，NNT）。为绝对危险度减少率的倒数，即 NNT=1/ARR，表示与对照组相比，需要采用试验组措施治疗多少例同类患者，才能多预防 1 例事件的发生，NNT 越小，疗效越显著。

（2）治疗效果的精确性如何？

由于临床研究多为根据样本结果估计总体情况，我们根本不可能知道真值的确切值，最好的估计值就是从严格设计的 RCT 中获得的结果，该估计值称为点估计值。虽然点估计值可用于估计总体参数，但却不能反映估计的精确性。通过样本统计量（即点估计），按一定的概率估计的总体参数所在的范围，称为可信区间（confidence interval，CI）。通常采用 95%CI，表示真正的治疗作用 95% 均在此范围内。

可信区间可提供比点估计更多的信息。①与假设检验等价：95% CI 与 α 为 0.05 的假设检验等价，99% 的 CI 与 α 为 0.01 的假设检验等价。②精确性：可信区间可提供研究结果的精确性，可信区间越窄，研究结果的精确性越好。可信区间的宽窄与样本量有关，一般来说，样本量越小，可信区间越宽，反之，越窄。③解释研究结果的疗效大小和临床意义：不管可信区间宽窄如何，根据可信区间的上下限可判断研究结果能够达到的疗效大小和是否有临床价值。

文章中表 3 和表 4 列出了终点指标的统计结果，由于该研究的测量指标为连续变量，大多数指标采用量表进行评价，提供了测量指标评分前后评分变化的均数和标准差，以及两组比较统计结果的 P 值，但未列出指标的可信区间。结果显示，与不实施阅读疗法相比，阅读疗法虽然不能完全缓解失眠，但可以改善患者的睡眠质量。

3. 适用性评价

如果确定了研究证据的真实性和重要性，下一步需要考虑该研究的结果能否用于解决该患者的问题，这就要结合患者的价值观和选择进行考虑。

（1）当前患者的情况是否与研究证据中的研究对象相似？

如果患者基本符合研究证据中研究对象的纳入和排除标准，则可放心应用；如果差异非常大，则要谨慎。但根据纳入和排除标准判断是否应用并不是最好的方式，因为多数情况下患者与研究证据中研究对象的差异多为"量"的差异，而非"质"的差异，如年龄、发生结果事件的危险度，或者对治疗措施的反应等有所不同，而不是完全不发生结果事件或对治疗措施无反应。因此，更好的方式是分析存在的社会人口统计学和病理生物学特征的差异是否太大，导致结果不可用。但临床上发生这种情况的可能性较小，除非存在不同的药物遗传学、免疫反应缺陷和治疗的禁忌证。我们真正需要考虑的是患者对治疗措施的接受程度和依从性。

该研究中的研究对象为 20～82 岁的平均失眠时间为 14.6 年的荷兰人，而本案例中的患者为 23 岁的失眠时间为 9 年的中国人，同时，他们在失眠的原因上不尽相同，因此，在使用该证据时，最好是将阅读疗法治疗失眠的"利"以及对该患者的"弊"充分与患者沟通好，帮助患者做出选择。

（2）该治疗措施能否实施？

由于经济、设施和技术力量的差异，有的治疗措施不一定能实施。因此，任何治疗措施的应用，需要考虑患者的支付能力、是否愿意采用及当地是否具备长期监测疗效特别是不良反应的条件。

目前，阅读疗法尚未在我国全面开展，同时，实施阅读疗法所用的书目也不一致，若能解决阅读疗法的书目问题，为患者选择该疗法将不成问题。

（3）该患者从阅读疗法中获得的利弊如何？

当研究结果能够应用于当前的患者，若对该患者实施阅读疗法，下一步需要估计该名患者从该治疗措施中获得的利弊情况。

治疗的益处是否值得阅读治疗师和患者付出相应的代价？

针对阅读疗法，患者需付出时间阅读预先制定的阅读书目，患者获得的利大于弊。

（4）阅读疗法的治疗效果是否与患者的价值观、选择具有一致性？

虽然获得了该患者从治疗中获得利弊的情况，但尚未考虑患者的价值观和选择，因此，应该将患者的价值观和选择融入干预措施的利弊比中。要反映患者的价值观和选择，需要让患者对阅读疗法要预防的结果事件的严重性与可能产生的不良反应的严重性做出定量判断和选择。

本案例中的患者正在读大学，阅读疗法所要求的书目大部分图书馆有馆藏，最后患者自己做出决定，使用阅读疗法治疗失眠，并愿意根据疾病缓解症状随时调整阅读书目。

四、应用证据和后效评价

在患者采用了阅读疗法方案后，对患者病情变化的临床随访，在整个阅读疗法实践中具有重要作用。后效评价要求阅读治疗师不断更新相关资料，在结合患者具体情况下不断修正阅读疗法方案，以保证患者始终能享受到最佳治疗。

第四章　循证艺术疗法的证据检索

第一节　证据检索的基础

　　艺术疗法证据检索根据检索目的不同分为艺术疗法证据利用检索与艺术疗法证据制作检索，在进行艺术疗法证据利用检索时，更多关注的是如何检索到当前最佳艺术疗法研究证据以指导决策，但在进行艺术疗法证据制作检索时，更多关注的是如何获取此前所有的艺术疗法相关研究，这样才能够更好地评估不同艺术疗法间的疗效差异。因此，全面、系统、无偏倚的检索对艺术疗法的证据利用检索与证据制作检索都非常重要。

一、检索原理

　　文献检索就是利用计算机对信息进行存贮和检索，包括信息的存贮过程和检索过程[①]。信息存贮过程是利用手工或者自动方式将大量的原始信息进行加工，具体做法是将收集到的原始文献进行主题概念分析，根据一定的检索语言抽取出主题词、分类号及文献的其他特征进行标识或者写出文献的内容摘要。然后，再把这些经过"前处理"的数据按一定格式输入计算机存储起来。计算机在程序指令的控制下对数据进行处理，形成机读数据库，将其存储在存储介质上，以完成信息的加工存储过程。而信息检索过程是用户对检索课题加以分析，明确检索范围，弄清主题概念，然后用系统检索语言来表示主题概念，形成检索标识及检索策略，再输入计算机中进行检索。计算机按照用户的要求将检索策略转换成一系列提问，在专用程序的控制下进行高速逻辑运算，选出符合要求的社科类信息输出。计算机检索的过程实际上是一个比较、匹配的过程，检索提问只要与数据库中信息的特征标识及逻辑组配关系相一致，就属"命中"，即找到了符合要求的信息。

---

① 余丽，陈辉芳. 医学文献检索[M]. 武汉：华中科技大学出版社，2020.

二、检索技术

（一）布尔逻辑运算符

证据检索可能涉及一个主题概念，或一个主题概念的某一侧面，也可能涉及由若干个概念组成的复合主题，或一个主题概念的若干个侧面。这些概念或其侧面，无疑都需要以一定的词汇或符号来表达，信息检索系统借助布尔逻辑运算符来处理较为复杂的词间（或符号间）语义关系。常见的布尔逻辑运算符主要有三个。①逻辑"与"：表达式为 A AND B 或 A*B，检索结果中必须出现所有的检索词，可缩小检索范围，提高查准率；②逻辑"或"：表达式为 A OR B 或 A+B，检索结果中至少出现其中某一个检索词，可扩大检索范围，提高查全率；③逻辑"非"：表达式为 A NOT B，检索结果中不出现含有某一检索词的文献，通过从某一检索范围中去除某一部分文献的方式达到缩小检索范围的目的，提高查准率。若一个检索式同时使用多个布尔逻辑运算符构成复杂的检索策略，可用括号改变运算次序。

（二）位置算符

位置算符，又称邻近算符，可以弥补布尔逻辑运算符对各个检索词之间的位置关系不能予以限制和确定的缺陷，常见的位置算符主要有：①"WITH"表示连接的两词相邻，且两词的前后顺序不固定；②"NEAR/n"表示连接的两词之间可以有 n 个以内的单词出现，且两词的前后顺序不固定；③"Next/n"表示连接的两词之间可以有 n 个以内的单词出现，且两词的前后顺序固定；④"ADJ"表示连接的两词相邻，且两词的前后顺序不固定，在 ADJ 符号后加数字限制两词之间的最大距离，数字范围可在"0~255"。

（三）截词检索

截词检索可检索词根相同、词尾不同的检索词，常用于检索词的单复数、词尾变化但词根相同的词、同一词的拼法变异等。不同数据库使用的截词符可能不同，常见的截词符有星号（*）、问号（?）、美元符号（$）、百分号（%）和井字号（#），"*"和"%"表示任意数量的字符，"?"和"#"表示任意一个字符，"$"表示零或一个字符。

（四）其他检索

（1）字段限定检索。字段检索是指检索人员指定检索某一个或几个字段以使检索结果更为准确，减少误检。限定检索会采用缩写形式的字段标识符（如 TI 表示 Title，AB 表示 Abstract 等），如中国生物医学文献服务系统（SinoMed）、

Embase 和 PubMed 等数据库均提供限定检索。

（2）扩展检索。扩展检索是同时对多个相关检索词实施逻辑"或"检索的技术，即当检索人员输入一个检索词后，系统不仅能检出含有该检索词的文献，还能检出与该检索词同属于一个概念的同义词或下位词的文献，如 SinoMed、Embase 和 PubMed 等数据库中主题词的扩展检索。

（3）加权检索。加权检索时不仅要查找检索词，还需考虑并估计检索词的权重，当权重之和超出阈值的记录才能在数据库中被检出。在 SinoMed、Embase 和 PubMed 等数据库中表现为仅检索主要概念主题词，而在中国期刊全文数据库中表现为词频检索。

（4）精确检索和模糊检索。精确检索是指检出结果与输入的检索词组完全一致的检索技术，在许多数据库中用引号来表示；模糊检索允许检出结果与输入的检索词组之间存在一定的差异，并不要求检索词一定按输入顺序相邻。

（5）智能检索。自动实现检索词、检索词对应主题词及该主题词所含下位词的同步检索。如 SinoMed 的"智能检索"、PubMed 的"自动词语匹配检索"、中国知网的"同义词扩展"和万方数据知识服务平台的"主题词扩展"等。

三、检索途径

（1）主题词检索。主题词是经过优选和规范化处理的词汇，由主题词表控制。主题词检索是根据文献的主题内容，通过规范化的名词、词组或术语（主题词）查找文献信息，其检索标识是主题词。如行为矫正的主题词是"行为疗法"；老年痴呆的主题词是"阿尔茨海默病"。目前，支持主题词检索的数据库有 SinoMed、Embase、Cochrane Library 和 PubMed 等。

（2）关键词检索。关键词检索是利用从文献篇名、正文或文摘中抽出来的能表达文献主要内容的单词或词组来查找文献的检索途径。关键词与主题词不同，因未经规范化处理，检索时必须同时考虑与检索词相关的同义词、近义词等，否则，容易造成漏检。如检索"睡眠觉醒障碍"时需要考虑"深眠状态"、"睡眠剥夺"和"睡眠异常"等。

（3）题名检索。利用题名（篇名、标题）等作为检索入口查找文献的途径，是文献检索最常用的途径之一。

（4）摘要检索。利用摘要（文摘）等作为检索入口查找文献的途径，是文献检索最常用的途径之一。

（5）引文检索。利用引文（即论文末尾所附参考文献）这一特征作为检索入口查找文献的途径，如 SinoMed 和 Web of Science 等。在 Meta 分析检索中，可通过引文检索实现对纳入研究参考文献的追踪。

（6）相关信息反馈检索。将与已检结果存在某种程度相关的信息检索出来的检索技术，多由检索系统自动进行。如 PubMed 的"Similar articles"、Embase 的"Similar records"、Cochrane Library 的"Related content"、SinoMed 的"主题相关"、中国知网的"相似文献"、维普资讯网和万方数据知识服务平台的"相关文献"。

四、检索步骤

（一）基于艺术疗法实践情景，提出临床问题并分解为 PICOS

当提出一个具有临床意义的问题时，首先需要分析、确定欲检索临床问题涉及的主要概念，并对能回答该临床问题的信息需求进行分析和整理。通常这类临床问题可以分解为 PICOS 五个要素：P 表示 patient/population/participants（患者/人群/研究对象）：年龄、性别、种族、所患疾病种类，如青少年近视；I 表示 intervention（干预措施）：治疗手段，如针灸；C 表示 comparison（比较措施）：对照措施，如药物或安慰剂对照等；O 表示 outcome（结局指标）：即干预措施的影响，包括主要结局指标和次要结局指标；S 表示 study（研究设计）：即采用何种研究设计回答临床问题。如通过分析临床情景，根据临床情景提出临床问题并对其进行证据检索。

（二）选择合适的数据库

1. 证据利用检索

根据所提临床问题的类型和现有条件，先检索密切相关的数据库，若检索的结果不能满足需要，再检索其他相关数据库，或先检索可能直接相关的数据库，当检出文献的结果不理想时，再检索第二个或多个数据库。同时，可以根据"6S"模型（表4-1），检索时按照证据整合系统/计算机辅助决策系统、证据总结、证据摘要、系统评价、原始研究摘要和原始研究顺序逐级检索，如果从上一级数据库中检索获得的文献解决了提出的临床问题，则不需要继续检索下一级数据库，以避免时间的浪费。

表 4-1 循证资源的"6S"模型

分类	特点	举例
证据整合系统/计算机辅助决策系统（systems）	将医院信息系统如电子病历系统、电子健康档案系统、电子医嘱系统等与循证知识库高度整合，主动向临床医务人员提供循证治疗、护理等相关重要信息。它能提供循证决策支持和个性化病人服务，消除医务人员面临的查阅时间、检索技能和意愿上的障碍	这类理想的计算机辅助决策系统目前还很少见，呈理想状态。目前做得比较好的有 Zynx Care、UpToDate 等

分类	特点	举例
证据总结（summaries）	代表循证知识库、循证临床指南，针对临床问题，直接给出相关背景知识、专家推荐意见、推荐强度和证据级别。因信息高度浓缩和内容结构化，需单独检索，且检索越来越趋于"简单化"和"人性化"	BMJ Best Practice、DynaMed Plus
证据摘要（synopses）	对系统评价和原始研究证据的简要总结，以及专家对证据质量和证据结论的简要点评和推荐意见，通常表现形式是系统评价文摘库、循证医学/护理期刊、临床实践指南等	ACP Journal Club、EBM 等
系统评价（syntheses）	基于同一临床问题，全面评价并整合所有研究证据作为原始临床研究的系统评价	Cochrane Library、各种期刊上发表的系统评价等
原始研究摘要（synopses of studies）	对原始研究进行阅读、整理归纳和分析，再结合自己的经验给出自己的观点，并进行评论，即传统的文献综述	各种期刊上发表的原始研究的摘要及评论
原始研究（studies）	收录在生物医学文献数据库中的原始临床研究	PubMed、中国知网等

2. 证据制作检索

为全面查找所有相关原始研究，凡是可能收录与研究问题相关的检索资源均应考虑在内，不限定语种和时间。主要检索信息源包括以下几种。

（1）综合性文献数据库资源，如 PubMed、MEDLINE、Embase、Cochrane Library、Web of Science、BIOSIS Previews、SciFinder Web 和 SinoMed 等，图 4-1 显示了主要外文数据库收录的 RCT 的关系，其中 Cochrane Library 中的 RCT 除了来自 Embase、MEDLINE 和 CINAHL(Cumulative Index to Nursing and Allied Health literature)数据库之外，还收录了世界卫生组织国际临床试验注册平台和 Clinical Trials 的在研研究，Embase.com 可同时检索 Embase 和 MEDLINE，而 PubMed 可同时检索 MEDLINE、Life Science Journals 和 Online Books，BIOSIS Previews 和 Web of Science 也提供上述数据库未收录的 RCT。

（2）与研究课题相关的专题数据库，如 PsycINFO(http://www.apa.org/psycinfo)、AMED（ Allied and Complementary Medicine， http://www.bl.uk/collections/health/amed.html ）、BNI（ British Nursing Index，http://www.bniplus.co.uk ）、CINAHL 等。

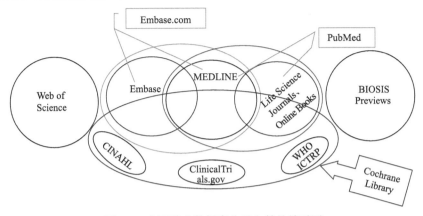

图 4-1　主要外文数据库收录文献的关系图

（3）在研研究检索，如世界卫生组织国际临床试验注册平台（http://www.who.int/trialsearch）、Clinical Trials（http://www.clinicaltrials.gov）、中国临床试验注册中心（http://www.chictr.org.cn）和香港临床试验注册中心（http://www.hkclinicaltrials.com）等。

（4）学位论文和会议论文检索，如中国知网（http://www.cnki.net）、万方数据（http://www.wanfangdata.com.cn）、国家科技图书文献中心（http://www.nstl.gov.cn）、Papers First 与 Proceedings Firs（http://www.oclc.org/firstsearch）、ProQuest Digital Dissertations（http://www.lib.umi.com/dissertations）和 Networked Digital Library of Theses and Dissertations（http://www.ndltd.org）等。

（5）搜索引擎，如 Google Scholar（http://scholar.google.com）、Microsoft Academic Search（http://academic.research. microsoft.com）和百度学术（http://xueshu.baidu.com）等。

（6）手工检索，是对数据库和在研研究检索的补充，主要包括：①通常不被电子数据库收录（在数据库收录时间以外）的期刊；②纳入研究、综述、系统评价/Meta 分析所附的参考文献；③未被电子化的会议论文汇编等。

（7）其他检索，主要检索包括：①已发表的系统评价/Meta 分析；②国际或国家一级的医学研究机构，以及国际或全国性学会/协会网站；③相关的政府/部门网站；④主要的在线书目；⑤与研究主题相关的研究者、相关领域的专家或医药企业。

检索者根据检索课题的要求，选择最能满足要求的检索资源，在检索综合性文献数据库资源的基础上，尽可能检索其他相关专业和类型的数据库及信息资源，将漏检降到尽可能低。

（三）确定检索词

数据库选择好后，还应针对已分解的临床问题选择恰当的检索词。列出一组与临床问题有关的词，这些词应包括关键词和主题词。由于研究的内容可能涉及特殊的人群、特殊的干预措施或结果，而研究内容的主题概念在数据库中的检索用词又常标引得不够完善，没有列入主题词表，在这种情况下用主题词检索就很难得到令人满意的结果。关键词检索与主题词检索的结果差别较大，检索结果不仅受检索方式、检索策略的影响，也与各数据库主题标引的质量和收录范围有直接关系。为提高检索质量和检索效率，应熟悉数据库的主题词表，了解相关主题词在词表中的收录情况。在选择检索词时，既要重视对主题词的选择，充分利用主题词检索系统的优势（如主题词的树状结构，主题词和副主题词的组配，对主题词进行扩展或不扩展检索等），但也不能忽视关键词检索方式的应用。

确定检索词要考虑满足两个要求：一是课题检索的要求；二是数据库输入词的要求。

（1）选词原则。①选择规范词：选择检索词时，一般应优先选择主题词作基本检索词，但为了检索的专指性也选用关键词配合检索。②注意选用国外惯用的技术术语：查阅外文文献时，一些技术概念的英文词若在词表中查不到，可先阅读国外的有关文献，再选择正确的检索词。③一般不选用动词和形容词；不使用禁用词；尽量少用或不用不能表达课题实质的高频词。④为保证查全率，同义词尽量选全：需考虑同一概念的几种表达方式；同一名词的单复数、动词、动名词、过去分词等形式，词根相同时，可用截词符解决。

（2）选词方法。①检索已经发表、未发表和正在进行的系统评价/Meta 分析。②利用 PubMed 主题检索界面 Entry Terms 下面的检索词。③利用 Embase.com 主题检索界面 Synonyms 下面的同义词。④利用中文科技期刊全文数据库的查看同义词功能。⑤利用药典和药物数据库查找药物商品名及其他近义词。⑥选择一个较为核心的组面的主要检索词进行预检索，并仔细浏览初步的检索结果，尤其是特别符合需要的记录，从中选择更多、更合适的检索词补充到检索式中，然后，再浏览命中的文献记录，再从中选择检索词补充到检索式中。如此反复操作。该方法具有直接、生动、灵活的特点，检索词选择的有效性和针对性大大提高，但检索过程较长，相对费时。

（3）利用关键词进行检索应注意的问题。

第一，必须选择足够的同义词，因为关键词检索最容易产生漏检。同义词指检索意义上的同义词，包括语言学意义上的同义词、近义词甚至反义词等，不同拼写形式，如全称与简称、缩写、略语，以及学名与商品名、习惯名等。

第二，若选用简称、缩写、略语等作为关键词，在检索时需要考虑加入其他的主题词或分类代码，以避免产生误检。

第三，如果需要选用多个关键词，还必须考虑各检索词之间的位置关系。

第四，尽量避免选用可能导致误检的多义词，若必须如此，最好与其他的相关词一起组配使用。

（四）制定检索策略并实施检索

根据检索课题的已知条件和检索要求，以及所选定的信息检索系统所提供的检索功能，确定适宜的检索途径，如主题词途径或关键词途径等。

检索途径确定后，编写检索策略表达式，即将选择确定的作为检索标识的主题词、关键词及各种符号等，用各种检索算符（如布尔逻辑运算符、截词符等）组合，形成既可为计算机识别又能体现检索要求的提问表达式。

检索词确定后，需要查找确定检索词的同义词和近义词，再根据检索资源所提供的检索功能，确定适宜的检索途径，编写检索策略。检索策略的制定原则是敏感性要高，通过提高敏感性，达到提高检出率，降低漏检率的目的。最后实施检索，对提供主题检索的数据库建议进行主题检索时要结合非主题检索。

针对证据制作检索，关注敏感性可扩大检索范围，提高相关文献被检出的比例，提高查全率；针对证据利用检索，关注特异性则可缩小检索范围，降低非相关文献被检出的比例，提高查准率。

制定针对疾病和干预措施的检索策略的一般步骤如下：①针对某疾病的检索词（主题词/关键词）及其同义词和别名，还要考虑不同语言可能有不同的后缀或前缀。将所有检索词以"OR"连接，意为只要其中任一个检索词相符就命中；②针对干预措施可能涉及的检索词也用"OR"连接；③将涉及疾病和干预措施的两组检索词用"AND"连接；④如果检索结果较多时，可考虑加入研究设计检索策略，如RCT检索策略，与疾病和干预措施进行逻辑"AND"运算。

构建的检索策略的质量，直接影响检索效果或结果，是检索中最关键的环节。从系统论的角度来看，检索策略的编制是对多领域知识和多种技能全面、系统地综合运用，如涉及专业背景知识的主题分析、涉及检索语言知识的概念与语言转换、涉及信息检索原理与系统性能的多种检索技术，以及涉及逻辑思维规则的各种组配形式等。其中任何一个环节的微小失误或不当，都会产生东边微风西边雨的蝴蝶效应，从而影响检索质量。所以，这一环节是检索者信息素养、检索能力、知识水平最集中的体现。

（五）评估检索结果

对检索结果进行评价主要是看检索的结果是否在预期的范围之内。如果是为制作证据而进行检索，那么对检索结果的评价步骤有：浏览检出记录的标题和摘要，评价该记录是否符合事先制定好的纳入和排除标准，纳入符合要求的文献。对潜在的有可能符合纳入标准的记录，以及不能确定是否需要纳入和排除的记录，应阅读全文，以进一步判断或评估。如果是为使用证据而进行检索，还需要对证据质量进行评价。

若检索结果不能满足需要，有必要对已检索过的数据库进行再次检索或检索其他数据库。由于不同的数据库收录范围不同，检索术语、主题词表及检索功能存在差异，需在检索过程中仔细选择检索用词，并且不断修改和完善检索策略，调整检索策略的敏感性或特异性，以便制定出能满足检索需求的高质量的检索策略。

第二节　常用数据库的检索技巧

一、PubMed

（一）简介

PubMed（http://www.pubmed.gov）是由美国国家医学图书馆（National Library of Medicine，NLM）、国家生物技术信息中心（National Center for Biotechnology Information，NCBI）及国家卫生研究院（National Institutes of Health，NIH）开发的，由 MEDLINE、PubMed Central 和 Bookshelf 三部分组成的基于 Web 的检索系统，包括医学文献的定购、全文在线阅读的链接、专家信息的查询、期刊检索及相关书籍的链接等。其中，MEDLINE 收录自 1949 年以来出版的 52 000 种生物医学期刊，其中 90%为英文期刊，78%有英文摘要，数据每周更新，年报道量约 67 万条。内容涉及基础研究和临床医疗、公共卫生、卫生政策的制定及相关的教育研究。

（二）检索规则

1. 自动词语匹配功能

PubMed 设有自动词语匹配（Automatic Term Mapping）功能，对于输入检索框中的检索词，将按一定的词表顺序进行对照，然后进行检索。逐一对照的索引顺序是：①MeSH 转换表（MeSH Translation Table），包括 MeSH 词、参见词、副主题词等。如果系统在该表中发现了与检索词相匹配的词，就会自动将其转换为相应的 MeSH 词和 Text Word 词（All Fields）进行检索。如键入 colorectal cancer，系统将其转换成"colorectal neoplasms"[MeSH Terms] OR （ " colorectal"[All Fields] AND "neoplasms"[All Fields] ） OR "colorectal neoplasms"[All Fields] OR （"colorectal"[All Fields] AND "cancer"[All Fields]） OR "colorectal cancer"[All Fields]后进行检索。②期刊刊名转换表（Journal Translation Table），包括刊名全称、MEDLINE 形式的缩写和 ISSN 号。该转换表能把键入的刊名全称转换为"MEDLINE 缩写[Journal Name]"后进行检索。如在检索提问框中键入"new england journal of medicine"，PubMed 将其转换为"N Engl J Med" [Journal] OR（"new" [All Fields] AND "england" [All Fields] AND "journal" [All Fields] AND "of" [All Fields] AND "medicine" [All Fields]） OR "new england journal of medicine"[All Fields]后进行检索。③短语表（Phrase List），该表中的短语来自 MeSH、含有同义词或不同英文词汇书写形式的一体化医学语言系统（Unified Medical Language System，UMLS）和补充概念（物质）名称表[Supplementary Concept（Substance）Names]。如果 PubMed 系统在 MeSH 和刊名转换表中未发现与检索词相匹配的词，就会查找短语表。④作者姓名全称转换表（Full Author Translation Table）和作者索引表（Author Index），如果键入的词语未在上述各表中找到相匹配的词，或者键入的词是作者全称或是一个后面跟有 1～2 个字母的短语，PubMed 即查找作者姓名全称转换表和作者索引。

如果在以上词表或索引中都找不到相匹配的词，PubMed 将把短语分开，以单词为单位，分别重复以上的过程，检索时各个词之间是 AND 关系。如果仍找不到相匹配的词，则用单个词在所有字段中查找，各个词之间也是 AND 关系。

2. 布尔逻辑检索

布尔逻辑运算符 AND、OR、NOT 必须大写。运行次序是从左至右，括号内的检索式可作为一个单元，优先运行。

3. 截词检索

PubMed 允许使用"*"号作为通配符进行截词检索。如键入 bacter*，系统会找到那些词根是 bacter 的单词（如 bacteria、bacterium、bacteriophage 等），并对其分别进行检索。截词功能只限于单词，对词组无效。使用截词功能时，PubMed 系统会自动关闭词汇转换功能。

4. 强制检索

PubMed 的强制检索功能使用双引号（" "）来执行。强制检索功能主要用于短语检索。如在检索提问框中键入"Single cell"，系统会将其作为一个不可分割的词组在数据库的全部字段中进行检索。使用强制检索时，系统会自动关闭词汇转换功能。

5. 字段限制检索

PubMed 中一条完整的记录涉及 80 多个字段，其中大部分为可检索字段，少部分为非检索字段。检索格式为：检索词[字段标识]，如 smith[AU] 和 hypertension[TI]等。

（三）检索方法

PubMed 主要检索方法有：基本检索、主题词检索、刊名检索、单引文匹配检索、批引文匹配检索、高级检索和临床查询等。这里只介绍高级检索、主题词检索和临床查询，以及限制检索。

1. 高级检索

在 PubMed 主页，点击"Advanced"进入 PubMed 高级检索界面，该界面提供了 Add terms to the query box、Query box 和 History and Search Details 三种功能。

在 All Fields（全部字段）下拉列表中选择检索字段，在检索框输入检索词后，可从输入框右侧的"Show Index"（系统提供的与所输检索词相关的索引表）中选择具体的索引词或词组，并自动进入检索词输入框，此时系统会自动加双引号"…"进行精确短语检索。若检索词为多个，可通过布尔逻辑运算符 AND、OR、NOT 进行逻辑运算。检索表达式会自动添加到 Query box 输入框，点击其右侧的"Search"执行检索。如检索标题或摘要中含有"hepatitis"或"hypertension"的文献时，先在第一个检索项的 All Fields 下拉列表中选择 Title/Abstract 字段，检索输入框中输入检索词 bibliotherapy，以同样的方式在第二个检索项中选择 Title/Abstract 字段，输入"insomnia"，两个检索项由左侧的运算符 OR 进行逻辑或的运算。

History and Search Details：主要用于查看检索策略，也可用于查看检索结果记录的数量，显示内容包括：检索号、检索式、检索结果数和检索时间。要查看检索到的记录，直接点击检索结果数即可。在该状态下，可以通过点击检索序号后的"…"，选择"Add query""Add with AND""Add with OR""Add with NOT"等，实现检索式的逻辑运算。点击"Download"可下载检索式，点击"Delete"可清除检索记录。

2. 主题词检索

主题词检索是指通过 MeSH 提供的词汇进行检索，MeSH 检索可以帮助用户查询该词表的主题词，并供用户在检索文献时选择和使用。通过 MeSH 检索，可以从款目词引见到 MeSH 词，可看到 MeSH 词的定义和历史注释。进入主题词细览页面，还可组配副主题词，选择上位词或下位词检索，同时可进行加权或非扩展等检索选择。

（1）单个主题词检索。点击主页"MeSH Database"，在检索框内输入检索词，再点击"Search"，返回页面中第一个词一般即为输入词的主题词，其下有该词的定义。若仅对该主题词所涉及文献进行检索，可直接在该词前的复选框中打"√"，然后点击右侧"PubMed Search Builder"下方的"Add to search builder"，这时，检索框中即出现检索式，点击"Search PubMed"执行检索。

（2）多主题词检索。首先，点击"MeSH Database"，在检索框内输入第一个检索词，再点击"Search"返回页面确认和选择输入词的主题词，在该主题词前的复选框中打"√"，然后点击右侧"PubMed Search Builder"下方的"Add to search builder"。其次，在检索框中输入第二个检索词，点击"Search"返回页面确认和选择输入词的主题词，在该主题词前的复选框中打"√"，然后根据第二个主题词和第一个主题词的逻辑关系选择 AND、OR 或 NOT，再点击右侧"PubMed Search Builder"下方的"Add to search builder"返回检索式，此时可做进一步修改，若确认无误，则点击"Search PubMed"执行检索。

（3）主题词/副主题词组配检索。首先点击"MeSH Database"，在检索框中输入检索词，返回页面确认输入词的主题词，再直接点击该主题词的链接，进入该主题词的副主题词组配界面，在预选择的副主题词前的方框内打"√"，点击"Add to search builder"后即在检索框中显示检索式，点击"Search PubMed"执行检索。

在副主题词的组配界面中，还可通过"Restrict to MeSH Major Topic"限定为加权检索，即找到以输入的主题词或主题词/副主题词为主要论点的文献；通过"Do not include MeSH terms found below this term in the MeSH hierarchy"可终止 PubMed 默认的扩展功能。扩展是指将主题词及其下位词的文献一同检出。此外，还可以根据该页面下方显示的树状结构表进一步选择更为确切的主题词进行检索。

3. 临床查询

点击主页的"Clinical Queries"进入临床查询界面，在 Filter 下面选择"Therapy"、"Clinical Prediction Guides"、"Diagnosis"、"Etiology"或"Prognosis"，在 Scope 下面选择"Broad"或"Narrow"，在检索框中输入检索式，点击"Search"执行检索，然后浏览题目和摘要进行临床决策。

4. 限制检索

PubMed 的限制检索是对原有检索结果的进一步限定，以缩小检索范围和精确检索结果。限制条件的选择位于检索结果页面的左侧，通过一系列过滤条件来实现此功能。使用限定检索后，检索新课题时需点击最终检索结果页左侧栏上方或检索结果数下方的"Clear All"，清除检索条件，否则已限定的内容会继续保留。

当点击限定检索区域下方的"Additional filters"，会显示更多的过滤器种类，选中所需过滤器种类，点击"Show"按钮即可。

系统默认显示的过滤器有以下几类。

（1）Text Availability：文本类型限定。可对检索结果进行可获取摘要（Abstract）、可与免费全文链接（Free full text）或可与全文链接（Full text）的选择。

（2）Article Attribute：文献属性。只提供相关数据。

（3）Article Types：文献类型限定。可检索某一特定出版类型的文献，包括书籍和文档（Books and Documents）、临床试验（Clinical Trial）、Meta 分析（Meta-Analysis）、随机对照试验（Randomized Controlled Trial）、综述（Review）、系统评价（Systematic Review）、对照临床试验（Controlled Clinical Trial）、临床研究（Clinical Study）、多中心研究（Multicenter Study）、比较研究（Comparative Study）、观察性研究（Observational Study）、实况临床试验（Pragmatic Clinical Trial）、临床实践指南（Practice Guideline）等 75 种类型。

（4）Publication Dates：出版日期限定。可限定检索结果为 1 年、5 年、10 年或某一具体时间范围内发表的文献。限定检索结果为具体时间范围内发表的文献时，点击 Custom Range，在 Start Date 和 End Date 下面 YYYY MM DD 中输入具体时间，再点击"Apply"即可。

（5）Languages：语种限定。包括英、法、德、日、俄、意、中等 58 种语言。

（6）Journal Categories：期刊类别限定。包括 MEDLINE 期刊。

（7）Species：研究对象限定。包括人类（Humans）和其他动物（Other Animals）。

（8）Sex：性别限定。对于临床研究对象来说为男性和女性的选择，对于动物实验则为雄性和雌性的选择。

（9）Ages：年龄组限定，可限定从新生儿到老年人各年龄组。例如，新生儿：出生—1 个月（Newborn：birth—1 month）、婴儿：1—23 个月（Infant：1—23 months）、学龄前儿童：2—5 岁（Preschool Child：2—5 years）、儿童：6—12 岁（Child：6—12 years）、青少年：13—18 岁（Adolescent：13—18 years）、成年人：19—44 岁（Adult：19—44 years）、中年人：45—64 岁（Middle Aged：45—64 years）、老年人：65 岁以上（Aged：65+ years）、老年人：80 岁以上（80 and over：80+ years）等。

（四）检索示例

以"阅读疗法治疗失眠"为例进行检索。

（1）阅读疗法主题检索：在主题检索界面输入"bibliotherapy"，点击"Search"查看"bibliotherapy"的主题词"Bibliotherapy"，选择右侧"PubMed Search Builder"下方的"Add to search builder"，检索框中即出现检索式："Bibliotherapy"[Mesh]，点击"Search PubMed"执行检索。

（2）阅读疗法高级检索：在高级检索界面输入"bibliotherapy"及其同义词，即 bibliotherapy [Title/Abstract] OR bibliotherapies[Title/Abstract]，点击"Add to

History"返回检索历史界面。

（3）阅读疗法主题检索与高级检索组合检索：在检索历史界面进行组合检索，将"bibliotherapy"的主题检索结果与高级检索结果以 OR 的形式组合。

（4）失眠检索：操作方法与阅读疗法检索的操作方法相似，这里不再赘述。

（5）Meta 分析与系统评价或 RCT 检索：操作方法与阅读疗法检索的操作方法相似，这里不再赘述。

（6）阅读疗法、失眠和 Meta 分析与系统评价或 RCT 组配检索：在检索历史界面，将阅读疗法的检索结果与失眠的检索结果，以及 Meta 分析与系统评价或 RCT 的检索结果以 AND 的形式组配。

（五）检索结果的处理

（1）显示。包括检索结果显示格式、每页显示记录数、排序顺序，系统默认检索结果显示为题录格式，每页显示记录数为 20，根据记录入库时间排序，即 Summary，20 per page，Sorted by Most recent。用户可通过检索结果界面右上方的 Display options 中的 Format 下拉菜单选项来改变结果的显示格式（Summary、Abstract、PubMed、PMID）、每页显示记录数和排序顺序，以及是否显示摘要。

（2）记录保存。①保存：点击检索结果界面上方的"Save"，弹出对话框选择保存记录数量和格式，点击"Creat file"完成记录保存。如果检索结果记录大于 10 000 条，需要分次保存（1 次最多保存 10 000 条）。②发送到邮箱：点击检索结果界面上方的"Email"，弹出对话框，输入邮箱地址，选择发送邮箱的记录数量和格式，点击"Send email"完成记录发送。③发送到其他：点击检索结果界面上方的"Send to"，弹出对话框，选择 Clipboard、Collections、My Bibliography 或 Citation manager，其中 Clipboard 是剪贴板为用户提供的临时记录保存的免费空间，可多次使用，最多为用户保存 500 条记录，时长为 8 小时。存入剪贴板后，页面上方会显示已添加到剪贴板的提示和记录数（最近一次），右上方会显示总记录数，点击总记录数可随时查看。Collections 是 My NCBI 个性化服务的一部分，为用户提供无限期保存检索结果记录的免费空间，其他功能类似于 Clipboard。My Bibliography 也是 My NCBI 个性化服务的一部分，用户可对已保存的记录进行添加、删除、下载、排序等操作。Citation manager 为使用外部文献管理器创建一个文件夹保存检索结果，可选择保存的条数和起始序号。Clipboard 和 My Bibliography 都需要注册 My NCBI 账户才可使用。

（3）全文保存。PubMed 会为部分检索结果提供与全文数据库（包括 PMC）或免费在线期刊网的超链接服务，用户通过超链接可到全文数据库或在线期刊网中下载保存所需文献的全文。

二、Embase.com

（一）简介

Embase.com（http://www.Embase.com）是爱思唯尔（Elsevier）公司于 2000 年推出的生物医学网络检索平台，同时可以检索 MEDLINE 和 Embase，收录了 1947 年以来 95 个国家和地区的 8 500 种生物医学期刊（独家收录 2 900 多种期刊），内容涵盖与生物医学和药物主题有关的信息（偏重收录欧洲和亚洲的文献），包括基础医学、临床医学、药物研究、药理学、配药学、药剂学、药物副作用、毒物学、生物工艺学、保健策略与管理、药物经济学、医疗公共政策管理、卫生经济学、公共职业与环境卫生、药物依赖性及滥用、精神科学、替代与补充医学、医学管理学、法医学和生物医学工程学等。

（二）检索规则

（1）布尔逻辑运算符：支持 AND、OR 和 NOT。

（2）位置算符：支持 "NEAR/n" 和 "NEXT/n"，两者均表示连接的两个检索词之间相隔不能超过 n 个单词，"NEAR/n" 对两词的前后顺序没有要求，"NEXT/n" 则要求两词的前后顺序不能改变。

（3）截词符：支持 "*" 和 "?" 两种截词符，其中 "*" 表示零个或多个字符，"?" 表示 1 个字符，截词符均可置于单词词尾或词间。

（4）短语检索：将检索词加上引号表示精确查找某一短语或词组，此时数据库不再自动拆分词组。含有连字符 "-" 的短语，数据库也不进行拆分。短语检索不支持位置算符和截词符。

（5）字段限定符：":" 可用于所有字段，并可同时限定多个字段，字段标识符之间用逗号分隔，如 'sing cell':ti,ab。

（6）非字母和数字的检索：许多药物名称带有非字母数字字符，检索此类药物时要将这些字符转换成数据检索系统规定的形式方可进行，如 "1 (1,4 benzodioxan 5 yl) 4 (2 (1 indanyl)ethyl)piperazine"。

（三）检索方法

Embase.com 主要的检索方法有：PICO 检索（PICO）、快速检索（Quick）、高级检索（Advanced）、药物检索（Drug）、疾病检索（Disease）、设备检索（Device）、主题词检索（Emtree）和期刊检索（Journals）等。这里只介绍 PICO 检索、高级检索和主题词检索。

1. PICO 检索

点击主界面的"PICO"即可进入 PICO 检索界面。从 population（研究人群）、intervention（干预措施）、comparison（对照措施）、outcome（结局）和 study design（研究设计）5 个方面进行检索。系统默认匹配最佳主题词，扩展检索。

2. 高级检索

点击主界面的"Advanced"即可进入高级检索界面。高级检索提供 Mapping、Date、Sources、Fields、Quick limits、EMB、Pub.typyes、Languages、Gender、Age 和 Animal 等限定选项。

（1）Mapping 选项：提供"Map to preferred term in Emtree"、"Search also as free text in all fields"、"Explode using narrower Emtree terms"、"Search as broadly as possible"和"Limit to terms indexed in article as major focus"复选框选择，系统默认复选 1~4 项。其中：①Map to preferred term in Emtree，根据输入的检索词，检索系统将其与 Emtree 中的轮排索引进行比对，自动转换为 Emtree 索引中相对应的优先词检索；②Search also as free text in all fields，按照输入的检索词检索；③Explode using narrower Emtree terms，按照 Emtree 进行扩展检索（即包括被检索词及其所有下位词的检索）；④Search as broadly as possible，即可将输入的检索词转换成相对应的优先词并扩展检索，同时查找检索词的所有同义词；⑤Limit to terms indexed in article as major focus，代表限定检索主要主题词，即加权检索，提高检索结果的关联性。

（2）Date 选项：提供出版时间（Publication Years from），可以选择 1966 至今的检索年限；添加到 Embase 数据库的时间（Records added to Embase），可以选择：Yesterday（昨天）、This Week（本周）、Last Week（上周）、This Month（本月）、Last Month（上个月）、This Year（今年）、Last Year（去年）或 dd-mm-yyyy to dd-mm-yyyy，点击"Apply"。

（3）Sources 选项：包括 Embase、MEDLINE、Preprints 和 PubMed-not-MEDLINE。

（4）Fields 选项：输入检索词，点击限定字段。

（5）Quick limits 选项：Humans（人）、Animals（动物）、Clinical studies（临床研究）、With abstract（限文摘）、Only in English（限英文）、Article in Press（正在出版的文献）、In Process（正在标引文献）、MEDLINE Article in Press（MEDLINE 正在出版的文献）、MEDLINE In Process（MEDLINE 正在标引文献）、With molecular sequence number（限分子序列号）和 With clinical trial number（限临床试验号）。

（6）EMB 选项：Cochrane Reviews（Cochrane 系统评价）、Systematic Review

（系统评价）、Meta Analysis（Meta 分析）、Controlled Clinical Trial（临床对照试验）和 Randomized Controlled Trial（随机对照试验）。

（7）Pub.typyes 选项：Article（论文）、Article in Press（正在出版的文献）、Conference Abstract（会议文摘）、Conference Paper（会议论文）、Conference Review（会议综述）、Data Papers（数据论文）、Editorial（社论）、Erratum（勘误）、Letter（通信）、Note（札记）、Review（综述）、Short Survey（短篇调查）和 Preprint（预印）。

（8）Languages 选项：提供 61 种语言供选择。

（9）Gender 选项：提供 Male（男）、Female（女）复选框选择。

（10）Age 选项：提供 13 个年龄组供选择。

（11）Animal 选项：Animal Cell（动物细胞）、Animal Experiment（动物实验）、Animal Model（动物模型）和 Animal Tissue（动物组织）。

3. 主题词检索

点击主界面的 "Emtree" 即可进入主题词检索界面，主题词检索是 Embase.com 常用的检索途径，主要提供两种检索功能。

（1）查找主题词（Find Term）：显示有关被检索术语的记录，将检索术语与其他检索词通过逻辑运算符进行组配检索；显示该术语在树状结构中的位置及其同义词。如输入 COVID-19，在自动弹出的下拉框中选择 "COVID 19 use: coronavirus disease 2019 数字 records"，根据需要在右侧界面 "Extend search using:" 的右侧下拉框中选择 Major focus/mj、Index term/de、Explosion and Major focus/exp/mj、Explosion/exp、As broad as possible/br 和 Explosion and all synonyms/syn，点击 "Show 数字 records" 执行主题检索，也可以选择 Take to Advanced search 或 Take to Drug search 或 Take to Device search 转到相应的检索界面实施检索，还可以点击 "Add to query builder" 将主题词 "coronavirus disease 2019" 添加到 Query builder 界面，再点击 "Show 数字 records" 执行主题检索。

（2）浏览主题词（Browse by Facet）：点击 "Browse by Facet" 选项后，显示出 Emtree14 个大类和相应文献的记录条数，再点击任意所需浏览的术语，将进一步显示该术语的下位类，可层层点击浏览。此外，还有两种查看该术语检索结果的方式：一种是选定术语后，可直接点击该术语进行扩展检索或专指检索，也可将该数据发送到高级检索中做进一步修饰和限定，再显示结果；另一种是，直接点击该术语后的相应文献记录条数，直接显示检索结果。

每个主题词默认的检索方式为扩展检索（Explode），加权检索（As major focus）为可选项。获得检索结果的方式有三种：①点击主题词后的 "Records" 链接，直接显示有关该受控叙词标引的所有文献记录结果；②点击 "Take this query to

Advanced Search"或"Take this query to Disease Search"或"Take this query to Drug Search"，添加到高级检索界面，方便选择对应的副主题词进行组配，提高检索的专指性；③点击"Add to Query Builder"链接，将检索词添加到"Query Builder"（提问构建框），方便多检索词的检索表达式构建，同时在"Query Builder"边框提供"Take to Advanced Search"和"Search"选项，选择后执行检索。

（四）检索示例

以"阅读疗法治疗失眠"为例进行检索。

（1）阅读疗法主题检索：在主题检索界面的左侧界面"Search term in Emtree"的下方检索框输入"bibliotherapy"，在自动弹出的下拉框选择"bibliotherapy"的主题词"bibliotherapy 数字 records"，根据需要在右侧界面"Extend search using:"的右侧下拉框选择相应的选项，然后点击"Show 数字 records"执行主题检索。

（2）阅读疗法高级检索：在高级检索界面输入"bibliotherapy"及其同义词，即（bibliotherapy OR bibliotherapies），然后选择字段 ab、kw、ti，最后点击"Search"实施检索。

（3）阅读疗法主题检索与高级检索组合检索：在检索历史界面进行组合检索，将"bibliotherapy"的主题检索结果与高级检索结果以 OR 的形式组合。

（4）失眠检索：操作方法与阅读疗法检索的操作方法相似，这里不再赘述。

（5）Meta 分析与系统评价或 RCT 检索：操作方法与阅读疗法检索的操作方法相似，这里不再赘述。

（6）阅读疗法、失眠和 Meta 分析与系统评价组配检索：在检索历史界面，将阅读疗法的检索结果与失眠的检索结果，以及 Meta 分析与系统评价或 RCT 的检索结果以 AND 的形式组配。

（五）检索结果处理

1. 检索历史

在检索结果界面，History（检索历史区）显示最近检索的次序、检索表达式及检索结果命中的文献数，可以对检索历史进行保存、删除、打印预览、导出、发送至电子邮箱及逻辑组合等操作。检索历史可以导出为 HTML 格式、TXT 格式或 CSV 格式。检索式的逻辑组合可使用逻辑与（AND）或逻辑或（OR）。同时可对检索结果进行收起（Collapse）或展开（Expand）。

2. 检索结果

（1）精炼：在检索结果界面的左侧为 Results Filters（结果精炼区），点击 Expand 或 Collapse 可以展开或收起精炼内容。精炼内容包括数据源（Sources）、药物

（Drugs）、疾病（Diseases）、设备（Devices）、浮动副主题词（Floating Subheadings）、年龄（Age）、性别（Gender）、研究类型（Study Types）、出版类型（Publication Types）、刊名（Journal Titles）、出版年度（Publication Years）、作者（Authors）、会议摘要（Conference Abstracts）、药物商用名（Drug Trade Names）、药物生产厂商（Drug Manufacturers）、设备商品名称（Device Trade Names）、设备制造商（Device Manufacturers）等。选择预精炼的内容，点击"Apply"进一步缩小结果范围。

（2）处理：Results（检索结果显示区）显示检索结果命中的文献数，每页默认显示 25 条记录。①每条记录的基本信息：显示篇名、作者、出处（刊名、出版年、卷、期、页码）和被引次数等信息，并显示数据来源（MEDLINE、Embase、Embase 和 MEDLINE、PREPRINT 以及 Embase 和 PubMed-not-MEDLINE）。点击"Abstract"可显示该篇文献的文摘；点击"Index Terms"可显示该篇文献的药物和医学主题词；点击"View Full Text"可以链接到该篇文献的电子全文；点击文献篇名可以浏览该篇文献的全记录，查看所有字段信息；点击"KB link"可以链接奥尔胡斯大学图书馆，可以下载部分全文；点击"Similar records"可以浏览与该篇文献相似的文献。②显示摘要：点击"Show all abstracts"可显示当前页 25 篇文献的文摘。③排序：可按相关度（Relevance）、出版时间（Publication Year）和录入数据库日期（Entry Date）对检索结果排序。④浏览全记录：点击"View"可浏览前 500 篇文献的全记录。⑤导出检索结果：首先在 Selected 左边下拉框选择导出文献数量（每次最多导出 10 000 条），其次点击"Export"，在弹出对话框中选择导出格式[RIS format （Mendeley、EndNote）、RefWorks Direct Export、CSV、Plain Text、XML、MS Word、MS Excel 和 PDF]，接着点击"Export"，然后点击弹出对话框的"Download"完成结果导出。⑥检索结果发送至电子邮箱：首先在 Selected 左边下拉框选择发送文献数量（每次最多发送 500 条），其次点击"Email"，在弹出对话框中"Cc"处输入邮箱地址，"Subject" 处输入主题，"Comments"处输入评语，"Email format"处可选择"HTML"或"Text"格式，"Content selection"处可选择"Citations only"、"Citations and index terms"、"Citations and abstracts"、"Citations, abstracts and index terms"或"Full record"，然后点击"Send"完成检索结果发送。⑦添加检索结果到剪贴板：首先在 Selected 左边下拉框选择添加文献数量（每次最多添加 500 条），然后点击"Add to Clipboard"完成结果添加。

（3）个性化功能与服务：在系统中注册个人账号，登录账号后，可将检索策略及检索结果保存在个人文档中。在随后的检索中，可对存储的检索策略进行编辑、修改和重新检索，实现定题信息服务。

三、Web of Science

（一）简介

Web of Science（http://www.webofknowledge.com）是科睿唯安（Clarivate Analytics，原汤森路透集团知识产权与科技事业部）开发的信息服务平台，支持自然科学、社会科学、艺术与人文学科的文献检索，数据来源于期刊、图书、专利、会议录、网络资源（包括免费开放资源）等。主要产品为 Web of Science 核心合集，其收录了 254 个学科的 21 800 多种世界权威的、高影响力的学术期刊，内容涵盖自然科学、工程技术、生物医学、社会科学、艺术与人文、新兴资源等领域，最早可回溯至 1900 年。通过 Web of Science 核心合集可以直接访问科睿唯安的三大期刊引文索引数据库的科学引文索引扩展版（Science Citation Index Expanded，SCIE）、社会科学引文索引（Social Sciences Citation Index，SSCI）、艺术人文引文索引（Arts & Humanities Citation Index，A&HCI）；两大国际会议录引文索引，即国际会议录引文索引-科学版（Conference Proceedings Citation Index-Science，CPCI-S）和国际会议录引文索引-社会科学与人文科学版（Conference Proceedings Citation Index-Social Science & Humanities，CPCI-SSH）；展示重要新兴研究成果的新兴资源引文索引（Emerging Sources Citation Index，ESCI）和图书引文索引（Book Citation Index，BKCI）；两大化学信息数据库 Index Chemicus（IC）和 Current Chemical Reactions（CCR）。

（二）检索规则

（1）输入检索词的英文字母，不区分大小写：可使用大写、小写或混合大小写进行检索，如 AIDS、Aids 及 aids 的检索结果相同。

（2）布尔逻辑运算：检索运算符（AND、OR、NOT）不区分大小写。在"主题"字段中可使用 AND，但在"出版物名称"或"来源出版物"字段中不能使用。

（3）位置运算：NEAR/x，表示由该运算符连接的检索词之间相隔指定数量的单词的记录，该规则也适用于单词处于不同字段的情况，但在"出版年"字段中不能使用；SAME，主要用于地址字段的检索中，使用 SAME 可查找该运算符所分隔的检索词出现在同一地址中的记录。

（4）通配符：所有可使用单词和短语的检索字段均可使用通配符。星号（＊）表示任何字符组，包括空字符；问号（？）表示任意一个字符，对于检索最后一个字符不确定的作者姓氏非常有用；美元符号（＄）表示零或一个字符，对于查找同一单词的英国拼写和美国拼写非常有用。

（5）短语检索：加引号可进行精确短语检索，这一功能仅适用"主题"和"标题"字段检索。如果输入以连字号、句号或逗号分隔的两个单词，词语也将被视为精确短语。

（6）运算符的优先顺序：( )>NEAR/x>SAME>NOT>AND>OR，可利用圆括号来提高运算优先级。

（三）检索方法

Web of Science 主页提供文献基本检索、文献高级检索、被引参考文献检索和化学结构检索等。这里只介绍文献基本检索和文献高级检索，以及精炼检索结果/二次检索。

1. 文献基本检索

首先，选择数据库。在 Web of Science 的主界面，点击选择数据库右侧的下拉框选择 Web of Science 核心合集，在引文索引右侧下拉框选择欲检索的数据库名称，默认检索全部数据库。

其次，在文献基本检索界面可进行单一检索，也可进行组合检索。检索步骤：①点击"所有字段"下拉框选择检索字段，提供 25 个可供检索的字段；②输入检索词或检索式，当检索条件有多个时，可根据检索条件点击"+添加行"增加检索行；③点击"AND"展开下拉列框，选择逻辑运算符；④点击"+添加日期范围"限制出版日期；⑤点击"检索"实施检索。

2. 文献高级检索

点击 Web of Science 数据库文献基本检索界面的"高级检索"，进入高级检索式生成器界面。第一步，选择数据库，这与文献基本检索的操作方法相同。第二步，在"将检索词添加到检索式预览"下方的下拉框选择检索字段，提供 25 个可供检索的字段。第三步，在检索框输入检索词或检索式，点击"更多选项"启动精确检索，再点击"添加到检索式"将输入的检索词或检索式添加到检索式预览区。如果需要进行组合检索，点击"检索式预览"下方的"清除"按钮，然后继续在检索框输入检索词或检索式，点击"AND"展开下拉列框选择逻辑运算符，再点击"添加到检索式"将输入的检索词或检索式添加到检索式预览区。第四步，点击"+添加日期范围"限制出版日期；第五步，点击"检索"实施检索。

3. 精炼检索结果/二次检索

在检索结果界面的"精炼检索结果"下面的检索框输入检索词，点击放大镜实施检索。注意，精炼检索是对检索词进行主题内检索，与精炼检索实施前的检索之间的逻辑关系为"AND"。

（四）检索示例

以"阅读疗法治疗失眠"为例进行检索。

（1）阅读疗法检索：在文献高级检索界面，第一步，选择主题字段；第二步，在检索框输入 OR 连接"bibliotherapy"及其同义词；第三步，点击"更多选项"启动精确检索；第四步，点击"添加到检索式"将输入的检索词或检索式添加到检索式预览区；第五步，点击"检索"实施检索。

（2）失眠检索：操作方法与阅读疗法检索的操作方法相似，这里不再赘述。

（3）Meta 分析与系统评价或 RCT 检索：操作方法与阅读疗法检索的操作方法相似，这里不再赘述。

（4）阅读疗法、失眠和 Meta 分析与系统评价组配检索：点击检索结果界面左上方的"高级检索"，在文献高级检索界面下方的"会话检索式"处选择阅读疗法的检索结果与失眠的检索结果，以及 Meta 分析与系统评价或 RCT 的检索结果，再点击组配检索式下拉框选择"AND"完成组配检索。

（五）检索结果处理

1. 检索结果的显示

检索结果的显示分为题录格式和全记录格式两种。

（1）题录格式。每条记录均与全文数据库链接。文献标题、参考文献数量和被引频次均采用超链接方式，点击文献标题可进入全记录界面，点击参考文献数量可浏览参考文献，点击被引频次可浏览引用文献。

（2）全记录格式。在题录格式状态下点击文献标题即可进入全记录界面，可浏览包括文摘等详细内容，还可利用其超链接功能获取更多信息。在全记录格式下，点击文献的作者可以直接进行作者检索，了解作者发表文献的具体情况；点击参考文献数量可浏览参考文献；点击被引频次可浏览引用文献。

2. 检索结果的优化

在题录格式显示状态下的精炼检索结果，可用来检索结果优化区，可进行二次检索，并按照作者、来源、出版年、文献类型、Web of Science 类别、所属机构、出版物标题、出版商、基金资助机构、开放获取、社论声明、编者、团体作者、研究方向、国家/地区、语种、会议名称、丛书名称和 Web of Science 索引等快速滤过。

3. 检索结果标记

在题录格式下，选中文献记录前面的复选框，点击"添加到标记结果列表"可将选中记录添加到标记列表，也可在检索结果输出区域按提示操作将需要的记录添加到标记列表。

4. 检索结果排序

检索结果默认按照相关性排序，也可选择按照最近添加、引文类别（背景：最高优先、基础：最高优先、支持：最高优先、差异：最高优先、讨论：最高优先）、日期、被引频次、使用次数、会议标题、第一作者姓名、出版物标题排序。

5. 检索结果分析

点击检索结果界面的"分析检索结果"可得到以图表方式对检索结果进行详细统计分析的显示。

6. 引文报告

点击检索结果界面的"引文报告"链接，可生成本次检索结果的引文报告。内容包括近几年发表文献统计的柱状图、近几年被引用的柱状图、总被引次数、篇均被引次数、h 指数等，以及每篇文献的年被引次数、被引总次数、平均年被引次数。如出现"引文报告功能不可使用"，是因为"引文报告"功能不适用于包含 10 000 个以上记录的检索结果。检索结果超出此限制，该功能就无法使用。

7. 检索历史

可对检索历史进行组配检索，也可保存到本地硬盘、建立检索跟踪服务、导入检索历史进行重新检索等。

8. 检索结果输出

在题录格式页面的上方是检索结果输出选择区域，检索结果的输出方式有 EndNote Online、EndNote Desktop、纯文本文件、RefWorks、RIS（其他参考文献软件）、BibTeX、Excel、制表符分隔文件、可打印的 HTML 文件、InCits、电子邮件和 Fast5000，其中输出为 EndNote Online 方式需要注册并登录。

四、Cochrane Library

（一）简介

Cochrane Library（http://www.thecochranelibrary.com）是 Cochrane 协作网的主要产品，由 Wiley InterScience 公司出版发行，是一个提供高质量证据的数据库，也是临床研究证据的主要来源，主要内容包括：①Cochrane 系统评价库（Cochrane Database of Systematic Reviews，CDSR），由系统评价全文和研究计划书两部分构成，主要收集由 Cochrane 系统评价各专业工作组在协作网注册后发表的研究计划书和系统评价全文；②Cochrane 临床对照试验中心注册库（Cochrane Central Register of Controlled Trials，CENTRAL），由 Cochrane 协作网临床对照试验注册中心进行管理，向 Cochrane 协作网系统评价工作组和其他制作系统评价的研究人员提供信息。主要来自 PubMed、Embase.com 和 CINAHL 的 RCT 或对照临床试验，以及 ClinicalTrials.gov 和世界卫生组织临床试验注册平台正在进行的临床试验。

（二）检索规则与机制

在检索框中可使用的检索运算符有：①逻辑运算符"AND"、"OR"和"NOT"，如 headaches AND （aspirin OR paracetamol）、（liver OR kidney）AND tumour NOT cancer 等。②位置运算符"NEXT"，如 lung NEXT cancer，可针对短语"lung cancer"进行检索。③位置运算符"NEAR"，如"Back pain"NEAR/5 "exercise therapy"可针对两个检索词或两个短语同时出现在一个句子中的记录进行检索，检索词或短语的相邻范围为 5 个词汇，互换"NEAR"前后的检索词或短语对检索结果没有影响。④截词符"*"，如使用截词符对"cardio*"进行检索，将检出 cardiology 和 cardiography 等一批前缀为 cardio 的词汇。"*"除用作截词符外，独立使用该符号还可用于检索全部记录。⑤短语检索，需要用英文半角双引号标识检索词，如"diabetes mellitus"，但不支持截词检索。

（三）检索方法

Cochrane Library 提供浏览功能，包括按主题（Browse by Topic）和按 Cochrane 系统评价协作组（Browse by Cochrane Review Group）等浏览，以及基本检索、高级检索、主题检索等，这里主要介绍高级检索、主题检索和组配检索。

1. 高级检索

点击主页左上角"Advanced search"进入高级检索界面，选择检索字段[Title Abstract Keyword、Record Title、Abstract、Author、Keywords、All Text、Publication Type、Source、Digital Object Identifier（DOI）、Accession Number、Trial Registry Number、Cochrane Group、Cochrane Topic]，输入检索词，点击"Run search"执行检索，在检索结果界面点击"Send to search manager"将本次检索添加到检索历史中，方便组配检索。也可根据检索词的数量增加或减少检索行，点击检索项前的"+"和"－"，分别增加和减少检索行。在高级检索界面可以对检索条件进行选择和限定，进一步提高查准率。

2. 主题检索

点击高级检索界面的"Medical terms (MeSH)"进入主题检索界面，在"Enter MeSH term"检索框内输入检索词，在检索词输入框后选择副主题词（需要时再选择），点击"Look up"可查看输入检索词的主题词及其定义和树状结构，若想要移到 MeSH 树状结构的上位词，则只需点击位于树状结构上层的上位词即可。

选好要查询的主题词后，选择"Explode all trees"选项会自动扩大检索结果。有些主题词不止一个树状结构，可选择是否包括所有的树状结构，或者只选择所需的树状词汇进行检索。点击"Add to search manager"将执行的主题检索添加到检索历史中，以便组配检索。

3. 组配检索

在高级检索界面点击"Search manager"进入检索历史界面，可显示已进行检索的检索策略和结果。在检索框内，可使用逻辑运算符将多个检索结果的检索序号组合在一起进行二次检索。

（四）检索示例

以"阅读疗法治疗失眠"为例进行检索。

（1）阅读疗法主题检索：在主题检索界面输入"bibliotherapy"，点击"Look up"查看"bibliotherapy"的主题词"bibliotherapy"，再点击"Add to search manager"将"bibliotherapy"的主题检索添加到检索历史中。

（2）阅读疗法高级检索：在高级检索界面输入"bibliotherapy"及其同义词，点击"Run search"执行检索，在检索结果界面点击"Send to search manager"将"colorectal cancer"的高级检索结果添加到检索历史中。

（3）阅读疗法主题检索与高级检索组合检索：在检索历史界面进行组合检索，将"bibliotherapy"的主题检索结果与高级检索结果以 OR 的形式组合。

（4）失眠检索：操作方法与阅读疗法检索的操作方法相似，这里不再赘述。

（5）阅读疗法与失眠组配检索：在检索历史界面，将阅读疗法的检索结果与失眠的检索结果以"AND"的形式组配。

（6）在检索结果界面，选择"Cochrane Reviews"和"Cochrane Protocols"完成检索。

（五）检索结果处理

1. 检索结果的显示与排序

检索结果界面分别显示 Cochrane Reviews、Cochrane Protocols、Trials、Editorials、Special Collections 和 Clinical Answers 的检索结果。默认显示 Cochrane Reviews 的结果，点击"Show all previews"和"Show preview"分别显示检索结果界面所有记录摘要和单篇摘要。点击标题可以浏览 Abstract、Plain language summary、Authors' conclusions、Background、Objectives、Methods、Results、Discussion、Appendices、Figures and tables、References、Characteristics of studies、Data and analyses 和 Download statistical data 等内容，点击文献的作者可以直接进

行作者检索，了解作者发表文献的具体情况。点击"Order by"后的下拉框，可以选择按 Title - A To Z、Title - Z To A、Relevancy、Publish Date - New To Old 和 Publish Date - Old To New 对检索结果进行排序，默认按照 Relevancy 对检索结果排序。点击"Results per page"后的下拉框，选择 10、25、50 和 100 改变每页显示的检索结果数量。

2. 检索结果的优化

在检索结果界面，可按照 Date（Publication date 或 Custom Range）、Status（New search 或 Conclusions changed）、Available Translations（14 种语言可供选择）、Review Type（8 种类型可供选择）、Topics（37 个主题可供选择）对检索结果进行优化。

3. 检索结果的输出

在检索结果界面，首先点击 Select all 前的□选择导出的文献，接着点击"Export selected citation(s)"，然后在弹出的对话框中选择导出的格式[Plain text、RIS (EndNote)、RIS (Reference Manager)、RIS (ProCite)、BibTeX 和 CSV (Excel)]，接着点击 Include abstract 前的□，最后点击"Download"完成结果输出。

五、Campbell Library

（一）简介

Campbell 协作网于 2000 年 2 月在美国宾夕法尼亚大学举行的会议上宣告成立，是一个独立的、非营利的国际组织，是以美国著名的心理学家和思想家 Donald Campbell 的姓氏命名的。旨在社会、心理、教育、司法犯罪学及国际发展政策等非医学领域提供科学严谨的系统评价决策依据。Campbell Library 是 Campbell 协作网开发的数据库，主要工作是制作、保存、推广以上各领域的系统评价，已成为国际公认的循证决策数据库。内容主要包括：教育、司法犯罪、社会福利、国际发展、方法学、知识转化与实施、营养、残疾和商务管理等方面。

（二）数据库检索

1. 检索规则

（1）精确短语检索：利用""符号将检索词括起来。

（2）逻辑运算符：OR、-，其中-表示排除（NOT）。

2. 一般检索

提供检索和浏览 2 种途径，其中检索途径提供基本检索和高级检索，浏览途径提供系统评价和证据图谱等。

进入 Campbell Library 主界面即进入一般检索界面，提供 1 个可供检索的字段（keyword），在该界面只能进行单一检索。检索步骤：①输入检索词或检索式；②点击"Go"进行检索。

3. 高级检索

点击主界面的"Advanced search"，进入高级检索界面。高级检索提供更灵活的组合查询条件，使文献的检索定位更加准确。检索步骤：首先，在 Keyword、Title、Authors 的检索框输入相应的检索词；其次，根据需要对出版时间（Published date）进行限定；再次，限定专题小组（Business and Management、Crime and Justice、Disability、Education、International Development、Knowledge Translation and Implementation、Methods、Nutrition 和 Social Welfare）、文献类型（Review、Policy brief 和 Evidence and gap map）或语种（Chinese、English、French、Hindi、Norwegian、Portuguese、Spanish 和 Turkish）；最后，可以选择根据出版时间和题目（按字母顺序）排序，最终实现检索。

（三）检索结果处理

默认显示格式为部分题录格式（包括题名、著者、出版时间、协作组和文献类型），每页显示 10 条记录，默认根据出版时间排序。

六、中国生物医学文献数据库

（一）简介

中国生物医学文献数据库（Chinese Biomedical Literature Database，CBM）作为中国生物医学文献服务系统（SinoMed）的数据库之一，是中国医学科学院医学信息研究所开发研制的综合性中文医学文献数据库。收录 1978 年至今国内出版的生物医学学术期刊 2 900 余种，其中 2019 年在版期刊 1 890 余种，文献题录总量 1 080 余万篇。全部题录均进行主题标引、分类标引，同时对作者、作者机构、发表期刊、所涉基金等进行规范化加工处理。2019 年起，新增标识 2015 年以来发表文献的通讯作者，全面整合中文 DOI（数字对象唯一标识符）链接信息，以更好地支持文献发现与全文在线获取。该数据库覆盖了基础医学、临床医学、预防医学、药学、中医学及中药学等生物医学的各个领域。

（二）检索规则

（1）布尔逻辑运算符，用于组配检索词和检索结果，分别为"AND"、"OR"

和"NOT"，三者间的优先级顺序为：NOT>AND>OR。

（2）通配符，可检索词根相同词尾不同的检索词。"?"替代任一半角字符或任一中文字符，如"血?动力"，可检出含有"血液动力""血流动力"等检索词的文献；"*"替代任一字符，如"肝炎*疫苗"，可检出含有"肝炎疫苗""肝炎病毒基因疫苗""肝炎减毒活疫苗""肝炎灭活疫苗"等检索词的文献。

（3）检索词含有特殊符号"-""（"时，需要用英文半角双引号标识检索词，如"1,25-(OH)2D3"。

（4）智能检索，指基于词表系统，将输入的检索词转换成表达同一概念的一组词的检索方式，即自动实现检索词及其同义词（含主题词、下位主题词）的同步检索，是基于自然语言的主题概念检索。优化后的智能检索，支持词与词间的逻辑组配检索，取消了对可组配检索词数量的限制。

（5）模糊检索，亦称包含检索，在返回的检索结果中会出现输入的检索词，检索词包含在命中文献的检索字符串中。与精确检索（检索词与命中检索字符串完全等同）相比，模糊检索能够扩大检索范围，提高查全率。如无特殊说明，系统中默认进行的是模糊检索。

（三）检索方法

1. 快速检索

默认在全部字段内执行检索，集成了智能检索功能，让检索过程更简单。如输入"焦虑"，系统将用"焦虑"[常用字段] OR "紧张"[常用字段] OR "过度警觉"[常用字段] OR "焦虑"[主题词]进行检索。输入多个检索词时，词间用空格分隔，默认为"AND"逻辑组配关系。

2. 高级检索

支持多个检索入口、多个检索词之间的逻辑组配检索，方便构建复杂检索表达式。①选择检索字段：系统提供的检索字段有常用字段、全部字段、核心字段、中文标题、英文标题、摘要、关键词、主题词、特征词、分类号、作者、第一作者、通讯作者、第一作者单位、通讯作者单位、地区、刊名、出版年、期、ISSN和基金等，默认字段为常用字段。②输入检索词：可多个检索词同时输入，但输入框只支持同时输入 AND、OR、NOT 或空格中的一种逻辑运算符。当检索条件有多个时，可以根据检索条件增加和减少检索行。点击"+"增加检索行；点击"–"减少检索行，检索行最多为 9 行。③合理选择检索条件之间的逻辑关系（AND、OR 或 NOT）进行组合检索。④点击检索按钮实施检索。

注意事项：①常用字段，由中文标题、摘要、关键词、主题词 4 个检索项组成；②核心字段，由中文标题、关键词、主题词 3 个检索项组成；③智能检索，实现检索词及其同义词（含主题词）的扩展检索；④输入词提示，在作者单位、第一作者单位、通讯作者单位、刊名、基金字段支持规范名称的提示；⑤关联提示，在作者、第一作者、通讯作者字段支持关联规范机构名称的提示；⑥精确检索，检索结果与检索词完全匹配的一种检索方式，适用于作者、分类号、刊名等字段。

3. 主题检索

主题检索是基于主题概念检索文献，支持多个主题词同时检索，有利于提高查全率和查准率。通过选择合适的副主题词、设置是否加权（即加权检索）、是否扩展（即扩展检索），可使检索结果更符合需求。输入检索词后，系统将在《医学主题词表（MeSH）》中文译本及《中国中医药学主题词表》中查找对应的中文主题词。也可通过"主题导航"，浏览主题词树查找需要的主题词。

（1）单个主题词检索。①在主题检索界面，在检索框中输入检索词后，点击"查找"按钮。之后浏览查找结果，在列出的主题词中点击输入检索词的主题词。②在主题词注释详细页面，显示了该主题词可组配的副主题词、主题词的详细解释和所在的树形结构，可根据检索需要，选择是否"加权检索""扩展检索"，然后点击"发送到检索框"。③点击"检索"，执行检索。

（2）多主题词检索。①重复单个主题词检索的前两个步骤，将第一主题词添加到检索框。②在主题词注释详细页面的检索框中输入第二个检索词后，点击"查找"按钮，在列出的主题词中点击检索词对应的主题词。③在第二个主题词注释详细页面，可根据检索需要，首先选择是否"加权检索""扩展检索"，接着在发送检索框后选择与第一个主题词的逻辑关系（AND、OR、NOT），然后点击"发送到检索框"。④点击"检索"，执行检索。

（3）主题词/副主题词组配检索。①在主题检索界面，在检索框中输入检索词后，点击"查找"按钮。之后浏览查找结果，在列出的主题词中点击输入检索词的主题词。②在主题词注释详细页面，可根据检索需要，首先选择是否"加权检索""扩展检索"，接着在预选择的副主题词前方的框内打"√"，然后点击"发送到检索框"。③点击"检索"，执行检索。

注意事项：①加权是反映主题词对文献重要内容表征作用的一种手段。一般来说，加权主题词与文献核心内容的关联性相较于非加权主题词而言，要更为紧密。因此加权检索是一种缩小检索范围、提高查准率的有效方法。②扩展检索是对该主题词及其下位词进行检索，相对而言，是一种扩大范围的检索。

4. 分类检索

从文献所属的学科角度进行查找，《中国图书馆分类法·医学专业分类表》是文献分类标引和检索的依据，支持分类检索单独使用或与其他检索方式组合使用，以及用逻辑运算符"AND"、"OR"和"NOT"进行组配的多个类目的同时检索，可发挥其族性检索的优势。可用类名查找或分类导航定位具体类目，通过选择是否扩展、是否复分，使检索结果更符合用户的需求。

5. 限定检索

把文献类型、年龄组、性别、对象类型、其他等常用限定条件整合到一起，用于对检索结果的进一步限定，可减少二次检索操作，提高检索效率。一旦设置了限定条件，除非取消，否则在该用户的检索过程中，限定条件一直有效。

6. 组合检索

在检索历史界面可实现一个或多个历史检索表达式的逻辑组配检索，首先选择与组合的检索表达式，最后选择检索历史界面最多能保存 200 条检索表达式。

（四）检索示例

以"阅读疗法治疗失眠"为例进行检索。

（1）阅读疗法主题检索：首先在主题检索界面输入"阅读疗法"，点击"查找"查看"阅读疗法"的主题词，接着点击"阅读疗法"进入主题词注释详细页面选择"扩展检索"，然后点击"发送到检索框"，最后点击"检索"执行检索。

（2）阅读疗法高级检索：在高级检索界面的检索框输入"阅读疗法"及其同义词的检索式（阅读疗法 OR 读书疗愈 OR 书目疗法 OR 图书医疗法 OR 图书治疗法 OR 文献治疗 OR 信息疗法），点击"检索"执行检索。

（3）阅读疗法主题检索与高级检索组合检索：在检索历史界面，将"阅读疗法"的主题检索结果与高级检索结果以 OR 的形式组合。

（4）失眠检索：操作方法与阅读疗法的检索操作方法相似，这里不再赘述。

（5）Meta 分析与系统评价或 RCT 检索：操作方法与阅读疗法的检索操作方法相似，这里不再赘述。

（6）阅读疗法、失眠和 Meta 分析与系统评价组配检索：在检索历史界面，将阅读疗法的检索结果与失眠的检索结果，以及 Meta 分析与系统评价或 RCT 的检索结果以 AND 的形式组配。

（五）检索结果处理

1. 检索结果的显示

检索结果界面为文献检索结果的概览页，可设置检出文献的显示格式、显示数量及排序方式，同时可以进行翻页操作和指定页数跳转操作。点击检索结果概览页的文献标题可进入文献细览页，该页显示文献的详细信息，此外还显示其施引文献、共引相关文献、主题相关文献、作者相关文献等。

（1）显示格式（题录，文摘）：其中题录格式显示标题（中文、英文）、作者、作者单位、出处、相关链接；文摘格式显示标题（中文、英文）、作者、作者单位、摘要、出处、关键词、相关链接。

（2）显示数量：提供 3 个选项（20 条、50 条、100 条）。

（3）排序方式：可按入库、年代、作者、期刊、相关度、被引频次排序。

2. 检索结果的聚类分析

提供检索结果的聚类分析包括：主题聚类[依据 2017 年版《中文医学主题词表》（CMeSH）进行，展示二级主题树聚类结果，包含所有下位主题]、学科聚类（依据《中国图书馆分类法·医学专业分类表》进行，展示一级类目聚类结果，包含所有下级类目）、期刊聚类、作者聚类、机构聚类、时间聚类、地区聚类、基金聚类等维度。点击每个维度右侧的"+"，展示其下具体的聚类结果，可勾选一个或多个聚类项进行过滤操作，根据需要对检索结果进行筛选精炼。除时间维度外，各聚类结果均按由多到少排序显示，默认显示前 10，点击"更多…"后显示前 50。

3. 检索结果的分组

为方便查看检索结果，系统支持对检索结果的核心期刊、中华医学会期刊及循证方面文献的分组展示。其中，核心期刊指被《中文核心期刊要目总览》或者《中国科技期刊引证报告》收录的期刊文献；中华医学会期刊指由中华医学会编辑出版的医学期刊文献；循证方面文献则指系统对检索结果进行循证医学方面的策略限定所得文献结果。

4. 检索结果的输出

在检索结果页面，可根据需要选择输出检索结果，包括输出方式、输出范围、保存格式，点击"确定"完成结果输出。输出方式有：SinoMed、NoteExpress、EndNote、RefWorks、NoteFirst；输出范围有：标记记录、全部记录（最多 500 条）、当前页记录、记录号从（ ）到（ ）。

5. 个性化服务

在线注册后便能拥有 SinoMed 的"我的空间"，享有检索策略定制、检索结果保存和订阅、检索内容主动推送及邮件提醒、引文追踪等个性化服务。

（1）我的检索策略。登录"我的空间"后，从检索历史页面，勾选一个或者多个记录，保存为一个检索策略。保存成功后，可以在"我的空间"里对检索策略进行重新检索、导出和删除操作。点击策略名称进入策略详细页面，可对策略内的检索表达式进行"重新检索"、"删除"和"推送到邮箱"的操作。通过策略详细页面的"重新检索"，可以查看不同检索时间之间新增的数据文献。

（2）我的订阅。登录"我的空间"后，从检索历史页面，可以对历史检索表达式进行邮箱订阅。邮箱订阅是指将有更新的检索结果定期推送到用户指定邮箱，可以设置每条检索表达式的推送频率，并可浏览和删除任意记录的邮箱推送服务。

（3）我的数据库。登录"我的空间"后，从检索结果页面，可以把感兴趣的检索结果添加到"我的数据库"。在"我的数据库"中，可以按照标题、作者和标签查找文献，并且可以对每条记录添加标签和备注信息。

（4）引文追踪器。引文追踪器用于对关注的论文的被引情况进行追踪。当有新的论文引用此论文时，用户将收到登录提示和邮件提示。对于单篇文献，在登录"我的空间"后，可以"创建引文追踪器"，并发送到"我的空间"，追踪该文献的最新被引情况。在"我的引文追踪"页面，可以对创建的引文追踪进行"重新检索"和"删除"操作。

（5）我的反馈。登录"我的空间"后，可以在"我的反馈"中提交 SinoMed 使用过程中的相关疑问和需求，由专人定期回复，回复结果可在"我要查看"页面进行查询和浏览。

七、中国知网

（一）简介

中国知网（China National Knowledge Infrastructure，CNKI）是由清华大学、清华同方发起组织实施的中国知识基础设施工程。文献检索涉及学术期刊、学位论文、会议、报纸、年鉴、专利、标准、成果、图书、学术辑刊、法律法规、政府文件、企业标准、科技报告和政府采购等，知识元检索涉及知识问答、百科、词典、手册、工具书、图片、统计数据、指数、方法、概念、知网大学生百科，引文检索涉及中国引文数据库。

1. 学术期刊库

实现中、外文期刊整合检索。其中，中文学术期刊 8 480 余种，含北大核心期刊 1 970 余种，网络首发期刊 2 330 余种，最早回溯至 1915 年，共计 5 970 余万篇全文文献，分为 10 个专辑（基础科学、工程科技Ⅰ、工程科技Ⅱ、农业科技、医药卫生科技、哲学与人文科学、社会科学Ⅰ、社会科学Ⅱ、信息科技、经济与管理科学）；外文学术期刊包括来自 80 个国家及地区 900 余家出版社出版的期刊，共 7.5 万余种，覆盖 JCR 期刊的 96%，Scopus 期刊的 90%，最早回溯至 19 世纪，共计 1.2 亿多篇外文题录，可链接全文。

2. 学位论文库

包括中国博士学位论文全文数据库和中国优秀硕士学位论文全文数据库，是目前国内资源完备、质量上乘、连续动态更新的中国博硕士学位论文全文数据库。本库出版 510 余家博士培养单位的博士学位论文 50 余万篇，790 余家硕士培养单位的硕士学位论文 510 余万篇，最早回溯至 1984 年，覆盖基础科学、工程技术、农业、医学、哲学、人文、社会科学等各个领域。

3. 会议论文库

重点收录 1999 年以来，中国科协系统及国家二级以上的学会、协会，高校、科研院所，政府机关举办的重要会议以及在国内召开的国际会议上发表的文献，部分重点会议文献回溯至 1953 年。目前，已收录国内会议和国际会议论文集 4 万本，文献总量累计 360 余万篇。

（二）检索规则

1. 高级检索

（1）支持使用运算符*、+、-、' '、" "、()进行同一检索项内多个检索词的组合运算，检索框内输入的内容不得超过 120 个字符。

（2）输入运算符*、+、-时，前后要空一个字节，优先级需用英文半角括号确定。

（3）若检索词本身含空格或*、+、-、()、/、%、=等特殊符号，进行多词组合运算时，为避免歧义，须将检索词用英文半角单引号或英文半角双引号引起来。

2. 专业检索

（1）检索字段。提供的检索字段及代码分别是：SU=主题、TI=题名、KY=关键词、AB=摘要、FT=全文、AU=作者、FI=第一责任人、RP=通讯作者、AF=机构、JN=文献来源、RF=参考文献、YE=年、FU=基金、CLC=分类号、SN=ISSN、CN=统一刊号、IB=ISBN、CF=被引频次。

（2）匹配运算符。表 4-2 呈现了匹配运算符的功能及适用字段。

表 4-2　匹配运算符

符号	功能	适用字段
=	= 'str' 表示检索与 str 相等的记录	KY、AU、FI、RP、JN、AF、FU、CLC、SN、CN、IB、CF
	= 'str' 表示包含完整 str 的记录	TI、AB、FT、RF
%	% 'str' 表示包含完整 str 的记录	KY、AU、FI、RP、JN、FU
	% 'str' 表示包含 str 及 str 分词的记录	TI、AB、FT、RF
	% 'str' 表示一致匹配或与前面部分串匹配的记录	CLC

续表

符号	功能	适用字段
%=	%= 'str' 表示相关匹配 str 的记录	SU
	%= 'str' 表示包含完整 str 的记录	CLC、SN、CN、IB

（3）比较运算符。表 4-3 呈现了比较运算符的功能及适用字段。

表 4-3 比较运算符

符号	功能	适用字段
BETWEEN	BETWEEN ('str1', 'str2')表示匹配 str1 与 str2 之间的值	YE
>	大于	
<	小于	YE CF
>=	大于等于	
<=	小于等于	

（4）逻辑运算符与复合运算符。

逻辑运算符适用于字段间的逻辑关系运算（表 4-4），使用 AND、OR、NOT 可以组合多个字段，优先级需用英文半角圆括号 "()" 确定，构建如下的检索式：<字段代码><匹配运算符><检索值><逻辑运算符><字段代码><匹配运算符><检索值>，逻辑运算符 "AND" "OR" "NOT" 前后要有空格。

复合运算符主要用于检索关键字的复合表示，可以表达复杂、高效的检索语句，在一个字段内可以用 "*" "+" "−" 组合多个检索值进行检索，多个复合运算符组合可以用 "()" 来改变运算顺序。

表 4-4 逻辑运算符与复合运算符

逻辑运算符		复合运算符	
符号	功能	符号	功能
AND	逻辑 "与"	*	'str1 * str2'：同时包含 str1 和 str2
OR	逻辑 "或"	+	'str1 + str2'：包含 str1 或包含 str2
NOT	逻辑 "非"	−	'str1 − str2'：包含 str1 但不包含 str2

（5）位置描述符。适用于字段间的逻辑关系运算（表 4-5），"#" "%" "/NEAR N" "/PREV N" "/AFT N" "/SEN N" "/PRG N" 等是单次对单个检索字段中的两个值进行限定的语法，仅限于两个值，不适用连接多个值进行检索，需用一

组英文半角单引号将检索值及其运算符括起。

表 4-5　位置描述符

符号	功能	适用字段
#	'STR1 # STR2'：表示包含 STR1 和 STR2，且 STR1、STR2 在同一句中	
%	'STR1 % STR2'：表示包含 STR1 和 STR2，且 STR1 与 STR2 在同一句中，且 STR1 在 STR2 前面	
/NEAR N	'STR1 /NEAR N STR2'：表示包含 STR1 和 STR2，且 STR1 与 STR2 在同一句中，且相隔不超过 N 个字词	
/PREV N	'STR1 /PREV N STR2'：表示包含 STR1 和 STR2，且 STR1 与 STR2 在同一句中，STR1 在 STR2 前面不超过 N 个字词	TI、AB、FT
/AFT N	'STR1 /AFT N STR2'：表示包含 STR1 和 STR2，且 STR1 与 STR2 在同一句中，STR1 在 STR2 后面且超过 N 个字词	
/SEN N	'STR1 /SEN N STR2'：表示包含 STR1 和 STR2，且 STR1 与 STR2 在同一段中，且这两个词所在句子的序号差不大于 N	
/PRG N	'STR1 /PRG N STR2'：表示包含 STR1 和 STR2，且 STR1 与 STR2 相隔不超过 N 段	
$ N	'STR $ N'：表示所查关键词 STR 最少出现 N 次	

（三）检索方法

通过中国知网主页或镜像站点登录。购买了使用权的单位可免费检索和下载资源。提供快速检索、高级检索、专业检索、引文检索、句子检索和一框式检索等，这里以学术期刊检索为例，主要介绍高级检索、专业检索、二次检索。

1. 高级检索

点击主页的"学术期刊"，进入学术期刊快速检索界面，再点击"高级检索"进入高级检索界面。高级检索支持多字段逻辑组合，并可通过选择精确或模糊的匹配方式、检索控制等方法完成较复杂的检索，得到符合需求的检索结果。但多字段组合检索的运算优先级，按从上到下的顺序依次进行。

（1）选择文献分类目录，可"全选"，也可选一个或几个学科领域。

（2）输入检索条件，①选择检索字段：可以选择主题或篇关摘。②输入检索词：在相应检索框内输入检索词，并选择该检索词的匹配方式（精确或模糊）。当检索条件有多个时，可以根据检索条件增加或减少检索行。点击"+"增加检索行；点击"−"减少检索行，最多可以增加到 10 行。③合理选择检索条件之间的逻辑关系（AND、OR 或 NOT）进行组合检索。它们的优先级相同，即按先后顺序进行组合。

（3）设置其他检索条件，包括①限制包含资讯、网络首发、增强出版、基金文献、中英文扩展或同义词扩展；②设置时间范围：出版年度（起始年—结束年）、更新时间（不限、最近一周、最近一月、最近半年、最近一年、今年迄今或上一年度）、期；③来源类别：全部期刊、SCI 来源期刊、EI 来源期刊、北大核心、CSSCI、CSCD 等。

（4）添加完所有检索条件后，点击"检索"按钮执行检索。

2. 专业检索

专业检索使用逻辑运算符和关键词构造检索式进行检索，用于图书情报专业人员查新、信息分析等工作。点击高级检索界面的"专业检索"进入专业检索界面。

专业检索与高级检索相比，选择文献分类目录、设置其他检索条件和执行检索步骤完全相同，重点是构造检索表达式。①用专业检索语法表中的运算符构造表达式，检索字段的代码检索规则是，同一个检索字段可以有几个检索词，它们之间用*、+、-连接；②多个检索项的检索表达式可使用"AND""OR""NOT"逻辑运算符进行组合，且三种逻辑运算符的优先级相同，可用英文半角圆括号"()"改变组合顺序；③所有符号和英文字母，都必须使用英文半角字符；④逻辑运算符前后要空一个字节。

3. 二次检索

在当前检索结果内进行的检索，主要作用是进一步精选文献。当检索结果太多，想从中精选出一部分时，可使用二次检索。检索词输入与其他检索条件设置与高级检索或专业检索完全相同，添加完所有检索项后，点击"结果中检索"进行检索。

（四）检索结果处理

1. 检索条件显示

检索结果区左上方显示检索范围和检索条件，并提供查看检索历史、检索表达式的定制功能。

2. 主题定制

登录个人账号，点击"主题定制"，定制当前的检索表达式至我的 CNKI，可了解所关注领域的最新成果及进展。

3. 检索历史

点击"检索历史"，可查看检索历史，未登录个人账号的情况下可查看最近的 10 条记录。在检索历史页点击检索条件，可直接查看检索结果。

4. 分组筛选

检索结果区左侧为分组筛选区，提供多层面的筛选角度，并支持主题、学科、发表年度、研究层次、期刊、来源类别、作者、机构和基金等组合筛选，以快速、精准地从检索结果中筛选出所需的优质文献。默认展开前两个分组项的部分分组内容，点击分组标签上的下拉箭头，展开分组项。勾选分组条件后执行筛选，再次点击分组条件后清除筛选。

（1）分组项细化。

研究层次细化为科技、社科，依据知识服务对象划分，可以根据研究领域筛选文献；主题分组细化为主要主题、次要主题，依据某主题词在文献中所占的分量划分；作者、机构分组细化为中国、国外，分别指中文文献的作者/机构和外文文献的作者/机构。

（2）分组内容排序。

作者分组按作者 h 指数降序排列，将 h 指数高的作者排在前面，作为筛选权威性文献的参考；期刊分组将中、外文期刊统一按 CI 指数降序排列，便于按照期刊质量筛选文献。

（3）分组可视化。

除科技、社科分组外，各分组项提供可视化分析功能，直观反映检索结果某个分组类别的文献分布情况。

5. 排序

提供相关度、发表时间、被引、下载和综合排序，可根据需要选择相应的排序方式。默认按相关度降序排序，将最相关的文献排在前面。

6. 显示数量与模式

（1）显示数量：提供 3 个选项（10 条、20 条、50 条）。

（2）显示模式（列表模式、详情模式）：其中列表模式显示篇名、作者、刊名、发表时间、被引、下载和操作（下载、在线阅读、收藏、引用）；详情模式显示篇名、作者、作者单位、刊名、发表时间、下载、摘要、关键词、被引、HTML阅读、收藏、引用。

7. 文献下载与分析

（1）题录下载。在检索结果界面，首先在全选前的□或题名前的□里打"√"，选择输出的题录，最多选择 500 条，接着在"导出与分析"下拉菜单中点击"导出文献"，选择文献导出格式[GB/T7714-2015 格式引文、知网研学（原 E-Study）、CAJ-CD 格式引文、MLA 格式引文、APA 格式引文、查新（引文格式）、查新（自定义引文格式）、RefWorks、EndNote、NoteExpress、NoteFirst 和自定义]，然后在弹出的窗口中选择导出题录的排序方式（按发表时间或被引频次），最后点击"导出"按钮完成题录下载。

点击"导出/参考文献"，进入文献输出页面，选择所需文献导出格式[CAJ-CD格式引文、查新（引文格式）、查新（自定义引文格式）、CNKI E-Study、CNKI桌面版个人数字图书馆、RefWorks、EndNote、NoteExpress、NoteFirst、自定义]，然后可"导出"TXT 文本格式、复制到剪贴板、打印、导出 XLS 格式、导出 DOC格式或生成检索报告。

（2）全文下载。可以批量下载和单篇下载。若要实施批量下载，首先需要安装最新版"知网研学"客户端（5.2 及以上版本），接着在检索结果界面选择预下载文献，然后点击上方"批量下载"将 es6 文件下载到本地，双击 es6 文件导入客户端。注意批量勾选的文献可能存在未收录全文而无法下载的情况。单篇下载，可以点击预下载文献篇名后的下载键执行下载，也可以点击文献篇名加入该文献知网节，点击"CAJ 下载"或"PDF 下载"，完成相应格式全文下载。

（3）文献分析。在检索结果界面"导出与分析"下拉菜单中选择"已选结果分析"或"全部检索结果分析"。①已选结果分析的结果呈现：指标（文献数、总参考数、总被引数、总下载数、篇均参考数、篇均被引数、篇均下载数、下载被引比）、总体趋势、关系网络（文献互引网络、关键词共现网络、作者合作网络）和分布（资源类型、学科、来源、基金）。②全部检索结果分析的结果呈现：总体趋势、分布（主要主题、次要主题、学科、研究层次、期刊、来源类别、作者、机构、基金）和比较分析（点击任意分布中柱状图中的柱形或饼状图中的扇区，添加该项分组数据作为比较项）。

8. 知网节

在检索结果页面上点击每一篇文献的题名，进入当前篇名文献的知网节页面。知网节主要包括文献知网节、作者知网节、机构知网节、学科知网节、基金知网节、关键词知网节、出版物知网节。

以文献知网节做展示。

文献知网节入口：检索结果>文献列表的题名，即凡是出现文献题名的地方，只要有文献题名的链接，点击文献题名即进入文献知网节。

（1）基本信息。

学术期刊、学术辑刊、会议、学位论文文献知网节的页面为三栏结构，从左到右分别为题录摘要信息、文章目录和文内图片、引证文献。文章目录和引证文献可以收起或者展开，无内容时两侧默认收起。其他单库产品的知网节为单栏结构。

题录摘要信息：文献知网节的基本信息主要包括篇名、作者、机构、摘要、关键词、DOI、基金、专辑、专题、分类号、下载频次、文献来源、文章目录、文内图片、引证文献等。单击以上信息链接，进入对应标签的知网节。不同单库产品的知网节包含的知识节点信息不同。

文章目录和文内图片：文章目录和文内图片在左侧显示。文章目录指文内小标题或篇章目录，有助于用户了解文章结构及内容体系、掌握文章的概略信息或辅以判断文献全文的阅读价值。文内图片显示 6 张文内的图片缩略图，点击图片可查看该图片详情；当图片超过 6 张时，点击"更多"可以跳转到图片库对应的文献来查看该文献的全部图片。

引证文献：引证文献在右侧显示。突出显示节点文献的总被引频次，并以第一作者 h 指数为序，从高到低选择 10 条引证文献进行展示，展示内容为引证文献作者名称及第一作者 h 指数，点击作者可以打开相应文章的知网节，点击引证文献列表下方的"更多"，可以跳转到节点文献"知识网络"部分的引证文献。引证文献指的是引用本文的文献，代表了这篇文章研究工作的继续、应用、发展或者评价。引证文献是衡量学术著作影响大小的重要因素，文献被引证的次数越多，一定程度上反映文献越有价值；文献被更多高 h 指数的作者引用，也一定程度上反映了文献的权威性。引证文献及引用者信息是读者判断文章价值的参考依据。

（2）下载与阅读。

CAJ 下载：用户登录后，可以下载到本地，使用 CAJViewer 阅读器查看文献。

PDF 下载：用户登录后，可以将 PDF 格式的文献下载到本地。

HTML 阅读：用户登录后，可以在线阅读 HTML 全文。适用期刊、报纸、会议。

手机阅读：用户可以下载全球学术快报并扫描文献的二维码，可以在移动端打开文献，对文献进行下载、引用和阅读。

（3）节点文献操作。

点击文献中的引用，可以弹出三种引用格式，默认选中 GB/T7714-2015 格式，可以复制，点击更多引用格式进入文献管理中心；个人账号中点击创建引文跟踪可以创建引文跟踪，再次点击图标可以进入个人书房中的引文跟踪；个人账号中点击收藏可以收藏文献，再次点击图标可以进入个人书房；点击分享，可以复制链接或者分享到微信和微博。

（4）主题脉络。

文献主题脉络图以节点文献为中心，图示化节点文献相关主题内容的研究起点、研究来源、研究分支和研究去脉。

文献主题脉络图显示节点文献的主题词，最多可以显示 9 个。研究起点是二级参考文献的主题词，研究来源是参考文献的主题词，研究分支是引证文献的主题词，研究去脉是二级引证文献的主题词，均按主题词出现频次由多到少遴选，最多显示 10 条。将鼠标移入主题词，可以显示出该主题词来源文献的篇名，点击篇名，链接到该篇文献的知网节页面。

（5）引文网络。

引文网络部分包括：参考文献、二级参考文献、引证文献、二级引证文献、共引文献、同被引文献。各类文献的含义：参考文献反映本文研究工作的背景和依据；二级参考文献是本文参考文献的参考文献，进一步反映本文研究工作的背景和依据；引证文献是引用本文的文献，反映出本文研究工作的继续、应用、发展或评价；二级引证文献是本文引证文献的引证文献，更进一步反映本文研究的继续、发展或评价；共引文献是与本文有相同参考文献的文献，与本文有共同研究背景或依据；同被引文献是与本文同时被作为参考文献引用的文献。每种文献的数量标示在标题后面，用括号括起来，如：参考文献（13）。点击引文网络图中的引文类型，如参考文献，该类文献将在图表下面显示出来。涉及的数据库有中国学术期刊网络出版总库、中国优秀硕士学位论文全库、Springer 期刊数据库和外文题录数据库等。

（6）相关文献推荐。

相似文献：根据协同过滤算法，推荐与本文内容相似的文献。

读者推荐：根据相关日志记录数据，推荐其他读者下载的文献。

关联作者：关联作者列出的参考文献以及引证文献的作者。

相关基金文献。

八、其他数据库

（一）中国社会科学引文数据库

1. 简介

中国社会科学引文数据库（Chinese Social Sciences Citation Index，CSSCI）由南京大学中国社会科学研究评价中心开发，用于检索中文人文社会科学领域的学术论文收录和被引用情况，属于国家、教育部重点课题攻关项目。CSSCI 访问网址为 http://www.cssci.com.cn/index.html，可以使用用户名登录、包库登录、IP 控制登录等。

2. 数据库检索

CSSCI 默认界面为基本检索。主要提供的检索途径包括来源文献检索和被引文献检索以及期刊导航。利用 CSSCI 可以检索到所有 CSSCI 来源期刊的收录（来源文献）和被引情况。

CSSCI 还提供高级检索。高级检索包括三种检索途径：来源文献检索、被引文献检索和来源期刊导航。用户可按照不同检索途径提供的检索入口、逻辑运算符、精确检索及限定检索等功能进行检索。

（1）来源文献检索，提供多个检索入口，包括篇名、作者、作者所在地区/机构、刊名、关键词、文献分类号、学科类别、学位类别、基金类别及项目、期刊年代卷期等。

检索示例：检索兰州大学在 2017 年发表的文献。检索步骤为：在来源文献界面下，点击"高级检索"；在打开的页面中选择"作者机构"，并在其后的输入框中输入"兰州大学"；在"发文年代"中输入"2017"；点击"检索"，即可查看检索结果。

在检索结果界面，用户可以按照年代、篇名和作者对结果进行升序或降序的排序，也可通过页面中的精炼检索对检索结果进行类型、学科、期刊和年代的过滤显示。

（2）被引文献检索，提供多个检索入口，包括被引文献、作者、篇名、刊名、出版年代、被引文献细节等。

来源文献检索和被引文献检索可以按需进行优化检索：精确检索、模糊检索、逻辑检索、二次检索等。

（3）来源期刊导航，中国社会科学引文数据库同时提供给用户来源期刊、扩展版来源期刊和收录集刊三种分类库，通过不同的子库可以直接浏览 25 大类学科下的期刊内容。

3. 检索结果处理和个性化服务

（1）检索结果处理。

CSSCI 支持检索结果按不同检索途径进行发文信息或被引信息的分析统计，并支持文本信息下载。对检索结果的处理提供结果浏览、二次检索、标记记录等功能，还可以对检索结果进行显示和打印。

（2）个性化服务。

已购买 CSSCI 服务的集团用户，点"注册"，可进行个性化账号设置。设置完毕后，登录个人账号，可在"我的收藏"中进行个性检索信息的保存。

（二）维普网

1. 简介

中文科技期刊数据库（全文版）（China Science and Technology Journal Database，CSTJ）是重庆维普资讯有限公司推出的一个功能强大的中文科技期刊检索系统。收录 1989 年至今 12 000 余种期刊。涵盖社会科学、自然科学、工程技术、农业科学、医药卫生、经济管理、教育科学、图书情报 8 大专辑 28 个专题。

2. 检索方法

提供基本检索、传统检索、高级检索和期刊导航 4 种检索途径。这里只介绍高级检索。点击主页"高级检索"按钮进入高级检索界面，有高级检索和检索式检索两种检索方式。

（1）高级检索。

可重复选择检索字段，输入检索词以增加多个检索条件。但多个检索条件之间要加上正确的逻辑关系（与、或、非）。时间、更新时间、专业限制和期刊范围这些检索条件与前面类似，查看同义词、同名/合著作者这两项与传统检索中的功能相同，这里不再赘述。此外，高级检索的向导式检索还提供了一些特殊功能按钮。

查看分类表：点击查看分类表，会弹出分类表页，操作方法同分类检索。此项检索内容仅对分类号有效。

查看相关机构：输入机构名，即可显示以该机构为主办（管）机构的所属期刊社列表。勾选数据最多不超过 5 个，且仅对机构字段有效。

（2）检索式检索。

在检索框中直接输入逻辑运算符、字段标识符和检索词以构成检索式，点击"检索"按钮完成检索。

实现这种检索最主要的是要了解检索式的构成，页面上有检索式构成的范例，仅含单项检索字段的检索式的构成为"检索字段代码=检索词"（表4-6）。如果检索字段为题名或关键词，检索词为"一带一路"，可在检索文本框中直接输入（如 M=一带一路）。如果检索项有多个，几个检索项之间需要用与、或、非（表4-7）进行连接。如检索题名或关键词为"一带一路"，且机构是"兰州大学"，可在检索文本框中输入"M=一带一路*S=兰州大学"进行检索。当然，检索式可以通过括号"()"来改变优先级。

表 4-6　检索字段代码对照表

代码	字段	代码	字段	代码	字段
U	任意字段	S	机构	L	栏目信息
M	题名或关键词	J	刊名	I	基金资助
K	关键词	F	第一作者	Z	作者简介
A	作者	T	题名	Y	参考文献
C	分类号	R	文摘		

注：其中 Y 参考文献、L 栏目信息在快速检索的检索入口选择项中没有，但是在传统检索中有

表 4-7 逻辑运算符

逻辑运算符	*	+	−
代表意义	与、and	或、or	非、not

直接输入检索式的检索方式功能强大，适合复杂检索，且用户要了解检索式的构造规则，因此适合专业的图书馆工作人员。

3. 检索结果处理

（1）显示。检索结果默认显示方式为"概要显示"，其内容包括：题名、作者、出处（刊名、出版年、期）和摘要。点击题名进入"全记录显示"，其内容包括：题名、作者、机构地区、出处（刊名、出版年、期）、摘要、关键词和分类号。对于检索结果中的文章，可逐页翻阅，也可用跳转功能跳转至需要阅读的页面。

（2）下载。①题录保存。题录保存的操作步骤：选择题录（全选、单选、多选）→点击"导出与分析"→选择"导出文献"→选择导出格式[GB/T7714-2015格式引文、知网研学（原 E-Study）、CAJ-CD 格式引文、MLA 格式引文、APA格式引文、查新（引文格式）、查新（自定义引文格式）、RefWorks、EndNote、NoteExpress、NoteFirst 和自定义]→选择导出方式（预览、批量下载、导出、复制到剪贴板、打印、XLS 和 DOC）完成题录保存。②全文下载。在检索结果"概要显示"页面，点击文献题名下的"下载 PDF"按钮下载全文，点击"在线阅读"按钮可阅读全文。

（三）万方数据知识服务平台

1. 简介

万方数据知识服务平台（Wanfang Data Knowledge Service Platform）是由中国科技信息研究所万方数据股份有限公司于 1992 年推出的数据资源系统。目前平台出版的资源总量超过 2 亿条，全面覆盖各学科、各行业，汇集期刊、学位论文、会议论文、科技成果、专利技术、中外标准、政策法规、各类科技文献、机构和名人等近百个数据库。其中，中国学术期刊数据库（China Science Periodical Database, CSPD）是万方数据知识服务平台的重要组成部分，收录始于 1998 年，包含 8 000 余种期刊，其中包含北京大学、中国科学技术信息研究所、中国科学院文献情报中心、南京大学、中国社会科学院历年收录的核心期刊 3 300 余种，年增 300 万篇，每天更新，涵盖自然科学、工程技术、医药卫生、农业科学、哲学政法、社会科学、科教文艺等各个学科。

2. 数据库检索

（1）快速检索。

主页提供的检索框即为万方数据知识服务平台的快速检索入口，系统默认的检索范围为学术论文（包括期刊、学位、会议、外文文献等多个数据库），也可以通过选择检索框上的期刊、学位、会议、外文文献、学者、专利、标准、成果、图书、法规、机构、专家等选项切换到单库检索模式。

（2）高级检索。

点击主页的"高级检索"进入高级检索界面，系统默认为三个检索框，可通过单击"+""-"图标来增加或减少检索框的数量，每个检索框都可通过下拉菜单选择检索字段，并可选择模糊和精确两种匹配模式，字段间可选择"与""或""非"三种逻辑关系。

（3）专业检索。

点击"专业检索"进入专业检索界面，用户可按照快速检索中 PQ 表达式的语法规则自行输入检索式，也可通过页面中的"可检索字段"功能提供的帮助构建检索式来进行检索。

在高级检索和专业检索模式下，用户都可以设定检索的时间范围；利用"推荐检索词"功能，通过输入与课题相关的文本为用户推荐检索词；还可以浏览和导出检索历史。

3. 检索结果处理

（1）显示。检索结果默认显示方式为"概要显示"，其内容包括：题名、作者、出处（刊名、出版年、期）和摘要。点击题名进入"全记录显示"，其内容包括：题名、作者、机构地区、出处（刊名、出版年、期）、摘要、关键词和分类号。对于检索结果中的文章，可逐页翻阅，也可用跳转功能跳转至需要阅读的页面。

（2）下载。①题录保存。题录保存的操作步骤是：选择题录（全选、单选、多选）→点击"已选择数字条"→进入"选中题录导出"页面→选择导出格式（参考文献、查新格式、NoteExpress、RefWorks、NoteFirst、EndNote、BibTeX 和自定义格式）→选择导出方式（复制、导出 TXT、导出 XLS 和导出 DOC）完成题录保存。②全文下载。在检索结果"概要显示"页面，点击文献题名下的"下载"按钮，或在全记录显示界面，点击"下载"按钮下载全文。

（四）其他

1. CINAHL

护理学及医疗相关文献累计索引（Cumulative Index to Nursing and Allied

Health Literature，CINAHL）是护理领域应用最为广泛的数据库。该数据库专门为护理人员和相关专业人员设计，是护理研究领域中不可或缺的信息资源。CINAHL 收录了全球英文护理专业期刊，以及卫生健康、心理学、行为科学、非传统医学等其他健康相关领域的文献，共计 3 800 多种期刊。此外，CINAHL 还包括护理主题的学位论文、精选的护理学及相关的书籍、会议记录、教学软件与试听资料等。CINAHL 目前有 4 种版本，即 CINAHL（基本版）、CINAHL Plus（进阶版）、CINAHL with Full Text（全文版）及 CINAHL Plus with Full Text（全文进阶版）。

2. PsycINFO

PsycINFO 是世界著名的心理学文摘数据库，由美国心理学会（American Psychological Association，APA）出版。PsycINFO 除了提供心理学相关文献信息外，收录范围还包括与心理学相关的其他领域，如护理、教育、神经病学及社会工作等。对 PsycINFO 的检索可通过 APA 官方网站查询系统进行，也可通过检索收录 PsycINFO 的综合数据库实现，如 EBSCO、ProQuest、OVID 等。目前 PsycINFO 收录超过 4 000 000 条记录，其中 80%的记录为发表于 2 500 多本国际学术期刊上的论文；此外还包括学位论文、相关英文图书和图书有关章节等。PsycINFO 每周更新，最早的记录可追溯到 1597 年。

第五章　循证艺术疗法证据的分类、分级与推荐

选择艺术疗法进行最终决策时，一方面需要当前可得的最佳证据，另一方面需要充分考虑对象的意愿和价值观，综合权衡利弊后做出最适决策。对于用于决策的证据，有必要对其进行分类，同时对其强度进行分级。证据分级能够使证据使用者了解证据的适用范围，从而正确地使用证据。

第一节　循证艺术疗法证据的分类

不同人群对证据的需求不同，对同一证据的理解也不同。证据分类的主要目的是更好地推广和使用证据，分类的主要依据是各类证据应互不交叠①。

一、按研究方法分类

1. 原始研究证据

原始研究证据是对直接在患者中进行的有关艺术疗法研究所获得的第一手数据，进行统计学处理、分析、总结后得出的结论。主要包括 RCT、交叉试验、队列研究、前后对照研究、病例对照研究、非传统病例对照研究、横断面调查设计、非随机同期对照试验及叙述性研究等。

2. 二次研究证据

二次研究证据是尽可能全面地收集某一问题的全部原始艺术疗法的研究证据后，对其进行严格评价、整合处理、分析总结后所得出的综合结论，是对多个原始艺术疗法研究证据再加工后得到的更高层次的证据。二次研究证据主要包括系统评价和临床实践指南等。

二、按使用对象分类

立足使用者的角度，可将证据分为政策制定者、研究人员、卫生保健提供者

① 陈耀龙. GRADE 在系统评价和实践指南中的应用[M]. 北京：中国协和医科大学出版社，2021.

与普通用户四种类型（表5-1）。

表 5-1　使用者的角度的证据分类

类型	政策制定者	研究人员	卫生保健提供者	普通用户
代表人群	政府官员、机构负责人、团体领袖等	临床和教学研究者等	临床医生、护士、医学技术人员等	普通民众，包括患病人群和健康人群
证据呈现形式	法律、法规、报告或数据库	文献或数据库	指南、摘要、手册或数据库	电视、广播、网络、报纸等大众媒体或数据库
证据特点	简明概括、条理清晰	详尽细致、全面系统	方便快捷、针对性强	形象生动、通俗易懂
证据要素	关注宏观层面，侧重国计民生，解决复杂的重大问题	关注中观层面，侧重科学探索，解决研究问题	关注中观层面，侧重实际应用，解决专业问题	关注微观层面，侧重个人保健，解决自身问题

三、按获得渠道分类

根据获得渠道的不同将临床研究证据分为公开发表的艺术疗法研究证据、灰色文献、在研艺术疗法研究证据和网上信息。

公开发表的艺术疗法研究证据是指公开发表在杂志上的艺术疗法研究证据，包括原始研究证据和二次研究证据；灰色文献指已完成但未公开发表的艺术疗法研究证据，通常以会议论文和内部资料的形式交流；在研艺术疗法研究证据指正在进行的原始临床研究和二次研究证据、正在进行的系统评价和临床实践指南；网上信息是指各种医学组织和机构在网上建立与发布的各种原始研究证据和二次研究证据数据库。

第二节　循证艺术疗法证据质量与推荐强度的分级

一、证据质量与推荐强度的演进

证据质量（quality of evidence）衡量的是研究的内在真实性或可信性，即研究结果和结论能够正确预测真实情况的程度，推荐强度（strength of recommendation）是建议采用一项医学干预措施的推荐力度，其立足点是遵守推荐意见时利大于弊的把握度。在医学领域，"利"是指健康获益，如降低发病率、死亡率和提高生活质量等，"弊"是指与"利"相反的结果，如增加发病率、死亡率和降低生活质量等。

证据质量与推荐强度分级方法的发展主要经历了三个阶段。

第一阶段单纯以研究设计为基础进行判断，以 RCT 为最高质量证据，主要代表有加拿大定期体检特别工作组（Canadian Task Force on the Periodic Health Examination，CTFPHE）的标准和美国纽约州立大学下州医学中心推出的"证据金字塔"，其优点在于简洁明了，可操作性强，可重复性强。但存在的主要问题在于分级依据过于简易和片面，结论可信度较低，仅用于防治领域。

第二阶段在研究设计的基础上额外考虑了精确性、一致性以及特殊的偏倚，以 RCT 系统评价作为最高级别的证据，主要代表有英国牛津大学循证医学中心推出的标准。该标准还建议，证据评估应按照不同的研究问题分别进行。常见研究问题包括治疗、预防、病因、危害、预后、诊断、经济学评价七个方面。这样就使得证据质量的评估更具针对性和适应性，结论更加可靠。牛津大学的证据质量评估工具一度成为循证医学教学和循证临床实践中公认的经典标准，也是循证教科书和循证指南使用最为广泛的标准之一。但由于其级数太多（大小共 10 级），将证据质量和推荐强度直接对应（高质量证据对应强推荐，低质量证据对应弱推荐），且未充分考虑比较的间接性、发表偏倚和观察性研究的升级等问题，所以仍然存在理论和实践方面的问题。

第三阶段开始于 2000 年，针对当前证据质量与推荐强度分级存在的不足，来自世界卫生组织在内的 19 个国家和国际组织的 60 多名循证医学专家、指南制定专家、医务工作者和期刊编辑等，共同创建了推荐分级的评估、制订与评价（Grading of Recommendations，Assessment，Development and Evaluations，GRADE）工作组，旨在通力协作，遵循证据，制定出国际统一的证据质量和推荐强度分级系统。该系统于 2004 年正式推出。由于其方法科学、程序严密、过程透明等，目前已经被包括世界卫生组织和 Cochrane 协作网在内的 90 多个国际组织、协会和学会采纳。

相对之前的众多标准，GRADE 方法的特点主要体现在以下几个方面：由一个具有广泛代表性的国际指南制定小组制定；明确界定了证据质量和推荐强度及其区别；明确指出对证据质量的评估是对报告了重要临床结局指标的证据体的评估，而非对一个系统评价或临床试验质量的评估；对不同级别证据的升级与降级有明确、统一的标准；从证据到推荐的过程全部公开透明；明确承认价值观和意愿在推荐中的作用；就推荐意见的强弱，分别从临床医生、患者、政策制定者的角度作了明确、实用的诠释；适用于制作系统评价、卫生技术评估及医学实践指南。

二、GRADE 证据分级系统的基本概念和原理①

GRADE 首次清楚阐述了证据质量和推荐强度的定义，将证据质量分为高、中、低、极低四个等级，推荐强度分为强、弱两个等级，具体描述见表 5-2。

表 5-2 证据质量与推荐强度分级

分级		具体描述
证据质量分级	高（A）	对观察值非常有把握：观察值接近真实值
	中（B）	对观察值有中等把握：观察值有可能接近真实值，但也有可能差别很大
	低（C）	对观察值的把握有限：观察值可能与真实值有很大差别
	极低（D）	对观察值几乎没有把握：观察值与真实值可能有极大差别
推荐强度分级	强（1）	明确显示干预措施利大于弊或弊大于利
	弱（2）	利弊不确定或无论质量高低的证据均显示利弊相当

与此前的分级系统一样，GRADE 对证据质量的判断始于研究设计。一般情况下，没有严重缺陷的 RCT 的证据起始质量为高（即 A 级），但有五个因素可降低其质量。没有突出优势的观察性研究的证据起始质量为低（即 C 级），但有三个因素可提升其质量。

（一）降低证据等级的五个因素

1. 研究设计和实施方面的缺陷

（1）RCT 设计和实施方面的缺陷。详见第八章相关内容。

（2）观察性研究设计方面的缺陷。①不能制定和应用适当的标准（对照人群的纳入）：如配对不足或过度配对的病例对照研究，从不同人群纳入暴露人群和非暴露人群的队列研究；②测量暴露和结果的缺陷：暴露测量的差异，如病例对照研究中的回忆偏倚，队列研究中暴露与非暴露的不同测量方法；③不能恰当地控制混杂因素：如不能准确地测量所有已知的预后因素，不能与预后因素匹配和（或）不能在统计分析中校正；④不完整的或不充分的短期随访。

一般而言，RCT 质量优于观察性研究，严格的观察性研究优于非对照研究。没有严重缺陷的 RCT 的证据为高质量证据；没有严重缺陷的观察性研究的证据为低质量证据。没有重要缺陷的非 RCT 如半随机对照试验也可提供高质量证据，但应降低证据级别。病例系列和病例报告为观察性研究，其质量级别可从低至极低。对专家意见不进行证据分级。

---

① 陈耀龙. GRADE 在系统评价和实践指南中的应用[M]. 兰州：兰州大学出版社，2021.

（3）用 GRADE 工具评估证据质量。①设计方面没有任何缺陷则选择 "no"；②设计方面有严重缺陷则选择 "serious"，使证据质量降低 1 级；③设计方面有十分严重的缺陷则选择 "very serious"，使证据质量降低 2 级。

其中，偏倚风险低表示 "没有严重缺陷"；偏倚风险不清楚表示 "没有严重缺陷" 或 "有严重缺陷"；偏倚风险高表示 "严重缺陷" 或 "非常严重缺陷"。

2. 结果不一致性

结果不一致性表示各研究结果之间有不可解释的异质性。各研究间的疗效存在很大差异提示治疗效果确有真正的不同。当存在异质性时，研究者无法进行合理的解释，其证据质量按照结果不一致性的大小应该降低 1~2 级。

结果不一致性可能来自：人群差异，如在较轻患者中药物可能有较大的相关疗效，而在较重患者中疗效较差；干预措施差异，如较大的剂量可获得较大的疗效；结果差异，如治疗效果随时间降低。

用 GRADE 工具评估质量：①没有任何结果不一致，选 "no"；②有严重结果不一致，选 "serious"，使证据质量降 1 级；③有很严重的结果不一致，选 "very serious"，使证据质量降 2 级。

3. 间接证据

间接证据有两种类型。①间接比较：艺术疗法 A 不能与艺术疗法 B 进行比较，但 A 可与 C 相比，B 可与 C 相比，通过 A 与 C 的比较推测 A 与 B 比较的结果。这样的证据级别低于 A 与 B 直接比较获得的证据；②证据由指南制定委员会或系统评价作者提供，而不是直接从人群、干预措施、对照或结果中得到。

用 GRADE 工具评估质量：①如果为直接证据，选择 "no"；②如果怀疑证据的直接性，选择 "serious"，使证据质量降 1 级；③如果严重怀疑证据的直接性，选择 "very serious"，使证据质量降 2 级。

4. 不精确性（随机误差）

当试验纳入较少受试者和较少事件时，效应量可信区间较宽，结果精确度低。系统评价与指南对不精确性对证据影响的评估有差异。

（1）系统评价。

系统评价中，证据质量的评估显示了研究者对于效应量估计的信任度，且需分别评估每一个测量指标。

对于二分类变量：①累积样本量小于理想信息量（optimal information size, OIS），或事件发生总数低于 300（拇指定则阈值），不应降低证据质量的级别。②合并效应量或其他最佳估计效应量的 95%CI 或其他评估精确度的指标包括无效、明显获益或明显损害。GRADE 建议明显获益或明显损害的 RRR 或相对危险度增加（relative risk increase, RRI）的阈值应大于 25%。如当事件发生率很低时，相对效应量的 95%CI 可能很宽，但绝对效应量的 95%CI 可能很窄。这时不应降低证据质量的级别。

对于连续性变量：①累积样本少于理想信息量和（或）总人数低于 400（拇指定则；使用常用的 α 和 β 值，效应量的 0.2SD，小效应量），应降低证据质量级别。②对于获益或损害，95%CI 包括无效和最小重要差（minimal important difference，MID）的上限或下限。如果 MID 未知或使用不同结果测量指标需要计算效应量大小，95%CI 上限或下限跨越两侧，效应量为 0.5，也应降低证据质量级别。

（2）指南。

在指南的制定中，主要评估效应量是否适合支持特定的决策，综合考虑所有测量指标，既要考虑其是否严格，又要考虑其重要性。

对于二分类变量：①合并效应量或最佳效应量估计值的 95%CI 包括无效、上限包括确实有效，表示优于最低效应，从干预措施中能获益；②合并效应量或最佳效应量估计值的 95%CI 不包括无效，但下限跨越阈值下限，表示低于最低效应，则不能推荐此干预措施。

当不推荐一种干预措施时，①合并或最佳估计效应量的 95%CI 包括无效、下限包括有效，表示损害，不能确定从干预措施中获益；②合并或最佳估计效应量的 95%CI 不包括无效，但是上限跨越阈值上限，表示从干预措施中获益，应推荐此干预措施。

对于连续性变量，与系统评价中评估连续性变量证据的标准相同。

（3）用 GRADE 工具评估质量：①如果结果是精确的，选择"no"；②如果存在严重不精确性，选择"serious"，使证据质量降 1 级；③如果存在很严重不精确性，选择"very serious"，使证据质量降 2 级。

5. 发表偏倚

（1）发表偏倚是指在学术研究领域中，阳性结果（即支持研究假设或预期结果的数据）相较于阴性结果（即不支持研究假设或预期结果的数据）更容易被学术期刊接受并发表的现象。发表偏倚的存在可降低证据质量 1~2 级。发表偏倚可通过一些统计学方法进行分析和检测。

（2）用 GRADE 工具评估质量：①如果没有发表偏倚，选择"unlikely"；②如果存在发表偏倚的可能性，选择"likely"，使证据质量降 1 级；③如果存在发表偏倚很高的可能性，选择"very likely"，使证据质量降 2 级。

（二）提高证据质量的三个因素

1. 大效应量

（1）当观察性研究同时满足方法学质量优良、效应估计一致性高的条件时，其证据可信度可进行分级提升。①若两项及以上研究显示方向一致的效应量（RR>2 或 RR<0.5）时，证据质量提高 1 级。②当直接证据显示极端效应量（RR>5 或 RR<0.2），且经严格验证不存在混杂偏倚时，证据质量可提高 2 级。

（2）大效应量评估需遵循分级决策流程。①初筛标准：RR 在 0.5 至 2.0 时，选择"no"，维持原证据等级；RR>2.0 或<0.5 时，进入升级评估。②升级条件：提升 1 级要求，两项独立研究被证实存在一致性效应（I^2<50%），且不存在显著临床异质性；提升 2 级要求，在满足 1 级条件的基础上，达到极端效应量（RR>5 或 RR<0.2），并通过 E 值检验（E>2.0）。

2. 评估全残留混杂偏倚

（1）评估前提与作用机制。

混杂偏倚对效应量的影响具有双向性：可能低估真实效应（如暴露错分导致稀释偏倚）或高估真实效应（如选择偏倚引起虚假关联）。当满足以下条件时，可启动证据质量升级评估。①基础条件：研究证据未因其他偏倚来源（如选择偏倚、测量偏倚）被降级；②排除条件：随机对照试验（RCT）及已降级的观察性研究不参与本项评估。

（2）分级调整决策标准。

①选择"no"的情形（维持原证据等级）：一是残余混杂因素敏感性分析显示 E 值≥2.0（证明观测效应不会被小强度混杂因素解释）；二是无效结果（95%CI 包含 1.0）无法通过偏倚分析模型的合理解释（Bias Index<0.5）。②选择"yes"的情形（证据质量提升 1 级）：一是存在剂量-反应梯度但观测效应被稀释（趋势检验 P<0.05 而点估计不显著）；二是工具变量分析显示校正后效应量较原始值增加≥50%；三是测量偏倚分析表明结局误分类导致效应量衰减（校正后 RR 变化幅度>20%）。

（3）特殊情形处理原则。

当出现以下矛盾现象时，应启动专家论证程序：一是混杂偏倚同时导致证据级别降低与效应量失真；二是无效结果伴随高概率虚假效应形成机制（先验概率>60%）。

3. 量-效关系

存在量-效关系的研究证据可增加证据质量级别。

当 RCT 和观察性研究因任何原因降低证据质量级别时，不评估量-效关系并且选择"no"。只有当观察性研究不因任何原因降低证据质量级别时才评估量-效关系。

如果没有量-效关系证据，选择"no"。

如果有量-效关系证据，选择"yes"，使证据质量提高 1 级。

以上 5 个降低和 3 个提高证据质量等级的因素和证据质量等级的关系总结于表 5-3 中。

表 5-3 证据质量分级

研究类型	证据质量等级
没有缺陷、一致性好、精确、直接结果且没有存在偏倚证据的随机对照试验	高质量证据
存在重要缺陷的随机对照试验	中等质量证据（从高质量降低一个等级）
存在严重缺陷的随机对照试验	低质量证据（从高质量降低两个等级）
存在很严重缺陷且结果存在不一致性的随机对照试验	极低质量证据（从高质量降低三个等级）
真实性可靠且有很大效应量的观察性研究	高质量证据（从低质量提升两个等级）
不会影响真实性并有量-效关系的观察性研究	中等质量证据（从低质量提升一个等级）
不影响真实性的观察性研究	低质量证据
结果的直接性不能肯定的观察性研究、无系统性的观察（病例系列或病例报告）	极低质量证据

对于推荐强度，GRADE 突破了之前将证据质量和推荐强度直接对应的弊端，进一步提出，除了证据质量，资源利用和患者偏好与价值观等证据以外的因素也影响推荐的强度，并将推荐强度的级别减少为两级。对于不同的决策者，推荐强度也有不同的含义（表 5-4）。

表 5-4 GRADE 中推荐强度的含义

类型	决策者	推荐强度的含义
强推荐	患者	几乎所有患者均会接受所推荐的方案；此时若未接受推荐，则应说明
	临床医生	应对几乎所有患者都推荐该方案；此时若未给予推荐，则应说明
	政策制定者	该推荐方案一般会被直接采纳到政策制定中去
弱推荐	患者	多数患者会采纳推荐方案，但仍有不少患者可能因不同的偏好与价值观而不采用
	临床医生	应该认识到不同患者有各自适合的选择，帮助每个患者做出体现他偏好与价值观的决定
	政策制定者	制定政策时需要充分讨论，并需要众多利益相关者参与

三、GRADE 系统应用注意要点

GRADE 分级适用于三个研究领域：系统评价、临床实践指南以及卫生技术评估，且在各自领域的应用不完全相同。对于系统评价，GRADE 仅用于对证据质量分级，不给出推荐意见；对于临床实践指南，需在对证据质量分级的基础上形成推荐意见，并对其推荐强度进行分级；对于卫生技术评估，是否给出推荐意见，取决于评估的目的。在应用 GRADE 系统时，需注意以下几点。

（1）GRADE 的证据质量分级不是对单个临床研究或系统评价的分级，而是针对报告了某个结局指标的证据体的质量分级。这种分级是建立在系统评价的基础上的。即使系统评价最终仅纳入一个研究，但其中报告了不同的结局指标，证据质量分级仍然应针对不同结局指标分别进行。此时，降级的五个因素里面，不一致性不适用，因为只有一个研究，而其他四个降级因素均适用。

（2）对于 RCT 和观察性研究，均可以进行降级，因为其研究设计均可能存在缺陷。对 RCT 应重点考虑降级，且在一般情况下，不考虑升级。因为如果设计无缺陷，本身就是最高级别，无须升级；如果设计有缺陷，则应降级。对于观察性研究，在无降级因素存在的情况下，如果有符合条件的升级因素，则可考虑升级。

（3）对于不精确性和不一致性这两个条目，在指南和系统评价中的含义和用法有所不同。在指南中是否需要在这两个方面降级，取决于其是否能够明确支持或反对指南制定者给出一个一致的推荐意见。

（4）如果结局指标较多，首先应按它们对患者的重要性进行排序，最多纳入7 个指标，并分为 3 个等级：关键结局，如死亡、严重的不良反应等；重要结局，如疼痛缓解、糖化血红蛋白降低等；一般结局，如轻度发热或胃肠道反应等。

（5）当一项干预措施可以同时影响多个结局时，关于该干预措施的总体证据质量则取决于关键结局的证据质量或者它们中证据质量较低的那个。譬如，在抗病毒药物治疗流感的有效性中，病死率和 ICU 患者收治率均被列为至关重要的结局指标，但如果病死率的证据质量为高，ICU 患者收治率的证据质量为中，则总的证据质量为中而非高。主要原因是在考虑结局指标相对重要性的基础上，下结论应保守。如果将该证据质量定为高，则意味着将 ICU 患者收治率这一关键结局的证据质量从中升级为高，夸大了干预的有效性，可能会给出不恰当的推荐意见。

尽管在 GRADE 方法中证据质量的升级和降级都有较为具体、明确的标准，但这并不能确保所有人对同一个证据分级的结果是完全一致的。GRADE 的优势在于提供了一个系统化、结构化和透明化的分级方法，但由于分级人员本身水平的差异以及证据体的复杂程度，对同一个证据体有可能得出不一样的分级结果。研究显示，经过培训的分级人员较未经过培训的，其分级结果更为趋同，两人以上的分级结果相对于一个人的更为客观。

第六章　循证艺术疗法的证据评价

循证艺术疗法证据种类繁多、来源复杂、质量良莠不齐，对它们进行评价，可以让繁忙的医生或证据需求者仅花费少量的时间，就可以从良莠不齐的海量研究证据中查阅到所需要的信息，从而改进临床决策，为患者选择最佳诊疗方案，提高医疗质量。

第一节　证据评价概述

一、循证艺术疗法证据评价的基本要素

循证艺术疗法证据评价的基本要素为被评价证据的内部真实性、临床重要性和适用性。

（1）内部真实性，指从当前研究对象中得到的结果能否准确反映目标/源人群的真实情况。影响内部真实性的主要因素有研究对象的范围和研究实施的环境等。可通过对研究对象的类型、研究的实施环境和干预措施进行限定来改善内部真实性。

（2）临床重要性，指针对不同的临床研究问题，其临床重要性评价指标也有所不同。以干预性研究证据为例，除需呈现每组干预措施相关结局指标外，还应报告该干预措施的效应量及其可信区间以表示估计值的精确度。

（3）适用性，指基于当前研究对象得到的结果能否适用于目标人群以外的其他人群（即外推性）。研究人群与其他人群的特征差异、研究对象类型等因素将影响外部真实性。增加研究对象的异质性可以提高外部真实性。

二、循证艺术疗法证据评价的原则

只有坚持正确的证据评价原则，才能对循证医学证据做出客观和全面的科学评价[1]。评价循证医学证据应坚持以下原则。①证据方法学评价是基础：正确的研究设计方案是保证证据真实性的前提。②证据真实性的评价是重点：证据真实性

---

① 李强. 循证医学：临床证据的产生、评价与利用[M]. 北京：科学出版社，2001.

是证据的生命，是能否采用该证据的基本依据，如果证据不具备真实性，证据的重要性和适用性无从谈起。③评价标准选择要恰当：不同研究设计方案有相应的评价标准，评价标准的选择是否恰当直接影响评价的结果。因此，应根据研究设计类型选择恰当的评价标准。④评价力求全面系统：评价内容至少包括设计、测量与评价，在此基础上，考虑不同研究设计的优点和局限性。⑤正确看待阴性结果：通常阳性结果研究较阴性结果研究更容易被发表，如果阴性结果的研究设计科学、测量严谨、分析客观、结论正确，则该阴性结果同样有意义，其价值不容置疑。因此，在针对某一临床问题的临床证据进行评价时，应注意不要遗漏阴性结果的证据。

三、循证艺术疗法证据评价的步骤

1. 分析艺术疗法证据评价的需求

评价者需要考虑进行艺术疗法证据评价的目的，一种是利用艺术疗法证据进行临床决策，如临床诊断问题的循证实践；另一种是对艺术疗法证据的进一步整合，如系统评价再评价。

2. 收集艺术疗法证据

对于利用艺术疗法证据进行临床决策，选择"6S"模型顶部数据库，在实施检索时更关注检索结果的特异性，而对艺术疗法证据进一步整合时，选择"6S"模型底部数据库，更关注检索结果的敏感性。

3. 筛选艺术疗法证据

初筛艺术疗法证据主要关注证据的真实性和相关性，可以从证据的刊载杂志、生产机构、研究设计和研究结果等方面对其真实性进行初步判断，还可以从艺术疗法证据提供的信息是否为自己或自己的患者关心的问题或临床实践中常见的问题、干预措施或诊断方法是否可行以及能否改变现有医疗实践方面进行判断。

4. 确定艺术疗法证据的类型

当评价者利用艺术疗法证据进行临床决策时，可以考虑临床实践指南、系统评价/Meta分析等，评价的重点是真实性、重要性和实用性，同时可以考虑方法学质量（偏倚风险）和报告质量；当评价者想对艺术疗法证据进一步整合时，可以考虑系统评价/Meta分析、随机对照试验、队列研究和病例对照研究等，评价重点是方法学质量（偏倚风险）和报告质量。因此，在评价艺术疗法证据前应根据其所研究的问题和所采用的研究设计方案准确判定其类型。

5. 评价艺术疗法证据

在实施艺术疗法证据评价之前制订计划书，计划书内容包括艺术疗法证据评价标准和评价标准相关条目的说明，同时进行预试验和培训，最后进行艺术疗法证据评价。

6. 解释和报告评价结果

评价者采取直观、简单的方式呈现评价结果，并对评价结果进行解释。

第二节　主要研究的证据评价

一、随机对照试验

（一）概述

RCT 是采用随机分配方法将合格的研究对象分配到试验组和对照组，然后接受相应的干预措施，在一致的条件下或环境中，同步进行研究和观测试验的效应，并采用客观的效应指标对试验结果进行科学的测量和评价。RCT 能真实、客观地评价干预措施的疗效，被公认为评价预防、治疗和康复措施疗效的"金标准"或"金方案"。

最常见的设计类型为随机平行对照试验，但也有特殊类型：整群随机对照试验（cluster randomized controlled trial，cRCT）和单病例随机对照试验（N-of-1 RCT），cRCT 是将研究对象以群（如社区、家庭、医疗机构）为单位进行随机分配的一种试验设计。很多情况下，医疗卫生干预是在一个群的水平上实施的，如针对社区人群的健康教育、针对医生的指南实施干预等，这种情况下以个体为单位进行随机分组常常难以实施。N-of-1 RCT 是以研究对象自身作为对照，根据疾病特点设置 3 轮或以上的试验，每轮治疗期和对照期常由疗程决定，其顺序由第三方研究人员随机分配，保证研究对象、研究者及结果测量者对分配情况均不知情，在治疗期和对照期研究者严格按照随机分配顺序给予干预措施或另一种干预措施（或安慰剂），每期结束后设置洗脱期来消除该干预措施的残余影响，对结果进行统计分析，评价干预措施疗效，以指导多个个体患者的医疗或护理。

（二）偏倚风险评估

基于 RCT 实施过程和产生偏倚的环节，主要偏倚有：选择偏倚、实施偏倚、不完整资料偏倚、测量偏倚、选择性报告偏倚、其他来源偏倚。选择偏倚产生于将观察对象分配到各组时；实施偏倚产生于提供干预的过程；不完整资料偏倚产生于随访过程；测量偏倚产生于结果测量分析时；选择性报告偏倚产生于研究结果报告时；非以上来源的偏倚则为其他来源偏倚（图 6-1）。上述偏倚均属于系统误差，可通过一定措施予以防止、消除或将其发生的可能性和影响降到最小。RCT 实施过程中各种偏倚产生的环节及其预防措施如下。

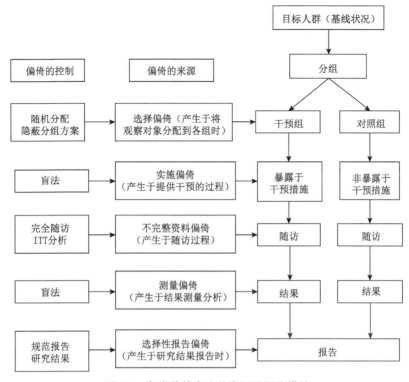

图 6-1　各类偏倚产生的来源及预防措施

1. 选择偏倚

RCT 产生选择偏倚的环节有两个：一是将受试对象分配入组时方法不当，二是分配方案未加隐藏。

分组方法不当所造成的选择偏倚对结果的影响极大，可使结果发生偏差甚至导致歪曲和误导。不当的分组方法往往带有倾向性，使其试验结果倾向于对主观期望有利的方向。因此，在研究设计时预先采用适当的方法防止和消除选择偏倚的发生十分重要。

预防倾向性分组方法所造成的选择偏倚的措施是进行随机化分组。随机化分组是指将研究对象分配入组时不受研究者和被研究者的主观意愿影响，而是根据各种随机方法产生的随机序列决定研究对象接受何种干预措施，使各组受试者除干预措施不同外，其他各种因素包括人类学特征、身体状况、疾病特征等都基本均衡。充分、正确的随机方法一般有随机数字表法和计算机随机法，也可在研究设计阶段采用抛硬币或掷骰子及正确的抽签法。为了进一步保证各组基线的均衡性，按照受试对象中具有不同特征的人群进行分层或区组的随机分组，其具体解释请参见统计学或临床流行病学书籍。

（1）随机抽样和随机分组的区别。随机抽样是指从总体中随机抽取部分样本，总体中所有对象都有相同的机会进入研究，被抽取样本的研究结果可以代表总体的特性。而随机分组是指将有限总体的全部受试对象或经随机抽样抽取的所有样本全部随机分配入组，每个受试对象或样本都有同样的机会（概率）被分配到试验组或对照组，使各种因素在组间达到基本相似。

（2）隐蔽分组。隐蔽分组是指由专人产生随机分组序列，此人不纳入观察对象，并将分组方案对所有参与研究的人员保密，包括干预实施者和受试者。

在避免选择偏倚方面，隐蔽分组相比随机序列的产生更重要。充分的隐蔽分组方法通常有以下几种：①中心（如不知道受试者特点的中心办公室）或药房控制的随机分组；②采用外形完全一样的容器，内置试验药物或对照药物，对其编号或编码，与受试者号码对应；③采用计算机产生的随机序列号，计算机应加密上锁，勿使泄漏；④采用密封不透光的信封，将随机号放入其中，信封外按顺序编码。

2. 实施偏倚

实施偏倚是指除了研究干预措施的差异，提供给各组的干预措施中存在的系统误差，如沾染，即向对照组提供试验的干预措施，或协同干预，即向其中一组提供额外关照。为了防止实施偏倚，有效的做法是标化治疗方案，对受试者和提供治疗干预的人员均实施盲法，即受试者和治疗人员都不知道受试者接受的是何种干预措施。研究发现，若不采用盲法，实施偏倚可高估疗效 17% 左右。

受试者、干预实施者、结果测量者三个环节都可施盲，其中两个环节施盲为双盲，三个环节均施盲则为三盲；在三盲的基础上再加上对统计分析人员的施盲则为四盲。

在什么环节施盲应根据研究特点决定，如观察环孢菌素（Cyclosporine）与他克莫司（Tacrolimus）两种免疫抑制剂对肾移植术后抗排斥反应效果的研究，受试者、干预实施者、结果测量者知道受试者用何种药后产生的主观意识并不影响排斥反应的发生和观察。因此，这类研究就不应将是否实施盲法作为偏倚风险的评价标准。另外，如测量指标为病死率或生存率，实施盲法亦无必要。

3. 不完整资料偏倚

不完整资料偏倚来自以下情况：受试者退出试验；受试者未能参加预定的结果测量；受试者虽然参加了预定的结果测量，但未提供相关资料；研究者决定（通常是不恰当地）终止随访；资料或记录丢失，或由于其他原因不能使用。对于不完整的资料，可采用意向性分析、最佳结果演示和最差结果演示等方法估计其对结果的影响。

4. 测量偏倚

测量偏倚发生于测量和分析结果时，如果测量人员知道受试者接受的试验措施，特别是面临"主观性"测量指标时，可能不自觉地做出倾向性的结论。测量偏倚可夸大疗效 17%～35%，盲法是防止测量偏倚产生的有效措施。

5. 选择性报告偏倚

选择性报告偏倚产生于研究结果的报告过程中，如果研究者未按照研究计划报告研究结局指标，出现漏报情况，将产生选择性报告偏倚。

（三）方法学质量评价

现已发表的随机对照试验的质量评价工具有很多种，包括"质量评分、质量评价清单"，如 Jadad 记分法。通常利用 Cochrane Handbook 5.0 推荐的"偏倚风险评估"工具[①]（表 6-1）对纳入研究进行方法学质量评价。具体包括以下 6 个方面：①随机序列产生；②隐蔽分组；③盲法（对研究对象、干预实施者、研究结果测量者或统计人员采用盲法）；④结果数据的完整性；⑤选择性报告研究结果；⑥其他偏倚。针对纳入研究，对上述 6 个方面做出"是"（低度偏倚）、"否"（高度偏倚）和"不清楚"（缺乏相关信息或偏倚情况不确定）的评价。此评估工具对每一条的判断均有明确标准，减少了评估者主观因素的影响，保证了评估结果有更好的可靠性。评价者也可根据具体系统评价特点对评价条目进行加减。

表 6-1 Cochrane 偏倚风险评估标准

条目	评价结果	评估标准
随机序列产生	存在选择偏倚的可能性小	随机方法，采用随机数字表或计算机随机法，或用抛硬币、掷骰子、抽签等方法
	存在选择偏倚的高度可能性	采用不恰当或不充分的随机方法，如按照生日或就诊顺序或病床号码的单双号分组
	存在选择偏倚的中度可能性	只提到"随机"分组，而未描述产生分配序列的具体方法
隐蔽分组	存在选择偏倚的可能性小	（1）由专人产生并决定分配序列，此人不能参与纳入受试者；（2）分配序列产生后实行加密保管，如采用密封不透光的信封保存分配序列，并保管在保险箱中；如为电子版文档，用计算机加密保管；（3）中央随机是最好的隐蔽分组措施，可同时满足以上两条要求。中央随机是指由专门机构产生随机分组序列，纳入受试者时，试验者用电话或网络通信系统索取该受试者的入组编号
	存在选择偏倚的高度可能性	未采用隐蔽分组或采用错误的方法分组和保存分配方案
	存在选择偏倚的中度可能性	只提到隐蔽分组而未描述实施过程和方法，无法判断该隐蔽方法正确与否

① 刘津池，刘畅，华成舸. 随机对照试验偏倚风险评价工具 RoB2（2019 修订版）解读[J]. 中国循证医学杂志，2021，21(6)：737-744.

续表

条目	评价结果	评估标准
盲法	存在实施偏倚和测量偏倚的可能性小	采用双盲或模拟剂，或采用没有必要施盲的测量指标
	存在实施偏倚和测量偏倚的高度可能性	未采用任何盲法，并且采用主观指标，或非劣效检验或等效检验试验，未隐藏试验目的
	存在实施偏倚和测量偏倚的中度可能性	对于主观指标，或对心理暗示特别敏感的疾病，如仅采用单盲，或自称实施盲法，但未描述如何施盲及施盲对象
结果数据的完整性	存在不完整结果资料偏倚的可能性小	如果所有受试者都完成了试验，没有失访、退出、改变组别，并且也没有因不良反应未完成所有试验计划，或采用病死率、不良反应率作为结果测量指标
	存在不完整结果资料偏倚的高度可能性	失访率或因各种原因退出的比例大于20%，无论是否采用ITT分析
	存在不完整结果资料偏倚的中度可能性	失访率或因各种原因退出的比例不大于15%，无论是否采用ITT分析
选择性报告研究结果	无选择性报告结果偏倚	（1）有研究方案，且系统评价关注的方案中预报告的结局指标（主要指标和次要指标）均有报告；（2）没有研究方案，但所有期望的结局指标，包括在发表文献中预先指定的指标均有报告
	存在选择性报告结果偏倚的高度可能性	（1）未报告所有预先指定的主要结局指标；（2）报告的一个或多个主要结局指标采用预先未指定的测量和分析方法；（3）未报告主要结局指标
	存在选择性报告结果偏倚的中度可能性	信息不全，难以判断是否存在选择性报告结果偏倚
其他偏倚	无其他偏倚	纳入研究无其他偏倚来源
	存在其他偏倚的高度可能性	至少存在一种重要偏倚风险：（1）利益相关：试验者是试验药物或新技术的发明人，可能会出于证明试验药物或新技术的疗效优于或不差于对照药物的目的，利用选择偏倚、测量偏倚获得有利的结果；或药物生产者为了获得理想的结果影响结果测量或试验报告的发表；试验过程中受试者接受了其他干预措施；（2）受试者不正确地服用试验药物；（3）试验过程中对对照组接受了试验药物（沾染）；（4）编造数据；（5）结果测量仪器或方法不准确；（6）不按照设计方案实施试验；（7）受试者报告的结果不真实
	存在其他偏倚的中度可能性	信息不全，难以判断是否存在其他偏倚

（四）报告质量评估

为了促进 RCT 报告质量的提高，20 世纪 90 年代初，由医学期刊编辑、临床试验研究人员、流行病学家和方法学家组成的两个独立的工作组各自发表了如何报告临床试验的建议。1994 年，以加拿大渥太华大学临床流行病学系 David Moher 为代表的试验报告规范（Standards of Reporting Trials，SORT）工作组发表了第 1 个关于临床试验报告标准的声明。随后，该小组与美国致力于改进 RCT 研究报告质量的 Asilomar 工作组合并，组成新的 CONSORT 工作组。1994 年，临床试验报告标准组发表论文提出结构化报告随机对照试验的提议，CONSORT 声明由此诞生。

CONSORT 声明于 1996 年首次发表，并于 1999 年、2005 年和 2010 年三次更新。CONSORT 声明由一份报告 RCT 的清单和流程组成，提供了如何报告临床试验的建议。它为作者撰写临床试验提供必须报告的项目清单，以提高临床试验报告的质量，其条目重点关注临床试验的内部真实性和外部真实性。CONSORT 声明通过指导作者如何提高报告质量而便于人们严格评价 RCT 和解释结果。同行评审专家和编辑可利用 CONSORT 来发现那些难以解释或有潜在偏倚的报告。

当前发表的 2010 年版 CONSORT 声明[①]包括一个有 25 个条目的清单和一个流程图（表 6-2，图 6-2），要点是研究报告要完全忠实于研究实施过程和研究结果，以帮助作者提高报告质量。虽然 CONSORT 声明主要适用于报告两组平行设计试验，但其基本原则也可用于任何类型的试验设计。为了更好地适用于不同类型临床试验报告的规范，现已制定发表了 10 个 CONSORT 声明扩展版，包括研究设计（Cluster trials，Non-inferiority and equivalence trials，Pragmatic Trials，N-of-1）、干预措施 [Herbal medicinal interventions，Non-pharmacological treatment interventions，Acupuncture Interventions (STRICTA)] 以及数据（Patient-Reported Outcomes，Harms，Abstracts）方面的扩展版。

cRCT 报告规范于 2004 年发表[②]，包括一个有 21 个条目的清单和流程图，清单在 Campbell 和 Elbourne 于 2001 年修改的 CONSORT 声明的基础上增加了以下内容：采取群设计的原理，如何考虑群设计效应进行样本量计算，如何考虑群设计效应进行分析，从随机分配到分析过程中群和个体的流动情况。

---

① Schulz K F, Altman D G, Moher D, et al. CONSORT 2010 statement: Updated guidelines for reporting parallel group randomised trials[J]. BMJ，2010，340(7748)：c332.

② Campbell M K, Elbourne D R, Altman D G. CONSORT statement：Extension to cluster randomised trials[J]. BMJ，2004，328(7441)：702-708.

表6-2 CONSORT声明清单（2010年版）

条目	编号	内容
题目与摘要		
题目与摘要	1a	题目能识别是随机试验
	1b	结构式摘要，包括试验设计、方法、结果和结论
引言		
背景和目的	2a	科学背景与原理解释
	2b	研究目的或假设
方法		
试验设计	3a	描述试验设计（如平行设计、交叉设计），包括将受试者分配入各组的比例
	3b	试验开始后对试验方法所做的重要改变（如研究者的选择标准），并说明原因
研究对象	4a	受试者选择标准
	4b	资料收集的环境和地点
干预	5	详细描述各组干预措施的细节（以便他人重复），包括它们实际上是如何和何时实施的
结局	6a	完整定义事先确定的主要和次要结局指标，包括它们是如何和何时测评的
	6b	试验开始后对试验结局所做的任何变动，并说明原因
样本量	7a	样本量的确定方法
	7b	如果存在中期分析和试验中止的情况，则应对中期分析和试验中止的条件进行解释
随机化		
序列产生	8a	产生随机分配序列的方法
	8b	随机化类型，并详细描述限制措施（如区组和区组大小）
分配隐藏	9	执行随机分配序列的方法（如顺序编码的容器），描述分配干预措施前为隐藏分配顺序所采取的步骤
实施	10	谁产生随机分配序列，谁招募受试者，谁将受试者分配到各干预组
盲法	11a	若实施了盲法，描述对谁实施了盲法（如受试者、医疗服务提供者、结局评价者、数据统计者），以及盲法是如何实施的
	11b	若有必要，描述组间干预措施的相似性
统计学方法	12a	比较各组主要和次要结局指标的统计学方法
	12b	附加分析方法，如亚组分析和校正分析
结果		
受试者流程（强烈推荐用流程图）	13a	各组接受随机分配、接受干预和进入分析的受试者例数
	13b	随机分组后各组失访和排除的例数，并说明原因

续表

条目	编号	内容
		结果
招募	14a	明确招募期和随访时间
	14b	试验结束或中止的原因
基线资料	15	用表格列出各组的基线资料，包括人口学资料和临床特征
分析的人数	16	各组纳入每一种分析的受试者例数（分母），是否按照最初分组进行分析
结局和估计	17a	报告各组每项主要和次要结局结果、估计效应量及其精确度（如95%可信区间）
	17b	对二分类结局，建议同时提供绝对和相对效应量
辅助分析	18	报告其他分析（包括亚组分析和校正分析）的结果，并说明哪些分析是预先设定的、哪些是探索性分析
危害	19	各组发生的所有重要危害或未预期到的效应
		讨论
局限性	20	试验的局限性：阐述潜在偏倚的来源；不精确性；多重分析（如存在这种情况）
可推广性	21	试验结果的可推广性（外部真实性、适用性）
结果解释	22	与结果一致的解释，权衡利弊，并且考虑其他相关证据
		其他信息
注册	23	试验注册号和注册机构名称
研究方案	24	如有研究方案，何处可以获得完整的研究方案
资助	25	资助和其他支持（如提供药品）的来源，资助者的作用

关于非劣效性和等效性试验的 CONSORT 声明于 2012 年发表[①]，根据非劣效性和等效性试验的特点设计，包括题目与摘要、引言、方法、结果、讨论、其他信息 6 个部分，共 25 个条目，对 CONSORT 声明的第 1、2、4~7、12、17、22 个条目进行了修订。

实效性随机对照试验（pragmatic randomized controlled trial, pRCT）的 CONSORT 声明扩展版于 2008 年发表，清单共包括 22 个条目，对 CONSORT 声明的第 2~4、6、7、11、13 和 21 项根据 pRCT 的特点进行了补充。

CONSORT 声明 N-of-1 扩展版（CONSORT extension for reporting N-of-1 trials, CENT 2015）于 2015 年发表，包括一个清单和一个流程图。它在 CONSORT 声明原有的 25 个条目的基础上，根据 N-of-1 RCT 的特点对其中 14 个条目做了补充。

---

① Piaggio G, Elbourne D R, Pocock S J, et al. Reporting of noninferiority and equivalence randomized trials: Extension of the CONSORT 2010 statement[J]. JAMA, 2012, 308(24): 2594-2604.

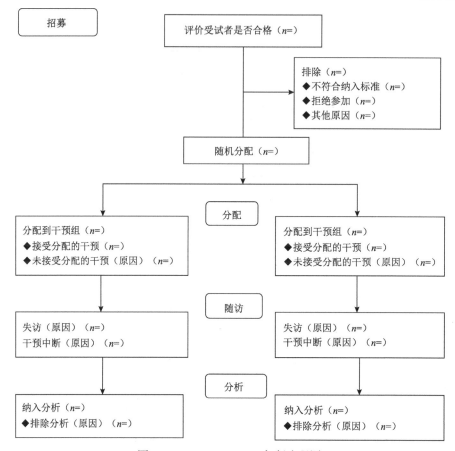

图 6-2　CONSORT 2010 年版流程图

非药物干预临床试验的报告规范（Extending the CONSORT Statement to Randomized Trials of Nonpharmacologic Treatment），即非药物干预临床试验扩展声明，该声明于 2008 年在 *Annals of Internal Medicine* 上首次发表，基于 CONSORT 声明的条目第 1、3、4、7、8、11、12、20 和 21 项的内容根据非药物随机对照试验的特点进行了补充，同时新增了 1 个条目"干预措施的实施"，并对流程图进行了修改。

关于患者报告结局（patient reported outcome，PRO）的 RCT 的 CONSORT 扩展声明（CONSORT-PRO）于 2013 年正式发表。该扩展版说明共 25 项，其中条目 1 "题目和摘要"、条目 2 "引言"、条目 6 "结局"、条目 12 "统计方法"、条目 13 "受试者流程"、条目 15 "基线资料"、条目 17 "结局和估计"、条目 20 "局限性"和条目 22 "对结果的解读"部分根据 PRO 的 RCT 特点进行了修订。

RCT 中不良事件的 CONSORT 扩展版（CONSORT-Harm）主要针对 RCT 中

的危害相关的报告问题，基于 CONSORT 声明提出报告危害相关问题的 10 条新推荐意见，于 2004 年发表。CONSORT-Harm 对 CONSORT 声明的第 1、2、6、12、13、16、18 项进行了修订，把 CONSORT 声明原有的条目 17~19 合并成一项，把条目 20~22 合并成一项进行描述。

RCT 摘要报告规范于 2008 年公开发表，是针对生物医学期刊和会议论文发表随机对照试验摘要（CONSORT for reporting randomized trials in journal and conference abstracts）制定的报告条目清单。它对于 RCT 报告中摘要的结构、撰写要求和相关条目给予了详细的解释和说明，共包含 17 个条目，旨在规范期刊与学术会议论文中 RCT 摘要的报告内容，提高其报告质量，帮助读者对研究结果的真实性和适用性进行快速判断。

CONSORT 声明及其扩展版现已获得越来越多的医学期刊和编辑组织的支持。CONSORT 声明及其扩展版资源在其网站（https://www.consort-statement.org）上可免费下载，并被翻译为多国语种发表。

二、非随机试验性研究

（一）概述

非随机同期对照试验（non-randomized concurrent controlled trial）是临床常见的一种研究设计。指试验组和对照组的受试对象不是采用随机的方法分组，而是由患者或医师根据病情及有关因素人为地纳入试验组或对照组，并进行同期对照试验。

非随机对照试验常用于比较临床不同干预措施的效果。该研究由于研究对象的分组分配中存在人为因素影响，往往会造成试验和对照两组之间在试验前即处于不同的基线状态，缺乏可比性，试验过程中可能会产生许多已知和未知的偏倚影响观测结果的真实性，其研究结果的论证强度远不及随机对照试验。但在尚无随机对照试验结果或不能获得随机对照试验结果的情况下，非随机同期对照试验的结果仍需予以重视，但需谨慎对待其结果的价值和意义。

（二）偏倚风险评估

非随机试验性研究最常见的偏倚有：选择偏倚和混杂偏倚。①选择偏倚：在非随机研究中，采用非随机分配的方法将研究对象分配到试验组和对照组，这使得非随机研究的组间不太可能具有可比性。这些不同干预组间研究对象的特征存在的潜在的系统性差别，被称为选择偏倚。②混杂偏倚：如果选择偏倚导致与研究结局相关的预后因素在组间分布不平衡，此时就会出现混杂，导致混杂偏倚。

统计学方法有时能通过校正干预效果的估计值来处理产生的混杂偏倚，并且部分研究质量评估可能涉及对分析方法的适用性以及研究设计和执行做出判断。

2003 年，Deeks 等总结了众多针对非随机对照试验的方法学质量评估工具，指出 Downs and Black 工具和纽卡斯尔渥太华（Newcastle-Ottawa）量表常用于评估非随机对照试验的方法学质量。然而，当前更多学者推荐使用非随机对照试验方法学评价指标（methodological index for non-randomized studies，MINORS）。MINORS 量表是由法国外科医师 Slim 等在 2007 年全面回顾文献及专家共识的基础上制定的临床干预研究的质量评价工具，适用于非随机对照干预性研究（non-randomized surgical studies）质量的评价，尤其是外科领域。评价指标共 12 条，每一条的分值为 0~2 分。前 8 条针对无对照组的研究，最高分为 16 分；后 4 条与前 8 条一起针对有对照组的研究，最高分共 24 分。0 分表示未报道；1 分表示报道了但信息不充分；2 分表示报道了且提供了充分的信息（表 6-3）。

表 6-3　MINORS 评价条目

编号	条目	内容
1	明确给出了研究目的	所定义的问题应该是精确的且与可获得的文献有关
2	纳入患者的连贯性	所有具有潜在可能性的患者（满足纳入标准的）都在研究期间被纳入了（无排除或给出了排除的理由）
3	预期数据的收集	收集了研究开始前制定的研究方案中设定的数据
4	终点指标能恰当地反映研究目的	明确地解释用来评价与所定义的问题一致的结局指标的标准。同时，应在意向性治疗分析的基础上对终点指标进行评估
5	终点指标评价的客观性	对客观终点指标的评价采用评价者单盲法，对主观终点指标的评价采用评价者双盲法。否则，应给出未行盲法评价的理由
6	随访时间是否充足	随访时间应足够长，以便能对终点指标及可能的不良事件进行评估
7	失访率低于 5%	应对所有的患者进行随访。或者，失访的比例不能超过反映主要终点指标的患者比例
8	是否估算了样本量	根据预期结局事件的发生率，计算了可检测出不同研究结局的样本量及其95%可信区间；提供的信息能够从显著统计学差异及估算把握度水平对预期结果与实际结果进行比较
9	对照组的选择是否恰当	对照组实行的应该是目前已发表文献中，行业公认的诊断"金标准"或最佳干预措施
10	对照组是否同步	对照组与试验组应该是同期进行的（非历史对照）
11	组间基线是否可比	不同于研究终点，对照组与试验组起点的基线标准应该具有相似性。没有可能使结果解释产生偏倚的混杂因素
12	统计分析是否恰当	用于计算可信区间或相对危险度（RR）的统计资料是否与研究类型相匹配

注：9~12 条为评价有对照组的研究的附加标准

（三）报告质量评估

美国疾病预防控制中心（Centers for Disease Control and Prevention，CDC）HIV/AIDS 综合防治研究（PRS）小组于 2003 年 7 月 24～25 日在亚特兰大召开了 CDC 下属期刊编辑会议。来自 18 个相关期刊的编辑和代表参加了此次会议。与会者达成共识，认为更清晰和标准的研究评价报告不应只包括随机设计，还要扩展到非随机对照设计，由此提出非随机对照设计透明报告规范（Transparent Reporting of Evaluations with Nonrandomized Designs，TREND）[①]。TREND 声明共包含 22 个条目（表 6-4）。声明的目的旨在规范非随机对照试验研究的报告内容，提高其报告质量，帮助读者了解研究的设计和结果。

表 6-4　TREND 清单

条目	编号	内容
题目与摘要		
题目与摘要	1	研究单位如何分配到各个干预组 推荐采用结构式摘要 目标人群或研究样本的信息
引言与背景		
引言与背景	2	科学背景与原理解释 行为干预设计中应用的理论
方法		
研究对象	3	研究对象的纳入标准，包括不同招募水平/抽样方案的标准 招募方法（如推荐、自选），包括抽样方法（如果采用了系统抽样方案） 招募环境 数据采集的环境和地点
干预措施	4	（1）各组干预的细节以及何时、如何实施 内容：给予什么干预措施 实施方法：干预内容如何实施 实施单位：是否将研究对象分成小组来实施 干预分配者：谁负责分配干预措施 环境：干预是在什么地方实施的 暴露的总量和持续时间：预定实施多少次干预，持续多长时间 时间跨度：预定每次干预实施多长时间 （2）增加依从性的措施（如奖励）

① Caetano R. Standards for reporting non-randomized evaluations of behavioral and public health interventions：The TREND statement[J]. Addiction，2004，99(9)：1075-1080.

续表

条目	编号	内容
方法		
目的	5	具体的目的和假设
结局指标	6	明确定义主要和次要结局指标 描述数据收集方法和提高测量质量的方法 对于心理学和生物学特性的测量，如问卷或量表，须对其是否权威及信效度做出必要说明
样本量	7	样本量如何确定，解释中期分析和中止试验的条件（如存在这种情况）
分配方法	8	分配单位（各单位被分配到研究组的情况，如个体、组群、社群） 各单位分配到研究组的方法，包括任何限制细节（如区组、分层和最小化法） 为减少因非随机化而可能产生的偏倚所采取的措施（如配对）
盲法	9	研究对象、干预实施者和结局评估者是否并不知晓分组情况？若是，盲法如何实现，如何评价？
分析单位	10	描述用于评估干预措施效果的最小分析单位（如个体、组群或社群） 如果分析单位和分配单位不同，给出换算方法（如通过设计效应调整标准误的估计值或采用多水平分析）
统计分析方法	11	比较各组主要结局使用的统计学方法，包括相关数据的复杂方法 其他分析方法，如亚组分析和校正分析 处理缺失数据的方法（如应用了的话） 使用的统计软件或程序
结果		
研究对象流程	12	（1）各个阶段研究对象的流动情况，如登记、分配、实施干预、随访、分析（强烈推荐使用流程图） 登记：筛选研究对象数，发现合格和不合格研究对象数，拒绝参与和入选研究对象数 分配：分配到各研究组的研究对象数 实施干预：接受每种干预措施的研究对象数 随访：各组完成或未完成随访（如失访）的研究对象数 分析：各组主要分析纳入或排除的研究对象数 （2）说明与研究方案的差异，并给出原因
招募	13	明确招募期和随访时间
基线数据	14	各研究组基线人口学和临床特征 与具体疾病预防研究有关的每个研究组的基线特征 在总体和研究组层面对失访与在访研究对象的基线比较 研究人群和关注目标人群的基线比较
基线相似性	15	各研究组基线相似性的数据和用于控制基线差异的统计方法
分析的数量	16	针对每个分析，纳入各研究组的研究对象数目（分母），尤其是对不同结局分母要发生改变时，如果可行，用绝对数来表达结果 是否进行了意向性分析，如未采用，应说明分析中如何处理不依从的研究对象

续表

条目	编号	内容
结果		
结局和效应估计	17	对每个主要和次要结局，报告各组综合结果，估计效应量大小及其可信区间（显示其精确度） 包含无效结果和阴性结果 包含测试预设的干预措施的因果路径所产生的结果
辅助分析	18	对所做的其他分析进行总结，包括亚组分析和限制性分析，说明哪些分析是事先设定的，哪些是探索性的
不良反应	19	对各组所有重要危害和非预期效应进行总结（包括对测量方法、估计效应量和可信区间的总结）
讨论		
解释	20	结合研究假说、潜在偏倚来源、测量的不精确性、多重分析、研究其他的局限性和缺点，对结果进行解释 关于结果的讨论，应考虑干预措施的作用机制（因果路径），或其他替代机制或解释 讨论实施干预的成功之处和面临的障碍，干预的真实性 对研究、临床实践或决策意义的讨论
可推广性	21	结合研究人群、干预措施的特征、随访时间长短、激励措施、依从率、研究实施的具体场所和环境，以及其他相关因素，讨论试验结果的可推广性（外部真实性）
证据汇总	22	结合现有证据和理论，对结果进行解释

三、队列研究

（一）概述

队列研究（cohort study），又称为前瞻性研究、发生率研究、随访研究及纵向研究等，是将一个范围明确的人群按是否暴露于某可疑因素及其暴露程度分为不同的亚组，追踪其各自的结局，并比较不同亚组之间结局的差异，从而判定暴露因子与结局之间有无因果关联及关联大小的一种观察性研究方法。可以分为：①前瞻性队列研究（prospective cohort study）。研究对象的确定与分组是根据研究开始时的状态确定的，研究的结局需随访观察一段时间才能得到，这是队列研究的基本形式。②历史性队列研究（historical cohort study）。又称回顾性队列研究，研究对象是过去某个时间进入队列的，即研究的起点是过去某个时间，研究对象的确定与分析是根据进入队列时的暴露情况确定的，研究的结局在研究开始时已经发生。③双向性队列研究（ambispective cohort study）。在历史性队列研究之后，继续进行前瞻性队列研究的叫作双向性队列研究。

队列研究的特点：①是由因到果的研究，它所研究的暴露因素在研究开始前就已经存在，而且研究者也知道每个研究对象的暴露情况。因此，队列研究能明确提出暴露与疾病的因果关系。②是基于观察人群自然暴露于可疑病因因素后疾病变化规律的研究，有时被称为自然实验（natural experiment），但是其本质是观察性研究，而不是实验研究。③其研究对象不应当患有所研究的疾病，但是要求每个研究对象都有可能成为所研究疾病的病例。④其资料可以直接用来计算疾病的发病率、累积发病率和归因危险度。

（二）偏倚来源

队列研究常见的偏倚包括选择偏倚、失访偏倚、混杂偏倚和信息偏倚等。

（1）选择偏倚：研究对象的选择条件受限制或研究对象的选择方法有问题，使研究人群中某个或某些非研究因素的分布与目标人群中该因素的分布不一致，造成研究结果偏离真实情况，就产生了选择偏倚。

（2）失访偏倚：队列研究方法决定了它不可避免地要发生失访偏倚，在一定的随访观察期内，总会有研究对象迁移、外出、死于非终点疾病或拒绝继续参加观察而退出队列，以致在研究中丢失。

（3）混杂偏倚：在混杂因素的影响下造成的偏倚，致使暴露与疾病之间联系的真实性被歪曲，联系强度被放大或缩小。

（4）信息偏倚：在收集和整理有关暴露和疾病的资料时所出现的系统误差被称为信息偏倚，主要取决于调查的内容，受调查者的素质、合作程度以及资料收集过程中的质量影响。

（三）方法学质量评价

目前，评价队列研究方法学质量的量表主要有：NOS 量表[①]和关键质量评估技能项目（critical appraisal skills program，CASP）清单，其中 NOS 通过三大块（研究人群选择、组间可比性和结果测量）共 8 个条目的方法评价队列研究，采用了星级系统半量化原则，满分为 9 颗星（表6-5）。

表 6-5　评价队列研究的 NOS 量表

项目	条目	评价
研究人群选择	暴露组的代表性如何（1分）	①真正代表人群中暴露组的特征*；②一定程度上代表了人群中暴露组的特征*；③选择某类人群，如护士、志愿者；④未描述暴露组的来源情况

① Wells G A, Shea B, O'Connell D, et al. The Newcastle-Ottawa Scale (NOS) for assessing the quality if nonrandomized studies in meta-analyses[OL]. http://www.ohri.ca/programs/clinical_epidemiology/oxford.htm, 2021-03-03.

续表

项目	条目	评价
研究人群选择	非暴露组的选择方法（1分）	①与暴露组来自同一人群*；②与暴露组来自不同人群；③未描述非暴露组的来源情况
	暴露因素的确定方法（1分）	①固定的档案记录（如外科手术记录）*；②采用结构式访谈*；③研究对象自己写的报告；④未描述
	确定研究起始时尚无要观察的结局指标（1分）	①是*；②否
组间可比性	设计和统计分析时考虑暴露组和非暴露组的可比性（2分）	①研究控制了最重要的混杂因素*；②研究控制了任何其他的混杂因素（此条可以进行修改用以说明特定控制第二重要因素）
结果测量	研究对于结果的评价是否充分（1分）	①盲法独立评价*；②有档案记录*；③自我报告；④未描述
	结果发生后随访是否足够长（1分）	①是*（评价前规定恰当的随访时间）；②否
	暴露（评价前规定恰当的随访时间）和非暴露组的随访是否充分（1分）	①随访完整*；②有少量研究对象失访但不至于引入偏倚（规定失访率或描述失访情况）；③有失访（规定失访率）但未描述；④未描述随访情况

*代表给分点

（四）报告质量评价

加强流行病学中观察性研究报告质量（Strengthening the Reporting of Observational Studies in Epidemiology，STROBE）声明[1]用来规范报告观察性研究，包括队列研究、病例对照研究和横断面研究，所涉及的条目分为题目和摘要、前言、方法、结果、讨论、其他信息6个部分，共计22个条目。其中题目和摘要为1个条目，前言部分包括背景/原理和目标2个条目；方法部分包括研究设计、研究现场、研究对象、研究变量、数据来源/测量、偏倚、样本大小、计量变量和统计学方法9个条目；结果部分包括研究对象、描述性资料、结局资料、主要结果和其他分析5个条目；讨论部分包括重要结果、局限性、解释和可推广性4个条目；其他信息包括资助1个条目（表6-6）。

---

[1] von Elm E，Altman D G，Egger M，et al. The Strengthening the Reporting of Observational Studies in Epidemiology (STROBE) statement：Guidelines for reporting observational studies[J]. Lancet，2007，370(9596)：1453-1457.

表6-6 STROBE清单

条目	编号	队列研究	病例对照研究
题目和摘要	1	①题目或摘要中有"队列研究"	①题目或摘要中有"病例对照研究"
		②摘要内容要丰富，并且能准确流畅地表述研究中做了什么，发现了什么	
前言			
背景/原理	2	对所报告的研究背景和原理进行解释	
目标	3	阐明研究目标，包括任何预先确定的假设	
方法			
研究设计	4	在论文中较早陈述研究设计的要素	
研究现场	5	描述研究现场、具体场所和相关时间范围（包括研究对象征集、暴露、随访和数据收集时间）	
研究对象	6	①描述选择研究对象的标准、源人群和选择方法、描述随访方法	①描述选择病例和对照的标准、源人群和选择方法，描述选择病例和对照的原理
		②对子配对设计：描述配对标准和暴露与非暴露数目	②对子配对设计：描述配对标准和每个病例对应的对照数目
研究变量	7	明确定义结局，暴露，预测因子，潜在的混杂因子和效应修饰因子（如果可能，给出诊断标准）	
数据来源/测量	8	对每个有意义的变量，描述其数据来源和详细的判定（测量）方法。如果有多组，应描述各组之间测量方法的可比性	
偏倚	9	描述解释潜在偏倚的过程	
样本大小	10	解释样本的确定方法	
计量变量	11	解释分析中是如何处理计量变量的（如果可能，描述怎样选择分组及分组原因）	
统计学方法	12	①描述所有统计学方法，包括控制混杂方法	
		②描述亚组和交互作用的处理方法	
		③描述缺失值的处理方法	
		④如果可能，解释失访的处理方法	④如果可能，解释病例和对照的匹配方法
		⑤描述敏感度分析	

续表

条目	编号	内容	
		队列研究	病例对照研究
研究对象	13	①报告各个阶段研究对象的数量，如可能合格的数量、被检验是否合格的数量、证实合格的数量、纳入研究的数量、完成随访的数量和分析的数量 ②描述各个阶段未能参与者的原因 ③推荐使用流程图	
描述性资料	14	①描述研究对象的特征（如人口学特征、临床特征和补会特征）以及关于暴露和潜在混杂因子的信息 ②指出每个有意义变量有缺失值的研究对象数目 ③队列研究：总结平均的和总的随访数量以及随访天数	
结局资料	15	报告发生结局事件的数量或根据时间总结发生结局事件的数量	报告各个暴露类别的数量或暴露的综合指标
主要结果	16	①给出未校正的和校正混杂因子后的关联强度估计值和精确度（如95%CI），阐明根据哪些混杂因子进行调整以及选择这些因子的原因 ②当对连续性变量分组时，报告分组界值 ③如果有关联，可将有意义时期内的相对危险度转换成绝对危险度	
其他分析	17	报告进行的其他分析，如亚组和交互作用分析及敏感度分析	
讨论			
重要结果	18	概括与研究假设有关的重要结果	
局限性	19	结合潜在偏倚和不精确的来源，讨论研究的局限性，讨论潜在偏倚的方向和大小	
解释	20	结合研究目的、局限性、多因素分析、类似研究结果和其他相关证据，谨慎给出一个总体的结果解释	
可推广性	21	讨论研究结果的可推广性（即外推有效性）	
其他信息			
资助	22	给出研究的资金来源和资助情况（如有可能，给出原始数据的资助情况）	

四、病例对照研究

（一）概述

病例对照研究（case-control study）是以确诊的患有某特定疾病的一组病人作为病例，以不患有该病但具有可比性的一组个体作为对照，通过询问、实验室检查或复查病史，搜集既往各种可能的危险因素的暴露史，测量并比较病例组与对照组中各因素的暴露比例。经统计学检验，若两组差别有意义，则可认为因素与疾病之间存在着统计学上的关联。在评估了各种偏倚对研究结果的影响之后，借助病因推断技术，推断出某个或某些暴露因素是疾病的危险因素，从而达到探索和检验疾病病因假说的目的。

病例对照研究的特点：①是一种回顾性调查研究，研究者不能主动控制病例组和对照组对危险因素的暴露，因为暴露与否已为既定事实；②是一种从果到因的调查方法，通过详尽的病历记录或对病例和对照作询问调查，通过他们的回忆或病史记录收集所需资料，了解两组对象中有无与该病有联系的可疑因素的暴露史；③设有对照组，以比较患某病者和不患某病者与可疑致病因素间的暴露情况。

（二）偏倚来源

病例对照研究易产生三类主要偏倚，即选择偏倚、信息偏倚和混杂偏倚。

（1）选择偏倚：病例对照研究中常因未能随机抽样，故易产生选择偏倚，特别是在医院选择病例和对照时，更易产生。由于医院收治病人时有不同的选择，病人进医院时也有不同的选择，不同病种亦有不同入院条件，造成了不同的进入率，后者使病例组与对照组缺乏可比性。这使研究的病例组或对照组不能代表有关人群。入院率不同实际上是选择概率的不同，从而引入了误差，使无关的某特征与疾病出现假联系，这种偏倚被称为选择偏倚。

（2）信息偏倚：常见的有回忆偏倚和调查者偏倚。①回忆偏倚：指比较组间在回忆过去的暴露史或既往史时，其完整性与准确性存在系统误差引起的偏倚。在病例对照研究时，若选用的对照组是来自社区的一般人群，容易产生回忆偏倚，因其对过去的暴露经历易遗忘或不予重视，而病例组对过去暴露经历会认真回忆并提供有关信息。②调查者偏倚：调查者事先知道被调查者的患病情况，从而在调查和收集资料时，自觉或不自觉地采取不同的方法或不同的深度和广度去询问，或者收集有关可疑致病因素，导致两组间产生系统误差。

（3）混杂偏倚：指所研究因素的影响与其他外部因素的影响混在一起，不能分开的状况。它歪曲了暴露对疾病的影响，这种歪曲是由其他因素是疾病的危险因素并和暴露又有联系引起的，这些其他因素被称为混杂因素。年龄、性别和许多疾病、许多暴露都有联系，所以是最常见的混杂因素。如在研究吸烟与肺癌的关系时，年龄是一混杂因素，因为年龄与吸烟有联系，而且年龄是肺癌的危险因素。所以年龄因素会混杂或歪曲吸烟对肺癌的影响。

（三）方法学质量评价

目前，可以采用 NOS 量表评价病例对照研究的方法学质量（表 6-7）。

表 6-7 评价病例对照研究的 NOS 量表

项目	条目	评价
研究人群选择	病例确定是否恰当（1分）	①恰当，有独立的确定方法或人员*；②恰当，如基于档案记录或自我报告；③未描述
	病例的代表性（1分）	①连续或有代表性的系列病例*；有潜在选择偏倚或未描述
	对照的选择（1分）	①与病例同一人群的对照*；②与病例同一人群的住院人员的对照；③未描述
	对照的确定（1分）	①无目标疾病史（终点）*；②未描述来源
组间可比性	病例和对照的可比性（2分）	①研究控制了最重要的混杂因素*；②研究控制了任何其他的混杂因素*（此条可以进行修改用以说明特定控制第二重要因素）
暴露因素的测量	暴露因素的确定（1分）	①固定的档案记录（如外科手术记录）*；②采用结构式访谈且不知访谈者是病例或对照*；③采用未实施盲法的访谈（即知道病例或对照的情况）；④未描述
	采用相同的方法确定病例和对照组的暴露因素（1分）	①是*；②否
	无应答率（1分）	①病例和对照组的无应答率相同*；②描述了无应答者的情况；③病例和对照组的无应答率不同且未描述

*代表给分点

（四）报告质量评价

建议采用 STROBE 声明中病例对照研究报告规范报告病例对照研究，见表 6-6。

系统评价/Meta 分析和临床实践指南的方法学质量和报告质量分别见第九章、第十章和第十二章。

第七章　真实世界研究

艺术疗法治疗形式多样、应用领域广泛，是心理治疗中独特、不可或缺的部分。随着艺术疗法的广泛应用，多个 RCT 论证了艺术疗法的有效性。RCT 是循证医学的基石，具有很高的内部真实性。然而在进行 RCT 的过程中，研究者往往需筛选出临床表现典型且同质性高的患者群体，并对干预措施和时间进行特殊化。这些举措脱离了真实临床应用环境，使得随机对照研究结果的外部信度或可推广性不可避免地受到了众多专家与学者的质疑。随着医疗大数据与互联网时代的到来，真实世界研究（real-worlds study，RWS）进入研究者的视野，为解决这一难题提供了新的思路和方法。真实世界研究通过对真实临床患者诊疗数据进行总结，最大程度地为特定类型临床患者的诊疗提供参考。相比于随机对照试验，真实世界研究的数据来源广泛——可利用当前发达的电子病历系统以及大数据网络，亦可以累积大样本的临床数据，具有良好的操作性、经济性、外部真实性，进一步验证、拓展、补充了艺术疗法的随机对照试验的研究结论，应用前景广泛。

第一节　真实世界研究简介

一、起源与发展

真实世界研究这一概念最早由卡普兰（Kaplan）教授于 1993 年在雷米普利治疗高血压的疗效和安全性的研究中正式提出。自此，真实世界研究作为新兴的临床研究方法逐渐受到重视[①]。

2002 年国内研究中首次出现真实世界这一概念。

2007 年在第一届中国药物警戒研讨会上杜文民教授讲解了真实世界研究，真实世界研究正式引入我国。

2014 年 3 月，欧洲药品管理局启动适应性许可试点项目。适应性许可是从给定药物的批准适应证开始，至已批准适应证和潜在的进一步治疗使用的证据收集和渐进批准的迭代阶段，其中包括将真实世界证据作为证据组成部分的可能性。

---

① 孙鑫，谭婧，唐立，等. 重新认识真实世界研究[J]. 中国循证医学杂志，2017，17(2)：126-130.

2014 年起，日本药品及医疗器械综合机构相继发布了《关于使用卫生信息数据库进行医疗产品上市后监测的基本原则》《确保药物上市后数据库研究的数据可靠性的要点》《药物上市后研究计划的一般步骤》等指南，应用医疗信息于风险评估计划和医学信息数据库网络等进行药品安全性评估。

2016 年至 2017 年，欧洲药品管理局相继发布了《药物上市后有效性评价科学指南》及《药物警戒管理规范指南-模块Ⅷ-上市后安全研究》，这两个指南中均提及电子健康数据和注册登记数据等真实世界研究在药品上市后安全性和有效性的应用。

2016 年 12 月美国国会批准通过的《21 世纪治愈法案》提出真实世界研究证据可用于药品、医疗器械的审批，引起了各国学者的极大关注。

2017 年 8 月，美国食品药品监督管理局（Food and Drug Administration）发布了《使用真实世界证据以支持医疗器械监管决策》，阐述如何评估真实世界数据（real-world data，RWD）以确定其是否足以生成能够满足美国食品药品监督管理局对医疗器械监管决策所需的真实世界研究类型。该指南还提供了真实世界数据来源和潜在应用的示例。

2017 年 11 月，日本药品及医疗器械综合机构发布的《上市后药品研究规范修正案》中增加了使用二级数据库进行药品上市后研究的内容。

2018 年 8 月，在第八届中国肿瘤学临床试验发展论坛上，吴阶平医学基金会和中国胸部肿瘤研究协作组携手发布了《2018 年中国真实世界研究指南》，这是我国首个真实世界研究指南，为我国真实世界研究的开展提供了指导。

2018 年 12 月，美国食品药品监督管理局发布的《真实世界证据计划的框架》是一份具有全面指导意义的文件，阐述了真实世界数据和真实世界证据的定义、真实世界数据是否适用、用于产生真实世界证据的试验/研究设计是否可以提供足够的科学证据来回答或者帮助回答监管问题，以及研究实施是否满足美国食品药品监督管理局的监管要求等。

2019 年 5 月，美国食品药品监督管理局发布的《使用真实世界数据和真实世界证据向 FDA 递交药品和生物制品资料的行业指南》建议使用真实世界数据生成的真实世界证据作为申报资料的一部分，申请人以简单、统一的格式提供他们使用真实世界证据的信息，包括使用真实世界证据的目的、使用真实世界证据的临床研究设计、用于生成真实世界证据的真实世界研究数据的来源。

2019 年 7 月，由多个科研院所的学术专家组成的中国真实世界数据与研究联盟（ChinaREAL）发布了 5 个 RWD 研究技术规范，针对如何基于真实世界数据建立研究型数据库和如何基于这些数据评价治疗结局给出了建议，有利于更好地认识和开展真实世界研究。

2020 年，国家药品监督管理局相继发布了《真实世界证据支持药物研发与审评的指导原则（试行）》和《真实世界研究支持儿童药物研发与审评的技术指导原则（试行）》，从政策层面肯定了真实世界研究的价值和意义。

二、真实世界研究中的重要概念及关系

（一）RWD

RWD 是指来源于传统临床试验之外收集的各种与患者健康状况和（或）诊疗及保健有关的数据，其收集途径多样，按照功能类型主要分为以下几类。

（1）医院信息系统：包括结构化和非结构化的数字化或非数字化患者记录。通常分散存储于医疗卫生机构的电子病历/电子健康档案、实验室信息管理系统、放射信息管理系统等不同信息系统中。

（2）医保支付数据：主要来源有两类，一类是政府、医疗机构建立的基本医疗保险体系，其进行医保支付数据库的建立和统一管理，包含患者的基本信息、医疗服务利用、处方、结算、医疗索赔等结构化字段的数据；另一类是商业健康保险数据库，由保险机构建立，数据以保险公司理赔给付与保险期限作为分类指标，数据维度相对简单。医保系统作为 RWD 来源，较多用于开展卫生技术评价和药物经济学研究。

（3）登记研究数据：在预先建立的数据框架下，围绕疾病、产品或服务模式建立的患者登记，这些数据可能部分来自既有健康医疗数据，部分来自主动数据收集系统。登记研究根据研究定义的人群特点主要包括医疗产品登记研究、疾病登记研究和健康服务登记研究三类。登记研究数据库的优势在于以特定患者为研究人群，整合临床诊疗、医保支付等多种数据来源，数据采集较为规范，一般包括患者自报数据和长期随访数据，观测结局指标通常较为丰富，具有准确性较高、结构化强等优点，对于评价药物的有效性、安全性、经济性和依从性具有较好的适用性，还可用于疾病自然史及预后研究。

（4）药品安全性主动监测数据：主要用于开展药物安全性研究及药物流行病学研究，通过国家或区域药品安全性监测网络，从医疗机构、制药公司、医学文献、网络媒体、患者报告结局等渠道收集数据。此外，医疗机构和企业自身建立的自有药品的安全性监测数据库也可能成为此类数据来源的一部分。

（5）自然人群队列数据：指对健康人群和（或）患者人群通过长期前瞻性动态追踪观察，获取的各种数据。自然人群队列数据具有统一标准、信息化共享、时间跨度长和样本量较大的特点，此类 RWD 可以帮助构建常见疾病风险模型，可为药物研发目标人群的精准定位提供支持。

（6）组学数据：主要包括基因组、表观遗传、转录组、蛋白质组和代谢组等数据。这些数据从系统生物学角度刻画了患者在遗传学、生理学、生物学等方面

的特征。通常组学数据需要结合临床数据才可能成为适用的 RWD。

（7）死亡登记数据：一个国家对其国民的死亡信息持续完整地收集和记录。人口死亡登记数据包含死亡医学证明书中的所有信息，记录了详细的死亡原因和死亡时间，可以作为人群死因死亡率、重大疾病临床结局的数据来源。

（8）患者报告结局数据：来自患者自身测量与评价疾病结局的指标，包括症状、生理、心理、医疗服务满意度等，患者报告结局在药物评价体系的发展中越来越重要。

（9）来自移动设备的个体健康监测数据：通过移动设备实时采集个体生理体征指标。这些数据常产生于普通人群的自我健康管理、医疗机构对慢性病患者的监测、医疗保险公司对参保人群健康状况的评估的过程，通常存储于可穿戴设备企业、医疗机构数据库以及商业保险公司数据系统等。由于可穿戴设备在收集生理和体征数据方面具有便利性和即时性等优势，与电子健康数据衔接可形成更完整的 RWD。

（10）公共卫生监测数据：公共卫生监测的数据库，如传染病监测、预防接种不良事件监测等，所记录的数据可用于分析传染病的发病情况、疫苗的一般反应和异常反应发生率等。

（11）患者随访数据：主要是指以临床研究为目的，医院随访部门或第三方授权服务商以信件、电话、门诊、短信、网络随访等方式对离院患者开展的临床终点、康复指导、用药提醒、满意度调查等服务，在服务中收集的院外数据，通常存储于医院随访数据系统。通过与病历数据的链接，实现多源临床数据的融合，用以探索疾病发生机制、发展规律、治疗方法、预后相关因素等临床研究问题。

（12）患者用药数据：患者诊疗过程中药品使用数据，包括患者信息、药品品规、药品用法用量以及不良反应等，通常存储于医院药品管理信息系统、医药电子商务平台、制药企业产品追溯和药品安全性信息数据库，以及药品使用监测平台等。

随着医疗信息技术的不断发展，新的 RWD 类型和来源会不断出现，但其具体应用还有赖于所要解决的临床研究问题，以及该数据所支持产生真实世界证据的适用性。

（二）真实世界证据

真实世界证据（real-world evidence，RWE）是指通过对适用的真实世界数据进行恰当和充分的分析所获得的关于药物的使用情况和潜在获益-风险的临床证据，包括通过对回顾性或前瞻性观察性研究或者实用临床试验等进行干预性研究所获得的证据。

（三）RWS

RWS 是指针对预设的临床问题，在真实世界环境下收集与研究对象健康有关的数据（真实世界数据）或基于这些数据衍生的汇总数据，并通过分析，获得药物的使用情况及潜在获益-风险的临床证据的研究过程。具体研究及流程见图 7-1。

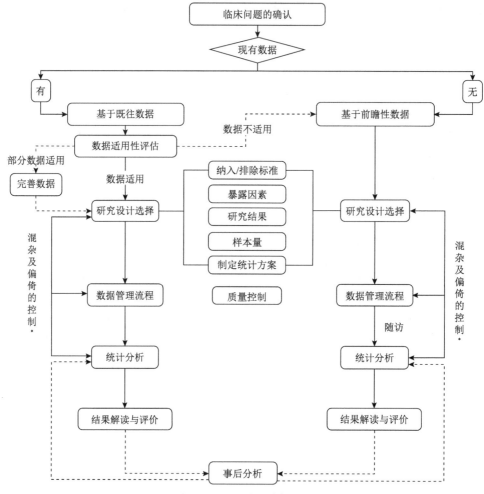

图 7-1　RWS 的思路与流程

*表示偏倚的控制在整个研究过程中都需要时刻关注，无论是基于既往数据还是前瞻性数据，从研究设计的选择、数据管理流程到统计分析都需如此

（四）RWD、RWE 与 RWS 的关系

RWD 不等同于 RWE。RWD 通过严格的数据收集、系统的处理、正确的统计分析以及多维度的结果解读，才能产生 RWE。并非所有的 RWD 经分析后都能

成为 RWE，只有满足适用性的 RWD 才有可能产生 RWE。而从 RWD 到 RWE 借助各种类型的 RWS 实现（图 7-2）。

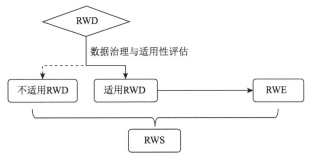

图 7-2 RWD、RWE 与 RWS 的关系

三、RWS 的类型

RWS 包括观察性研究和实效性试验，其中观察性研究进一步分为描述性研究和分析性研究，实效性试验分为非随机实效性试验和实效性随机对照试验（图 7-3）。常见研究类型对应的临床应用场景及优劣势比较见表 7-1。

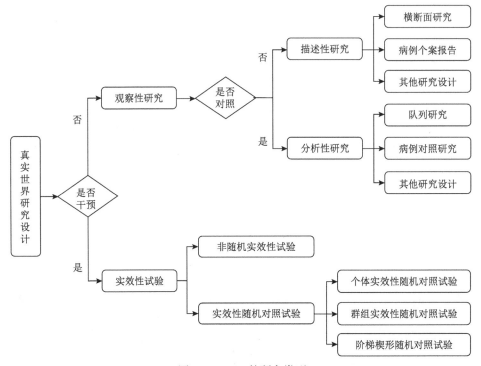

图 7-3 RWS 的研究类型

（一）观察性研究

观察性研究（observational study）所采集的数据接近真实世界，其最主要的局限在于存在各种偏倚、数据质量难以保证、已知或已测和未知或不可测量的混杂因素较难识别等，使得研究结论具有很大的不确定性。真实世界常见研究类型的优劣势比较见表 7-1。

表 7-1　真实世界常见研究类型的优劣势比较

研究设计	拟解决问题	常见临床场景	优势	劣势
横断面研究	•疾病或状态的分布状况（流行率） •影响因素	•疾病的发病率、患病率或者死亡率的相关调查 •疾病（或并发症）和影响因素的关联分析	•省时、省成本	•只能了解疾病的流行影响因素 •判断因果关系的证据等级不高
病例对照研究	•疾病相关的影响因素研究	•影响疾病发病和预后因素的分析 •预测研究	•省时、省成本 •适合研究罕见病 •适合研究多个因素与一种疾病的关联	•因果时序是由果及因，检验病因假说的能力较队列研究弱 •存在混杂和偏倚： ①选择偏倚：如病例与对照来自不同人群 ②信息偏倚：如暴露信息不准确 ③回忆偏倚：如研究者引入的偏倚
队列研究	•病因研究 •预后研究 •治疗性研究	•预测研究（前瞻性） •检验病因假设 •临床治疗和疗效/结局的生存分析	•因果时序合理，检验病因假说的能力较强 •了解疾病的自然史 •获得一种暴露与多种疾病结局的关系 •可以直接获得发病率，直接估计相对危险度 •所收集的资料相对完整可靠，一般不存在回忆偏倚（前瞻性）	•不适合发病率很低的疾病的病因研究 •数据和信息的缺失（回顾性） •存在偏倚和混杂（回顾性） •矛盾数据不易处理（回顾性） •要求随访观察，时间周期长（前瞻性） •失访（前瞻性） •随访中未知变量的引入可能影响结局（前瞻性） •研究设计要求高，实施难度大，费用高（前瞻性）
病例个案报告	•罕见病的研究 •基因环境交互作用的研究	•某疾病的分子标记物分析中组织样本的收集 •特殊疾病队列	•适于医院开展研究 •特别适合肿瘤及罕见病的研究 •在检测基因与环境的交互作用时，可信区间更窄 •因无对照组，从而避免了对照选择所引起的偏倚 •省时，省成本	•无对照组 •所研究疾病的患病率不宜超过 5% •除了可出现病例对照研究的病例选择所引起的常见偏倚外，还存在不同亚组人群暴露率和基因频率不一致所引起的偏倚

续表

研究 设计	拟解决 问题	常见临床场景	优势	劣势
实效性 试验	•预后研究 •治疗性 研究	•临床疗效/结局以及 安全性的评价 •成本-效果分析等 卫生经济学评价	•可在不同等级的医疗机构开 展研究 •真实世界的患者 •相对灵活可变（可调整方 案），更符合日常医疗实际 •外部可推性较好 •随机分组可平衡组间已知和 未知的预后因素，最大限度 提高组间可比性，从而增强 论证强度	•样本量通常较大 •其他和前瞻性队列研究相似

观察性研究包括但不限于以下类型。

（1）横断面研究：通过对特定时点和特定范围内人群中的疾病或健康状况和有关因素的分布状况的资料的收集、描述，从而为进一步的研究提供病因线索。它是描述流行病学中应用最为广泛的方法。

（2）队列研究：将某一特定人群按是否暴露于某可疑因素或暴露程度分为不同的亚组，追踪观察两组或多组成员结局发生的情况，比较各组之间结局发生率的差异，从而判定这些因素与该结局之间有无因果关联及关联程度的一种观察性研究方法。根据研究对象进入队列时间及终止观察的时间不同，可分为前瞻性队列研究、历史性队列研究和双向队列研究。

（3）病例对照研究：比较患某病者与未患某病的对照者暴露于某可能危险因素的百分比差异，分析这些因素是否与该病存在联系。

（4）病例个案报告：通过对个别的病例进行记录和描述，试图在疾病的表现、机理以及诊断治疗等方面提供第一手感性资料的医学报告。

（5）其他观察性研究类型，包括但不限于：

外部对照（external control），指在临床试验中，以试验对象以外的数据为对照，以评价所研究的干预效果。外部对照可以是历史数据，也可以是平行观测所获得的数据。外部对照主要用于单臂试验，可以是历史对照也可以是平行对照。历史外部对照以早先获得的真实世界数据作为对照，需考虑不同历史时期对疾病的定义、诊断、分类，以及疾病的自然史和可用的治疗手段等对可比性的影响；平行外部对照则是将与单臂试验同期开展的疾病登记数据作为对照。采用外部对照需考虑目标人群的可比性对真实世界证据的影响；对于接受其他干预措施的病人的数据，应考虑是否有足够的协变量以支持正确和充分的统计分析。

巢式病例对照研究（nested case-control study），是在对一个事先确定好的队列进行随访观察的基础上，再应用病例对照研究（主要是匹配病例对照研究）的设计思路进行研究分析的一种方法。根据观察的起止时间的不同分为前瞻性巢式病例对照研究和回顾性巢式病例对照研究。

自身对照的病例系列（self-controlled case series），是以队列研究为基础，调查预防接种与急性不良事件之间关系的流行病学方法。

（二）实效性试验

实效性试验（pragmatic trial，PR）是指尽可能接近真实世界临床实践的临床试验。实效性随机对照试验（pRCT）是指在真实或接近真实医疗环境下，采用随机、对照的设计比较临床事件中不同干预措施的治疗效果（包括实际效果、比较效果、安全性或成本效益等）的研究。其目的是衡量某种干预措施在常规临床实践中的效果，而传统 RCT 通常是衡量某种干预措施在理想条件下的效果，二者的区别见表 7-2。

表 7-2　pRCT 与传统 RCT 的主要区别

类别	pRCT	传统 RCT
研究目的	干预措施在真实世界医疗环境下的效果	干预措施在理想环境下是否有效
适用范围	常用于药物和医疗器械上市后实际效果和安全性评价，或非药物疗法、复杂干预、卫生政策的效果评价，为医疗卫生决策提供依据	常用于药物和医疗器械上市前效力的验证，为管理决策（如政府药品监管机构）提供依据
研究场所	一般在使用常规疗法的普通医疗机构、基层医院或诊所，且该场所可以熟练应用这类干预措施。环境是该干预措施所能适用的	一般在高等级、特殊或专科医疗机构展开，诊疗技术使用较规范统一
研究对象	真实医疗实践中的患者（异质性相对较大、限制相对少）	同质患者，严格选择
样本量	根据真实数据环境或统计学公式推算获得，样本量可大可小	根据统计学公式推算获得，样本量较少
干预措施	相对灵活可变（可调整方案），更符合日常医疗实际	相对严格规定（固定方案）
对照	一般采用阳性对照，如选用常规或公认有效疗法，或采用叠加设计	主要为安慰剂对照，以确定干预措施的"绝对"有效性和安全性
结局指标	通常选择有重要临床意义的远期结局	一般使用替代指标或中间指标
随访时间	随访时间较长	随访时间相对较短
结果真实性	外部真实性相对较好	内部真实性较好

pRCT 包括但不限于以下类型。

（1）个体实效性随机对照试验（individual pRCT，ipRCT）：以个体为随机分组单位的随机对照试验。

（2）群组实效性随机对照试验（cRCT）：以群组为随机分组单位的随机对照试验。群组可以是家庭、诊所、医院、学校或居民小区等。此类型设计的试验，在数据分析时除考虑群组效应外，也将以个体为单位进行效果的评价和分析。

（3）阶梯楔形随机对照试验（stepped wedge RCT，swRCT）：一种特殊的群组随机对照试验，常用于评价医疗卫生服务、卫生政策性的干预。在阶梯楔形试验中，群组在不同的开始时间（阶梯式的）被随机分配接受干预，采取各个群组"实验式分阶段引入"的方法，最终所有群组均会接受干预。该设计通常用于无法同时安排所有群组分为接受干预或对照的试验，所有群组均接受试验干预且干预利大于弊，特别适合需要观察时间协变量的情况。

四、常见真实世界研究的证据等级

RWS 的证据等级评价应该依据选取的研究设计与研究问题之间的相关性、研究质量控制程度，以及选取的研究数据的可靠性进行评价。常见的 RWS 类型按照证据等级的高低排序见图 7-4，同时建议参照一系列影响证据等级的关键因素来客观评估真实世界研究的证据等级。

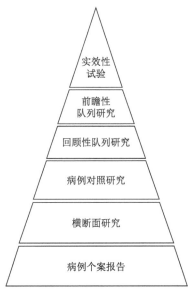

图 7-4 常见 RWS 证据等级

提高真实世界研究证据等级的关键因素：①有效数据的样本量足够；②前瞻性设计，治疗/暴露因素和健康结局时间跨度合理；③研究人群的选择具有代表性；④有明确合理的纳入及排除标准，保证研究的内部有效性；⑤对治疗/暴露因素、健康结局和主要混杂因素评估准确；⑥控制和分析偏倚、混杂因素和数据缺失；⑦数据收集的完整性高；⑧数据来源可靠、准确；⑨有清晰的质量控制；⑩随访成功率高，对不完整数据或失访病例进行评估（针对前瞻性研究）；⑪使用的统计分析方法适当；⑫对结果的分析客观可靠；⑬研究结论与研究问题相关性高；⑭横向比较既往同类研究；⑮研究结果得到既往作用机制和动物实验等证据支持；⑯罕见疾病研究（针对单纯病例研究）。

五、真实世界研究常见偏倚

在 RWS 的设计和实施中，偏倚是一个需要特别审视的问题。针对潜在偏倚，研究者需要在研究的设计阶段、实施阶段以及分析阶段进行识别，并预先制定相应预防措施。RWS 中常见偏倚类型及其预防措施见表 7-3。

表 7-3 真实世界研究常见偏倚类型和预防措施

偏倚分类	具体偏倚名称	偏倚产生的原因	预防措施
选择偏倚	入院率偏倚（admission rate bias）	是指利用住院患者或者门诊就诊患者作为研究对象时，不同医院患者在疾病严重程度、处方分配比例等方面均存在差异，可能导致研究结果产生偏倚	在使用数据库开展研究时，需在设计阶段考虑所使用的数据库人群对源人群的代表性
	罹患率偏倚（prevalence bias）	在基于数据库开展的研究中，没有区分现患者和新发病例	采用新发病例或新用药者设计
	幸存者偏倚（survivor bias）	现用药者只反映那些可以耐受治疗并且极有可能是治疗有效的人群	纳入几种不同的比较组（如新用药者、现用药者和既往用药者等），并比较各组内观察到的潜在偏倚的差别
	健康使用者偏倚（healthy user bias）	具有某些健康行为的患者也倾向于依从其他健康行为（有效的药物治疗、饮食、体力活动等）	定义研究对象纳入标准时，参考患者入组前的依从性
	特发性偏倚（protopathic bias）	由疾病或其他结局事件的基线表现而导致某种特别疗法或暴露开始、停止或改变	在研究设计阶段，应尽最大可能从整体上理解与疾病进展相关的病理生理学机制
	恒定时间偏倚（immortal time bias）	随访开始之后再对暴露进行分组，或按照随访开始之后所获得的信息提出某些研究对象	采用新用药者设计；纳入排除标准的定义完全基于随访开始之前（基线）所获取的信息
	检出征候偏倚（detection signal bias）	在疾病和暴露之外存在一个征候因素，即一种临床症状或体征。这种症状或体征不是疾病的危险因素，但人们因具有这种征候去就诊，从而提高了早期病例的检出率，致使过高地估计了暴露程度，因而发生了系统误差，最终可能得出该征候因素与该疾病有联系的错误结论	延长收集病例的时间，使其超过由早期向中、晚期发展的时间，则检出病例中暴露者的比例会趋于正常
信息偏倚	难以测量的时间偏倚（immeasurable time bias）	药物暴露的时间无法准确测量或被记录	尽可能收集全面的药物暴露信息

续表

偏倚分类	具体偏倚名称	偏倚产生的原因	预防措施
信息偏倚	回忆偏倚（recall bias）	患者对过去经历的暴露或其他相关事件的回忆不准确	避免对过去较长时间经历暴露或事件的调查；慎用经回忆获得的变量
	调查员偏倚（interviewer bias）	调查员倾向性地诱导患者的回答以支持其预先的假设	充分培训调查员，防止先入为主的观念
	观察者偏倚（observer bias）	根据预先知道暴露的分组情况而对结果做出主观判断	针对需要主观判断的结局，尽量使调查员处于盲态，不了解患者的暴露分组情况
	测量偏倚（measurement bias）	调查员对研究变量和数据进行测量时产生的偏倚，如仪器未校正、操作不规范、调查方法不统一等	设置严格的调查和操作流程；培训调查员
混杂偏倚	指示混杂（confounding by indication）	医生对待研究暴露药物的处方与患者表现的指征相关，从而产生偏倚	在设计阶段处理混杂：采用新用药者设计；重视收集额外的协变量信息，对可能影响结局的变量进行充分的测量和模拟。 在分析阶段处理混杂：分层；倾向评分；敏感性分析等
	残余混杂（residual confounding）	暴露组和对照组的某些信息不可比；由于暴露组和对照组处于不同领域，研究对象的收集过程存在差异或研究对象代表不同源人群	充分考虑暴露组和对照组源人群的特征，尽量控制相关因素

六、真实世界数据适用性评价

RWD 的适用性评价应基于特定的研究目的和监管决策用途，可分为三个阶段，第一阶段是源数据的初步适用性评价，第二阶段是数据治理，第三阶段是经治理数据的适用性评价（图 7-5）。如果是前瞻性收集的 RWD，则无须进行第一阶段的初步适用性评价。

（一）源数据的初步适用性评价

（1）数据库处于活动状态且数据可及。在研究期限内数据库应是连续的处于活动状态的，所记录的数据均是可及的，即具有数据的使用权限，并且可被第三方特别是监管机构评估。

（2）数据使用符合伦理和安全性要求。源数据的使用应符合伦理审查法规要求，应符合相关的数据安全与隐私保护要求。

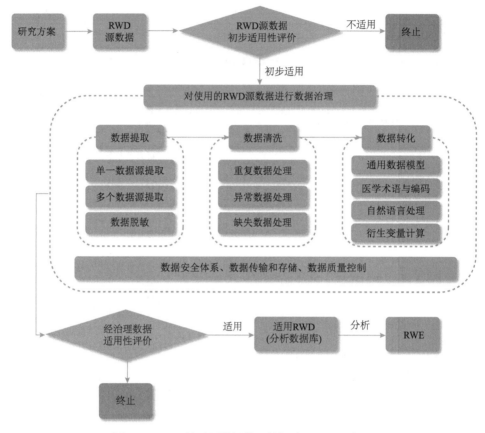

图 7-5　RWD 的适用性评价和数据治理过程示意图

（3）关键变量的覆盖度。源数据通常是不完整的，但应具有一定的覆盖度，至少应包括与研究目的相关的结局变量、暴露/干预变量、人口学变量和重要的协变量。

（4）样本量足够。应充分考虑和预判经数据治理后源数据例数明显减少的情况，以保证统计分析所需的样本量。

（二）数据治理

数据治理是指针对特定临床研究问题，为达到适用于统计分析的目的而对原始数据所进行的治理，其内容包括但不限于：个人信息保护和数据安全性处理、数据提取（含多个数据源）、数据清洗、数据转化、数据传输和存储、数据质量控制等若干环节。

1. 个人信息保护和数据安全性处理

RWS 涉及个人信息保护，应遵循国家信息安全技术规范、医疗大数据安全管理相关规定，对个人敏感信息应进行去标识化处理，确保根据数据无法进行个人敏感信息匹配还原。通过技术和管理方面的措施，防止个人信息的泄漏、损毁、丢失、篡改。

2. 数据提取

根据源数据的存储格式、是否为电子数据、是否包含非结构化数据等因素选择合适的方式进行数据提取。数据提取时应遵守以下原则：①数据提取方法应事先验证，以保障提取到的数据符合研究方案的要求；②数据提取应确保提取到的原始数据与源数据的一致性，应对提取到的原始数据与源数据进行时间戳管理；③使用与源数据系统可互操作或集成的数据提取工具可以减少数据转录中的错误，从而提高数据的准确性以及临床研究中数据采集的质量和效率。

3. 数据清洗

数据清洗是指对提取的原始数据进行重复或冗余数据的去除、变量值的逻辑核查和异常数据的处理，以及缺失数据的处理。

数据清洗主要包括以下步骤：①去除重复、不相关的数据。在保证数据完整性的前提下去除重复数据及不相关数据。②逻辑核查。逻辑核查可以发现原始数据或者提取数据时产生的错误。③异常数据处理。对于发现的错误和异常数据应通过进一步核实才能更改数据，数据的更改应保留记录。如果无法追溯到主要研究者或源数据负责方签字确认，数据不应做修改，以保证数据的真实性。④缺失数据处理。对于不同研究，数据的缺失程度、缺失原因和变量值的缺失机制不尽相同。如果涉及缺失数据的填补问题，应根据缺失机制的合理假设采用恰当的填补方法。

4. 数据转化

数据转化是将经过数据清洗后的原始数据的数据格式标准、医学术语、编码标准、衍生变量计算等，按照分析数据库中对应标准统一转化为适用 RWD 的过程。数据转化时应遵守以下原则：①对于自由文本数据的转化可使用可靠的自然语言处理算法，在保障数据转化准确、可溯源的前提下，提高转化效率；②在进行衍生变量计算时，应明确用于计算的原始数据变量及变量值、计算方法及衍生变量的定义，并进行时间戳管理，以保障数据的准确性和可追溯性。

5. 数据传输和存储

①RWD 的传输和存储应当基于可信的网络安全环境，在数据收集、处理、分析至销毁的全生命周期予以控制；②数据传输和存储过程中都应有加密保护；③建立操作设置审批流程，制定角色权限控制和最小授权的访问控制策略，鼓励建立自动化审计系统，监测记录数据的处理和访问活动。

6. 数据质量控制

数据质量控制是确保研究数据完整性、准确性和透明性的关键。数据质量控制时应遵守以下原则：①确保源数据的准确性和真实性；②在数据提取时充分考虑数据的完整性问题；③制订完善的数据质量管理计划。

7. 通用数据模型

通用数据模型是多学科合作模式下对多源异构数据进行快速集中和标准化处理的数据模型，其主要功能是将不同标准的源数据转换为统一的结构、格式和术语，以便跨数据库/数据集进行数据整合。理想的通用数据模型应遵循以下原则：①通用数据模型应具有访问源数据的能力，是可动态扩展和持续改进的数据模型，并由版本控制；②通用数据模型中变量的定义、测量、合并、记录及其相应的验证应保持透明，多个数据库的数据转换应有清晰一致的规则；③安全性和有效性相关的常用变量或概念都应映射到通用数据模型，以适用于不同的临床研究问题，并可通过公认或已知的研究结果进行比对。

8. RWD 治理计划书

RWD 治理计划书应事先制订，与整个项目研究计划同步。如果治理计划书在研究进行过程中需要修订，应与审评机构沟通，同时递交更新后的治理计划书。

（三）经治理数据的适用性评价

1. 相关性评价

相关性评价旨在评估 RWD 是否与所关注的临床问题密切相关，重点关注以下几个方面。

关键变量和信息的覆盖度。RWD 应包含与临床结局相关的重要变量和信息。如果上述变量存在部分缺失，需充分评估是否能够使用可靠的统计学方法进行填补，以及对因果推断结果可能造成的影响。

暴露/干预和临床结局定义的准确性。选择并准确定义具有临床意义的结局以及准确定义暴露/干预对于 RWS 至关重要，应与研究问题的临床意义或理论依据相一致。当不同数据源对临床结局的定义不一致时，应定义统一的临床结局，并采用可靠的转换方法。暴露/干预的定义应考虑其时间窗的合理性。

目标人群的代表性。在制定纳入和排除标准时，应尽可能地符合真实世界环境下的目标人群。

多源异构数据的融合性。通过身份标识符进行个体水平的准确链接，以支持通用数据模型或数据标准对数据源中关键变量进行的整合。

2. 可靠性评价

可靠性评价主要包括以下几个方面。

完整性，指数据信息的缺失程度，包括变量的缺失和变量值的缺失。对于不同研究，数据的缺失程度、缺失分布、缺失原因和变量值的缺失机制不尽相同，应予以详尽描述。当特定研究的数据缺失比例明显超过同类研究的比例时，会加大研究结论的不确定性，此时需要慎重考虑该数据能否作为支持产生 RWD 的数据。对缺失原因的详细分析有助于对数据可靠性的综合判断。如果涉及缺失数据的填补问题，应根据缺失机制的合理假设采用恰当的填补方法。

准确性，指数据与其描述的客观特征是否一致，包括源数据是否准确、数据值域是否在合理范围、结局变量随时间变化的趋势是否合理、编码映射关系是否对应且唯一等。数据的准确性需要依据较权威的参照进行识别和验证。

透明性，指 RWD 的治理方案和治理过程清晰透明，应确保分析数据中的关键暴露/干预变量、协变量和结局变量能够追溯至源数据，并反映数据的提取、清洗、转换和标准化过程。无论是采用人工数据处理还是采用自动化程序处理，数据治理标准化操作程序和验证确认文件要清晰记录和存档，尤其是反映数据可信性问题的。数据治理方案应事先根据研究目的制订，确保数据治理过程与治理方案保持一致。数据的透明性还包括数据的可及性、数据库之间的信息共享和对患者隐私的保护方法的透明。如果使用算法来定义研究队列，则算法的开发及其验证也应该是透明的。

质量控制，指用以确证数据治理的各个环节符合质量要求而实施的技术措施和活动。质量控制评价包括但不限于：数据提取、安全处理、清洗、结构化以及后续的存储、传输、分析和递交等环节，以保证所有数据是可靠的。

质量保证，指预防、探测和纠正研究过程中出现的数据错误或问题的系统性措施。RWD 的质量保证与监管合规性密切相关，应贯穿数据治理的每一个环节。

七、真实世界研究常用的统计分析方法

RWS 中的统计分析方法主要是因果推断方法，其中特别需要注意对混杂效应的控制或调整，以避免得出有偏倚的效应估计。真实世界研究常用的统计分析方法如下。

（一）描述性分析

RWS 通常需要从大量协变量中考虑可能的混杂因素，利用描述性统计分析对受试者的相关特征进行广泛和全面的探索性分析是非常必要的。例如，在疾病登记队列研究中，按暴露因素的不同水平对相关协变量进行分层描述统计有助于比

较组间的均衡性；在倾向评分匹配数据集中，按暴露因素分组汇总和统计相关协变量可帮助发现残余不均衡等。

（二）调整分析

1. 协变量选择

对于采用调整协变量的因果推断方法，协变量选择方法大致分为两类。

一类是基于暴露至结局相关路径构成的因果关系网络，识别出风险因子、混杂因素、中间变量、时变型混杂因素、碰撞节点变量及工具变量，将风险因子和混杂因素作为协变量纳入模型，同时避免纳入中间变量、碰撞节点变量和工具变量，但对于时变型治疗或混杂等复杂情况，可能需要调整中间变量和碰撞节点变量，对额外引入的偏倚，应注意采用合理的统计分析方法进行控制。在实际应用中，当部分因果结构已知时，协变量的选择方法可以基于相关疾病和治疗领域的背景知识，对所有观测到的、可能与结局相关的基线变量，已知的结局相关危险因素，以及治疗或结局的所有直接起因变量都进行调整。另一类协变量选择方法是基于高维自动变量选择的方法，从数据中经验地学习变量间的相关关系，筛选出与处理因素和（或）结局变量相关的变量作为协变量。

上述两类方法可以结合使用，即首先利用专业经验知识，确定一个变量集合，然后使用适宜的经验学习方法，从中筛选出纳入最终分析模型的协变量。这样做的优点是限制了对经验学习的依赖性，在减少混杂效应的同时减少了过度调整的风险。需注意的是，协变量的选择过程必须是公开、透明的。

2. 多变量分析

多变量分析方法是在治疗结局评价中最常见的控制混杂因素的统计分析方法。我们在多变量分析模型的选择上需要根据研究目的、研究设计类型、暴露因素（或治疗方案）的特点、结局变量及混杂因素选择合适的统计模型，常见的多变量回归模型见表 7-4。

表 7-4　根据暴露因素和结局变量的信息选择常见多变量回归模型

结局变量	单次测量		重复测量
	独立样本	聚集性样本	
二分类结局变量	Logistic 回归	多水平 Logistic 回归、GLMM、GEE、条件 Logistic 回归	GLMM、GEE
连续性结局变量	线性回归	多水平线性回归、GLMM、GEE	GLMM、GEE
生存时间	Cox 比例风险回归	方差-校正 Cox 模型、共享脆弱模型	
累积或计数数据	泊松回归	多水平泊松回归	

注：GLMM（generalized linear mixed model）为广义线性混合模型；GEE（generalized estimating equations）为广义估计方程

在应用这些模型时，需注意以下事项：①确保模型的基本假设在研究数据中是成立的；②确保变量的结构与分布满足模型的要求；③纳入研究对象的数量足够满足模型中需要估计的参数所需的例数，如一般研究对象的数量至少为协变量个数的 20 倍，发生结局事件的患者数量至少为协变量的 10 倍；④考虑模型中的重要因素与结局事件是否存在非线性关系。

3. 倾向评分

倾向评分定义为在观察到的协变量条件下，观察对象接受某种处理（或暴露）的概率，可以综合概括所有已观测到的协变量的组间均衡性，是一种适用于暴露常见而结局罕见的研究，或有较多结局变量的情况下对混杂效应的调整的方法。通常可采用倾向评分匹配法、倾向评分分层法、逆概率加权法，以及将倾向评分作为唯一协变量纳入统计模型进行调整分析等方法进行因果效应估计。

利用倾向评分进行因果效应估计时，需要判断与倾向评分接近的患者在不同组间的协变量分布是否均衡、不同组间倾向评分分布的重合性如何。对于重合性不好的情况可以考虑补救方案，如限制研究对象的范围为各组倾向评分分布的重叠区域，但应注意由此引发的目标人群变化可能导致因果效应估计结果不适用于原始目标人群。需注意的是，倾向评分匹配方法只能对已知的观测到的协变量进行调整，对未知或未观测到的协变量需要借助敏感性分析进行评价。另外，传统回归方法与倾向评分匹配法各有利弊，前者不能保证研究的协变量一定均衡，后者可能会导致样本量减少，因此进一步的敏感性分析是非常必要的。

4. 疾病风险评分

疾病风险评分与倾向评分的作用相似，是一个基于所有协变量的综合指标，定义为假定无暴露和在特定协变量条件下，发生结局事件的概率。估计疾病风险评分的方法一般分为两类：一类是利用研究样本的所有观测值进行拟合，将暴露（设值为无暴露）与协变量作为自变量，研究结局作为因变量，得到相应的 DRS 预测值；另一类是仅利用无暴露的样本估计疾病风险评分，然后将所有研究样本的协变量取值代入疾病风险评分模型，对所有研究样本计算相应的疾病风险评分预测值。

对于结局事件常见但处理（暴露）因素罕见或者可能存在多重暴露的研究，疾病风险评分方法是一种较好的选择，能够平衡不同组间样本的基线疾病风险。对于处理（暴露）因素多水平，且部分水平较罕见的情况，建议选择疾病风险评分方法而非倾向评分方法。

5. 工具变量

上述多变量分析、倾向评分和疾病风险评分等方法只能控制已测混杂因素，对未知或无法测量的混杂因素无法调整。工具变量能够控制未观测到的混杂因素，进而估计出处理与结局的因果效应，不涉及具体地对混杂因素/协变量的调整。如果某变量与处理因素相关，并且对结局变量的影响只能通过影响处理因素实现，同时与暴露和结局的混杂因素不相关，那么该变量可以称为一个工具变量。

使用工具变量最大的难点在于找到合适的工具变量。首先，工具变量必须与暴露和结局所有观测到或未观测到的混杂因素不相关。其次，工具变量对结局不能有直接影响，除非通过处理至结局的通路间接作用于结局。最后，工具变量必须与研究的处理因素相关，而且相关性越高越好。可采用二阶段最小二乘估计等方法，利用工具变量进行因果效应估计。

（三）缺失数据考虑

缺失数据在 RWS 中通常难以避免，不仅结局变量可能缺失，协变量也有可能缺失。在进行主要分析前，应先尝试分析数据缺失的原因。通常缺失数据按缺失机制可以分为三种情况：完全随机缺失、随机缺失和非随机缺失。三种数据缺失机制假设通常均无法直接检测，只能通过对数据收集过程的描述和理解来说明其合理性。对于缺失数据，用正确的方法进行填补和分析是避免偏倚和信息损失的有效手段，恰当的填补方法应根据缺失机制和临床问题建立相应的假设来确定。但在现实中，难以确定最佳的或唯一适用的缺失数据处理方法，也没有任何方法可以得到与原始完整数据一样的稳健无偏估计。应对缺失数据的最佳策略，关键在于研究的合理设计和实施。

（1）完全随机缺失，指数据缺失的概率与所有已测或未测的协变量及结局变量均无关。对于完全随机缺失，可以只对数据完整的样本进行分析。

（2）随机缺失，指在给定的已测协变量取值和结局变量条件下，数据是否缺失是随机的，与潜在结局无关。对于随机缺失，可以构建统计模型进行预测填补，如多重填补、传统回归模型方法、马尔科夫-蒙特卡罗链（Markov-chain-Monte-Carlo，MCMC）、全条件定义法等。

（3）非随机缺失，指数据的缺失概率与缺失值本身有关，同时可能与已测协变量及结局变量有关。对于非随机缺失，可利用模式混合模型方法，分别对缺失数据和非缺失数据构建不同的统计模型进行分析。

此外，还有单一值填补方法，其优点是原理简单、易于操作，缺点是即使在随机缺失条件下也不能保证结果正确有效，且没有考虑缺失值的变异性，因此一般不建议用于主要分析。在可能有协变量缺失的观察性研究中，对不同缺失模式可考虑使用一些常规统计方法，包括完整数据分析法、多重填补法和倾向评分法。

（四）敏感性分析

各种因果推断方法均有各自的适用条件和假设，需要针对这些假设进行敏感性分析，以期对因果推断结果的稳健性进行评价。常见的敏感性分析包括：①暴露因素的不同定义方式（连续或分类）；②不确定的混杂因素的影响；③分析数据集选择的人群是否存在选择偏倚；④研究结局的定义；⑤多种不同的研究设计；⑥不同的统计学分析方法；⑦不同的缺失数据处理方法；⑧不同来源数据库的数据质量对结果的影响（矛盾数据的处理方法等）；⑨模型中采用不同的数学函数形式（如非线性模型）；⑩违背模型假设时可能产生的影响。

（五）偏倚的定量分析

关于偏倚的定量分析，应保证分析过程透明、可信，一般采用以下步骤。

第一，结合因果结构模型和观测数据，以鉴别可能的偏倚。

第二，利用含有假设的因果图计算偏倚的大小及其对因果效应解释的影响。

第三，结合研究目的和偏倚模型，利用偏倚参数的分布来评价偏倚的大小和不确定性。

最后需要特别说明的是，对于分析结果的解释，应尽可能全面、客观、准确、充分，不能仅强调统计学意义，更要注重临床实际意义；不仅要看最终的结论，还要看形成该结论的整个证据链的逻辑性和完整性；不仅要看整体结论，也要关注亚组效应；不仅要控制已测或可测的混杂因素，还需控制潜在未测或不可测的混杂因素。此外，对各种可能偏倚和混杂的控制和影响需要给予尽可能详尽的阐述。

第二节　真实世界研究的设计、实施

一、观察性研究

近年来，基于 RWD 开展观察性研究，为治疗结局评价提供的证据日益增多。但基于 RWD 开展观察性研究时，不同来源的大数据质量可能存在一定程度的不确定性，同时研究涉及的关键要素可能与研究本身的定义存在不一致，因此严谨、科学、全面的研究设计有助于提高真实世界研究中因果推断的真实性、降低潜在偏倚风险。

（一）明确研究目的

采用 RWD 开展观察性研究时，应考虑研究证据在未来医疗决策中拟回答的问题，明确研究目的。采用 RWD 开展临床结局评价一般是针对上市后的药物、医疗器械或已存在的诊疗策略。采用 RWD 开展观察性研究适用但不局限于以下场景。

（1）致死致残风险高的疾病，有一种效果比较明显的药物。出于伦理学考虑，对其临床干预效果进行评价时，一般不适合设计安慰剂或空白对照，可采用观察性研究比较患者接受治疗与未接受治疗时的疾病结局。

（2）在真实医疗环境下，某种疾病存在几种"有效"的药物或治疗决策，其治疗方案分配与病情严重程度相关，当随机分配可能存在伦理争议时，可采用观察性研究比较某种治疗与阳性对照之间的临床结局。

（3）针对超说明书用药的情况，需要提供该药针对新的症状、不同剂量水平或新的用药人群是否真正有效安全的证据。

（4）真实医疗实践中，存在不同药物治疗剂量时，需要提供不同药物剂量的有效性与安全性证据。

（5）真实医疗实践中，已形成不同联合用药模式时，需要比较不同联合用药模式的疗效与安全性。

（6）当研究暴露或结局事件较罕见时。

（二）构建研究问题与研究假设

明确研究目的后，根据相关的前期基础阐明研究假设对开展治疗结局评价是至关重要的。建议重点考虑构建研究问题的四要素，即 P（人群）、I（干预）、C（对照）、O（结局）是否可以在已有 RWD 的基础上成立。

（三）评估数据库与研究问题的匹配度

无论是基于既有健康医疗数据建立的数据库，还是基于前瞻性收集的登记注册数据库，在设计研究方法前均需对 RWD 与研究问题的匹配度进行初步评估，以帮助研究者选择适用的研究设计类型，保证研究的可行性（详见本章第一节第六部分）。

（四）常见研究设计类型的选择

研究者可以根据研究目的、数据库与研究问题的匹配程度，选择不同的研究设计，必要时可以同时选择多种研究设计（详见本章第一节第三部分）。

（五）纳入标准

一般来说，严格的纳入标准加强了研究本身的内部有效性，宽泛的纳入标准会提高研究结果的广泛代表性或外部可推性。可能很难做到研究结果内部有效性和外部可推性的两全其美，在设计阶段，如何纳入患者需要在临床医生和流行病学家等合作下共同完成评估资源和操作的可能性，平衡研究的内部有效性和外部可推性。

1. 研究对象

（1）筛选目标疾病患者。

基于数据库筛选研究对象，需要明确符合目标疾病诊断的指示指标，除了诊断编码外，还需要考虑是否需要构建算法，根据多个变量共同定义目标疾病患者，对金标准检查结果、患者其他就诊情况、指示药品处方等多种信息进行综合分析。此外，应对以上算法进行验证，以提高研究对象筛选的准确度。

（2）选择首次干预病例。

在真实世界研究中，首次干预病例可以是新诊断病例，也可以是在停止干预足够长时间后的再次干预者。真实医疗环境中，如果没有限定研究对象为首次干预病例时，可能将那些之前曾接受干预，但因不能耐受或效果不好而放弃干预的患者定义为"非暴露组"，从而引入错分偏倚，高估疗效。所以选择首次干预病例是控制选择偏倚的一种有效途径。

（3）暴露相关时间点。

与研究对象和暴露定义有关的时间点主要包括：①暴露期，起始干预时间和终止干预时间之间的这段时期，起始干预时间和终止干预时间可根据数据库中的信息来确定。②诱导期，干预开始到累积暴露剂量达到起效水平时的时间跨度。③风险期，初次干预暴露诱导期后开始起效或可能发生安全事件的时间跨度。④宽限期，第一次计划干预到开始干预之间，受试者可能因为其他原因而推迟干预。这时，一般会考虑定义宽限期，如将在这一治疗观察期加宽限期的时间跨度内，有连续2次干预记录者定义为连续干预，若超过此时间跨度无连续2次干预记录者定义为停止干预。例如，假设一次干预周期为2周，宽限期定义为7天，那么从某次干预记录日期开始，将21天内连续进行2次干预的人群定义为连续用药，从而可以计算暴露人群干预暴露的时长。⑤洗脱期，在干预过程中，如果研究不局限为首次干预病例时，应该明确定义洗脱期，即在定义的干预使用时间之前的足够长时间内没有进行过相关干预。

（4）样本量。

无论是回顾性观察性研究，还是前瞻性观察性研究，研究对象均是根据特定的纳入和排除标准从已有或者新建的数据库中选取的，因此样本量取决于数据库中满足纳入和排除标准的研究对象的数量。

然而在 RWS 中，研究者更关注的问题是研究的检验效能计算，即有了一定数量的样本，有多大把握能够发现治疗方案的阳性结果。因此，尽管研究者不需要过多考虑患者的样本量，但依然需要进行给定样本量的效能计算，主要计算流程为在给定统计学检验水平和样本量的情况下，根据研究可能产生的几组效应值来计算该数据所能提供的效能。需要注意的是，预定效应值的设定应考虑研究中最小的具有临床意义的差异。

（5）尽量减少可能失访的人数。

在采用 RWD 开展观察性研究时，如果失访率过高，不仅会影响研究结果的真实性，更可能导致研究无法按计划完成。为了确保有足够多完成治疗的病例，可以考虑筛选在接受本研究治疗前，在足够长时间内持续有医疗保险或就医行为记录的人群。但是需要注意的是：在设计观察性研究时不应仅纳入接受满疗程治疗的患者，否则，可能会将那些因实际治疗无效的病例错分到对照组而导致疗效被高估。

（6）明确病例纳入研究次数。

明确在此研究中，每个病例仅纳入 1 次，还是根据不同时期的具体暴露情况多次纳入研究；与之相对应，选择对照人群进行匹配时，应考虑是否采取可放回重复匹配。

2. 暴露

（1）定义。

对基于 RWD 的观察性研究，在定义暴露时尽量避免错分偏倚是至关重要的，因此，研究者需要参考数据库已有变量来建立暴露定义的算法，并对算法的准确性进行验证。

第一，定义是否接受研究关注的干预。根据数据库中的干预编码或干预名称，建立算法，对数据库中以不同形式呈现的干预均给予统一编码；同时考虑是否采用多个变量来共同定义研究干预措施。注意分析数据库中体现的干预是否可以覆盖患者可能暴露的所有干预，考虑不同医院或区域来源的患者是否会通过其他渠道接受研究关注的干预。

第二，定义干预暴露时间。RWS 的研究者需要明确基于日常处方还是直接通过干预指导来推断干预时间，同时收集可以反映干预量的相关信息，包括持续时间、累计干预量以及是否为新近暴露，即是目前接受干预者、首次接受干预者、最近接受干预者，还是之前接受干预者。

第三，评估是否存在停止干预、交换和沾染等行为。一般情况下，如果两次干预之间的时间跨度超过计划的时间周期跨度和干预宽限期的时间跨度之和，会被定义为存在停药行为。应该明确每日干预量的记录方法、干预计划覆盖持续的时间以及用以规定干预特征（如交换、停止干预、持续干预和沾染等）的宽限期长度。

第四，根据数据库中的信息，如干预方法、干预量、干预频次等变量计算累积暴露剂量。

无论如何，基于已有数据库开展观察性研究，无法避免暴露信息的缺失，从而影响干预暴露的定义，导致错分偏倚。因此，可以设计不同算法来定义暴露，并针对不同的暴露分类进行敏感性分析。

（2）分组。

研究应事先充分分析在真实医疗环境下可能影响干预措施分配的相关混杂因素，再根据数据库中是否包含这些信息决定模拟基线随机分配的策略。常用的增加组间基线可比性的方法有以下两种。

一是限定暴露组与对照组的关键特征，如建议考虑只纳入首次接受治疗的患者。此外可以从研究对象的性别、年龄、基线时疾病的严重程度等关键特征进行限制。

二是采用匹配。由于真实世界数据库一般有较大样本量，因此可以根据暴露人群的基线特征，采用匹配的原则从数据库中筛选基线可比的对照，且不限制暴露组与对照组的匹配比例。

3. 结局

一般情况下，RWS 数据中关于结局的判断不是通过盲法评价等方法来完成的，因此无法保证所有结局判断的准确性，但是可以完善相关研究设计尽量提高结局判断的准确性。

（1）在开展真实世界观察性研究时，尽量选择客观存在的终点指标。

（2）在构建研究结局筛选的算法时，应关注随访时间设计的合理性。原则上，目标临床结局的发生时间与干预实施之间应有足够长的时间间隔（与疾病的自然进程相比较）。如果在干预实施后的很短时间内即发生结局，此结局可能与干预无关。如果没有加以区分的话，可能引入新的偏倚。同时，应区分目标临床结局是疾病本身的进展结果，还是因干预而发生的结果。

（3）研究者应根据实际情况开发定义研究结局的算法，并对其判断的准确性进行验证，然后再在研究中采用。

（六）随访

在设计基于 RWD 开展观察性研究时，合理定义随访起始时间是至关重要的，因为研究对象的基线情况应在随访起始时满足选择标准而不是在其后，研究结局的测量也是在随访开始后发生的，而不是之前。在真实世界研究中，可能存在两种情况：①在满足入组标准的唯一时间点开始随访，如首次接受干预；②研究对象可能存在多个时间点均能满足入组标准，如接受着某种干预的患者。为了控制两组研究对象随访起始时间不同而引入的偏倚，可以考虑采用以下处理方法：如果原始数据是按照定义好的随访时间间隔收集的，如某些正在实施的队列研究，每两年常规随访一次，那么可以针对满足研究对象纳入和排除标准的时间基线，随机取一次时间，将其定义为随访开始时间；如果原始数据收集没有事先定义的随访时间间隔，如临床随访的慢性病患者，可以将随访起始时间定义为距离上一次治疗时间间隔最大的那一个时间点，以保证患者经历足够长的药物洗脱期。

（七）统计分析

由于 RWD 的复杂性，事先制订统计分析计划对于获得准确的研究结果十分重要，常见的统计分析方法详见本章第一节。在进行真实世界观察性研究统计分析时，可重点考虑以下几个方面：①原始数据清洗的步骤与方法；②是否在两个及以上数据库之间，使用个体水平、机构水平或其他数据进行数据链接，链接的方法及对其进行质量评价的方法与结果；③如何处理缺失数据；④如何调整基线不可比；⑤是否进行亚组分析或检测交互作用；⑥如何控制混杂；⑦是否进行敏感性分析。

（八）潜在偏倚及控制

基于 RWD 设计观察性研究来评价治疗结局，除了观察性研究涉及的常见偏倚类型外（表7-3），还存在特有的偏倚类型，如：已有数据库中不包含已知的混杂因素（混杂因素缺失）或者以替代变量的形式被纳入研究中时引入的混杂效应，替代变量是否造成差异性错分对研究结果意义重大。通常采用敏感性分析，比较结果的一致性来达到控制混杂的目的。

此外，疾病的共诊断及竞争性死因也是造成死因相关真实世界分析结果偏倚的重要原因。事实上，流行病学研究中常用的偏倚控制措施广泛适用于真实世界研究。针对潜在的偏倚，研究者需要在研究的设计阶段、实施阶段及分析阶段进行识别，并预先制定相应的控制措施。

二、实效性随机对照试验

（一）研究目的

一般情况下，进行实效性随机对照试验（pRCT）的目的是评价某种干预措施在常规临床实践中的效果，为临床或卫生政策决策提供证据。

（二）研究的设计类型

1. 常见的 pRCT 设计类型

详见本章第一节第三部分。

2. 设计类型的选择

通常为了获得真实世界环境下评价干预措施的最佳证据而采用 pRCT 设计，而 pRCT 中选择哪一种设计类型则主要基于研究目的、研究问题和研究条件来考虑。①从研究效率的角度来说，研究设计以简单高效为宜，一般优先考虑采用 ipRCT。②如果干预或对照措施实施个体间可能出现干扰或沾染，则应考虑采用 cRCT，即以群组的方式进行干预或对照。③当研究只能分阶段先后实施时，可考虑采用 swRCT 设计。swRCT 是一种自身对照设计，但也应考虑干预措施是否利大于弊、干预疗程与常规治疗长短是否影响患者病情和有无延迟效应等因素。④可根据实际情况的需求考虑加入适应性设计。比如，采用期中分析或成组序贯设计的 ipRCT。适应性设计除了统计学、伦理上的优势之外，因其设计上的灵活性而对增加药物评价结果的外推性有一定优势。比如，适应性富集设计的试验有可能既能评价预定人群的效果也能观察到相应亚组人群的效果。若 pCRT 中采用适应性设计，应事先计划和充分权衡其优点和局限。

（三）研究场所

pRCT 选取研究场所时，通常应考虑研究场所与干预措施应用的卫生机构的相似程度，即通常应考虑从研究结果可能被应用的类似卫生机构中选取研究场所，这样的环境能提供该干预措施直接适用的信息，从而有助于决策者选择是否实施该干预措施。因此，pRCT 实施的场所和环境一般是使用常规疗法的普通医疗机构、基层医院、诊所，而不仅仅是三甲医院、专科特殊诊所或专科医疗机构。但应注意的是部分疑难杂症、罕见病等的研究则只能在特定的大型综合性医院或专科医院展开。

（四）研究要素的设定

1. 研究对象

从实效性角度考虑，试验结果应更具外推性，研究对象应更广泛并切合临床实际情况。患者的招募条件也应尽量与干预措施的实际应用环境相吻合。但在实际临床治疗过程中，超适应证干预的情况也普遍存在。超适应证干预的患者是否需要纳入研究，应当根据研究目的及研究结果应用的政策环境来确定。

2. 干预措施

pRCT 所研究的干预措施应已获得效力证据，在此基础上再开展干预措施在现实环境中应用的效果研究。不少情况下，pRCT 中的研究措施叠加于常规治疗之上。

pRCT 中干预措施的执行通常灵活性和可变性更大，但研究者仍应对试验中改变干预量、更换干预措施或停止干预措施等做出必要的限定，也应描述试验中比较的各干预措施，包括干预量、干预频率、疗程等。在采用叠加设计时，研究方案中应同时明确常规治疗或标准治疗方法及合并干预或辅助干预的具体干预特征。在艺术疗法干预中，卫生技术人员因素通常也会对干预结果带来重要影响，必要时 pRCT 中也应对卫生技术操作者给出适当的限定条件。

3. 对照措施

pRCT 对照的选择要考虑临床实际情况，通常以常规治疗、标准治疗或公认有效的治疗措施为对照，且这些常规医疗保健措施应是医生已熟练掌握和应用的。一般不采用安慰剂、假针刺及其他安慰措施作对照。伦理原则允许的话可以采用无治疗作为对照，但必须在现实环境下进行。

在研究设计阶段，研究者可通过调查疾病治疗模式来了解所在研究环境中最常用的干预措施，并根据具体研究目的和所要回答的实际问题来选择对照措施。

4. 结局指标

pRCT 结局指标的选择通常需要注意以下几点：①根据研究的具体目的进行选择，可包括安全性、有效性、生存质量等；②一般强调以病人为导向的临床结局，常常包含与患者日常生活相关的整体健康获益的结局，通常测量干预的远期疗效、功能变化、生存质量、卫生经济学指标及远期终点事件等；③真实世界环境中容易获取和评测的结局指标，一般以只需要对研究者进行基本培训和解释即可操作为宜。

5. 干预单元

干预单元是试验中的随机化单位，指试验中干预措施的作用对象（也是随机分组的对象），因实际情况不同而有个体和群组之分。通常干预对象以个体为单位进行观察，但当干预措施和对照措施在不同组别的个体间容易出现干扰时，就应采取以群组为干预单位的方式。

6. 随访

在研究方案中应明确指出试验中的随访次数和周期安排，通常 pRCT 的随访频率低于传统 RCT，但可能高于现实诊疗过程中临床医生对患者的随访频率。研究者需要在鼓励患者积极参与以提高数据收集的完整性与尽量减少研究本身对患者治疗依从性的影响使其脱离真实性之间进行综合权衡。

7. 样本量

pRCT 样本量估算主要遵循以下几个原则：①ipRCT 的样本量估算原则与传

统 RCT 无异，结合试验的设计类型、比较类型、对照的选择、主要结局指标的数据属性，对效应量的统计检验提出假设，设定检验参数进行计算，并根据脱落率、依从性等具体情况进行适当调整。②cRCT 和 swRCT 的样本量估算则建议以 ipRCT 为基础，先计算 ipRCT 的样本量，再以各类型研究的设计效应进行调整。样本量的估算，基本上分为两种情形——固定群组大小和固定群组数目进行估算。样本量估算考虑的因素除了干预措施、对照的效应大小及统计学检验参数外，还包括组内相关系数、群组大小、群组数目、结局测量次数和每阶段群组数目（仅限 swRCT）。估算得出总体样本量后，研究者需考虑病人招募、实施难度和费用等方面的情况再适当调整群组数目和（或）群组大小，而群组大小不宜过大或过小，一般以 50 例左右为常见。③因 pRCT 采用了更宽泛的筛选条件和实际临床诊疗方案，可能会产生随机后的混杂，诸如根据个体反应差异调整的治疗方案的多样性等，在研究设计时应考虑适当扩大样本量。

（五）研究的实施

pRCT 的实施涉及的数据管理和质量控制与传统的随机对照试验在基本原则上是一致的，此处将不赘述。但实效性试验的实施在以下方面有不同之处，需要多加注意。

1. 研究者的招募

pRCT 特别是 cRCT 和 swRCT，因是以群组为干预单位，通常招募的研究者（医生）需以整个诊所为单位参加试验。故研究者招募应制定适当的遴选条件，以便保证群组的相对同质性（群组大小、群组特征、群内个体特征、技术水平相近），且在试验过程中应采取适当激励措施保持研究者对试验的兴趣。另外，参加试验的研究者应熟悉常规治疗措施的操作或实施，以配合试验的顺利开展。

2. 研究对象的招募、筛选和入组

在 ipRCT 中，研究对象的招募、筛选和入组与传统 RCT 没有明显区别。但在 cRCT、swRCT 中研究对象以群组方式招募入组，应注意同时满足事先制定的群组和个体的遴选条件。在研究实施中，研究者还需指明患者招募的方式和流程，应尽可能避免因招募方式和流程设计原因导致的选择偏倚。

3. 研究对象的随机分配

研究对象采用随机分组是 pRCT 的必备设计要素，但因干预方式不同而会有所区别。在 ipRCT 中，研究对象以个体为单位进行随机分组和接受干预处理；而在 cRCT 和 swRCT 中，研究对象以群组方式进行随机分组和接受干预处理。当干预和对照措施在不同组别的个体间容易相互干扰时，应以群组为单位进行随机分组，配对、分层随机和简单随机的方法可用于 cRCT 的群组分配。

4. 研究随访

pRCT 一般需进行结局的多时点测量，随访时间较长，在实施时应使随访的数据尽量简单、明了和易于获取，通常可利用电话、邮件、疾病登记系统、电子医疗记录等手段进行随访数据采集。

（六）数据收集、管理与质量控制

1. 数据收集

在 pRCT 的设计阶段，应明确需要收集哪些数据、如何收集数据、哪些数据可从电子病历系统收集、哪些应通过访视收集。对从电子病例系统中收集的数据应注意以下几点：①应事先验证电子病历数据的准确性和完整性。充分了解各种电子信息系统来源的数据特征，若预估某项数据准确性低或缺失比例较高，可能对结果造成较大影响时，应通过前瞻性访视收集该项数据。②当从不同的电子信息系统收集数据时，各个系统的互联互通或兼容性是应该考虑的因素之一。条件允许的话，应该考虑按照统一的数据标准进行收集、转换和集成，应用通用的医学编码字典或系统，可提高数据采集、共享和分析的效率。③所有与目的相关的数据都应该尽量收集，且尽可能分类和细化，这有助于理解和说明干预措施在现实环境中的可应用性。

2. 数据管理和质量控制

数据管理和质量控制是试验的重要环节，pRCT 中这一环节的实施难度更大，因此在其设计和实施阶段，需要注意以下原则：①数据管理活动包括但不限于试验的稽查与监查、不良事件的监测与报告、数据问题的纠正、偏倚预防措施的制定等。②采用电子数据采集系统、临床试验管理系统进行数据的收集和管理时，应确保系统可靠、数据可溯源和数据安全。③质量控制活动还包括研究培训，实施的组织，数据采集表或病例报告表等试验文件的编制、测试、调整、确认，以及组织机构和配备资源等。④在承担试验的机构、组织的现有质量保证和质量控制体系下，建立试验内部数据管理小组，制订数据管理计划、试验过程相关的各项标准操作规程、涉及特定项目的质量管理文书，以及明确指派数据管理小组或相关组织、研究者、监查员、数据管理员并确定其相应的职责，并在试验过程中严格执行，必要时可委托合同研究组织承担数据管理、数据质量控制的任务。⑤pRCT 干预措施通常与患者的常规治疗相似，通常无须设置数据与安全监查委员会，但若在 pCRT 中采用适应性设计，则数据与安全监查委员会有时是必需的；对于存在特殊安全性的试验，如纳入受试者为潜在弱势人群（如儿童、孕妇等），也应考虑设置数据与安全监查委员会。

（七）统计分析

1. 基本原则

统计分析应预先制订计划，包括协变量调整、缺失数据处理、中心效应分析、群组效应分析、统计模型拟合分析等均应有事先规定，计划外的补充分析也应该给出合理解释。

pRCT 的统计分析与传统 RCT 的基本原则一致，即采用意向性治疗分析原则，使用全分析集作为主要分析数据集。同时，进行符合方案的集分析、亚组分析和敏感性分析等。

2. 数据分析

（1）ipRCT：分析原则、内容及方法与解释性试验类似，具体分析方法详见本章第一节。

（2）cRCT：在效果比较时可采用固定效应模型估计组内相关系数、群组效应和时间效应等。分析也应考虑群组层面和（或）个体层面的协变量调整。试验中，个体层面数据的分析可采用混合效应模型、多水平/层次建模技术，以便可以同时考虑群组、个体水平和组间特征的影响。贝叶斯层次建模方法也可采用，该方法可获得干预效应的合理区间估计，并提供对群组效应和模型参数的稳健估计。如采用贝叶斯层次建模方法，应事先说明为主要分析而提出的先验分布的来源和结构。

（3）swRCT：可从横向和竖向两个角度进行分析。横向分析是比较干预条件下从对照转到干预的前后时期的结果，而竖向分析是在连续交叉点之间的时间内比较群组分配至干预组或对照组的组间差异结果。应着重考虑主要分析在于干预与对照群组的比较，若可行，可增补群组转换对照和干预的前后时期的比较分析。实际上，多数试验采用群组随机效应模型进行分析，且不管是否有统计学意义均调整时间效应的影响，并将横向和竖向比较的信息纳入干预效果的分析中。

第三节　真实世界研究的实例[①]

一、明确研究目的

（一）提出临床问题

精神分裂症是一种严重的精神障碍，每 100 人中就有 1 人在其生命的某个阶

---

① Crawford M J，Killaspy H，Barnes T R E，et al. Group art therapy as an adjunctive treatment for people with schizophrenia：Multicentre pragmatic randomised trial[J]. BMJ，2012，344(7847)：e846.

段受到影响。除了幻觉、妄想等阳性症状外，许多人还会出现不同程度的精力和动力的丧失，注意力受损，以及其他的阴性症状。尽管用抗精神病药物治疗可以减少精神分裂症的阳性症状，并降低复发的可能性，但对阴性症状的影响却很小。为了进一步改善精神分裂症患者的健康和社会结果，心理社会干预措施被广泛地与药物结合起来使用，而且有几种干预措施已被证明是有效的。有人认为，对于患有严重精神障碍的人来说，艺术治疗比其他治疗方法更有优势，因为使用艺术治疗可以帮助人们更好地了解自己，同时抑制可能压倒他们的强大情感。很少有人尝试研究集体艺术疗法作为精神分裂症患者的辅助治疗的有效性，但一项试点试验的结果表明，它可能有助于使精神分裂症的消极症状在临床上得到重要的缓解。

（二）确定研究目的

评估团体艺术疗法对精神分裂症患者的临床效果，并测试其益处是否超过积极控制治疗。

二、研究实施

（一）研究对象

1. 纳入标准

18 岁或以上，有精神分裂症的临床诊断（依据病例记录对照操作性标准对确认），符合条件的参与者在从住院治疗至出院后才会被纳入；提供参与研究的书面知情同意书的人。

2. 排除标准

严重认知障碍的人；英语能力不足以完成基线评估的人；已经在接受艺术或其他创造性治疗的人。

3. 研究场所

英格兰和北爱尔兰四个社区的精神健康和社会护理服务中心。

4. 纳入流程

由在住院部或社区团队、日间中心、康复和住院部工作的健康和社会护理的专业人士确定了潜在的参与者。英国心理健康研究网络的研究人员和临床研究官员会见了那些口头同意接触研究的人，评估资格，提供书面和口头信息，并获得了他们的书面知情同意书。

（二）随机分组和盲法

在完成基线评估后，参与者通过阿伯丁临床试验单位提供的独立和远程电话随机化服务进行随机化。我们使用了按场所分层的混合区块。区块大小为3~6，随机分配至艺术治疗结合标准护理、活动干预结合标准护理及标准护理三个试验组中。

参与者和临床工作人员都知道研究参与者被分配到哪个试验组，但所有的访谈都是由对分配状态保密的研究人员进行的。在最后一次随访结束后，研究人员被要求猜测参与者被随机分配到哪个组。

（三）干预措施

1. 干预内容

（1）艺术治疗：艺术治疗是按照英国艺术治疗师协会的指南进行的，旨在加强自我表达，改善情绪健康，并帮助人们发展更好的人际关系。患者可以接触到一系列的艺术材料，并且他们被鼓励使用这些材料自由地表达自己。艺术治疗师通常采用一种支持性的方法，提供同理心和鼓励。在这个框架内，治疗师采用了特定的治疗干预措施，认为其适合个人需求和环境。这种方法与对复杂干预措施进行实用评估的建议保持一致，并鼓励个体治疗师灵活应用治疗原则，以适应参与者的需要。

（2）积极控制治疗：积极控制组鼓励研究对象集体商定活动（包括玩棋盘游戏、看DVD并讨论DVD以及参观当地的咖啡馆）。禁止使用艺术材料。小组调解员被要求避免探究参与者的想法和感受或提供心理治疗干预。

2. 干预频次

艺术治疗每周都有90分钟，平均为期12个月；活动干预也是每周一次，平均为期12个月。

3. 质量控制

（1）所有的艺术治疗和积极控制都由一名接受过试验和干预培训的工作人员或志愿者共同主持。

（2）在试验的治疗阶段，艺术治疗师和活动小组主持人每月都会接受具有相关专业知识的高级从业人员的小组监督。

（3）研究小组的一名高级成员会对每次督导的记录进行审查，并向督导者提供反馈，说明他们是否遵守了各自干预措施的商定准则。

（四）结局指标

1. 主要结局指标

随机化分组后24个月时评估的整体功能（使用全球功能评估量表测量）和精

神分裂症的症状（使用阳性和阴性综合征量表测量）。

2. 次要结局指标

12 个月时测量的整体功能和精神健康状况，以及在随机化分组后 12 个月和 24 个月时评估的小组出席率、社会功能（使用社会功能问卷测量）、对处方药的依从性（使用莫里斯基量表测量）、对护理的满意度（使用客户满意度问卷测量）、精神健康（使用一般健康量表测量）和与健康有关的生活质量[使用欧洲五维生存质量量表（EQ-5D）测量]。

（五）样本量

样本量是基于在 24 个月时，在随机接受艺术治疗的人和随机接受积极控制治疗或标准护理的人之间，检测出 6 分（SD 为 10）的全球功能评估量表的最小临床显著差异。考虑治疗师集群的膨胀系数为 2.22（基于 8 个参与者或治疗师和类内相关系数为 0.175）和 20% 的随访损失，最终计划招募 376 名参与者。

（六）统计分析

所有的主要统计分析都是采用意向性治疗原则进行的。使用回归或平均归纳法对缺失的基线数据进行归纳。使用协方差分析，调整结果的基线值、地点、性别和年龄，研究随机进入三个试验组的人之间的平均得分差异。所有次要结果都以类似方式进行分析。

为了考虑数据的聚类结构，采用了不同的混合效应模型进行敏感性分析，包括一个两级异方差模型（允许各组内方差不同），以及一个三级模型（研究中心为三级，研究地点为二级）。该方法假定，如果病人不接受治疗，分配到的治疗的效果对结果没有影响。由于没有数据表明一个人需要参加艺术治疗的最低次数才能从这种干预中获得益处，假定它与参加治疗的次数成正比，并对地点、性别和年龄进行调整，那么所有的 P 值都是双侧的，当小于 0.05 时被认为是显著的。

三、研究结果

（一）纳入研究的基本情况

在 2007 年 2 月至 2008 年 8 月，总共有 649 人被评估为研究对象。其中，417 人被随机选中，361 人（87%）在 12 个月内被随访，355 人（85%）在 24 个月内被随访（不参与和失访原因均在流程图中列出，本部分未提供原始研究流程图）。

研究参与者的平均年龄为 41 岁，平均病程为 17 年。除了 15 人正在服用抗精神病药物，134 人在随机化之前的 12 个月内曾接受过一段时间的住院治疗。各组的失访率相似，失访的原因也没有什么不同（死亡、退出、失去跟踪）。在 7 例死亡中，有 4 例是自杀或疑似自杀。此外，还有 3 例严重不良事件的报告，1 例是接近死亡的故意自我伤害事件，2 例涉及对他人的伤害。这些事件与本研究中的干预措施无关。完成随访的参与者的基线特征与未完成随访的参与者相似，但失访率因研究中心而异。当研究人员试图在最后一次随访后猜测分配状态时，几乎一半的猜测是正确的（$n=119$，48%）。被分配到艺术治疗的人参加了 0 到 51 个小组，而被分配到对照组的人参加了 0 到 45 个小组。86 人被随机分配到艺术治疗组，73 人被随机分配到积极控制治疗组，且每人至少参加了一个小组。在参加一个或多个小组的人中，随机参加小组艺术治疗的人的中位数水平较高（$P=0.04$）。对于艺术治疗组和积极控制治疗组来说，从随机分配到某人参加他或她的第一个小组的中位数延迟是 61 天。录音的内容显示，艺术治疗组和积极控制治疗组的监督会议在各研究中心都是以一致的方式进行的。

（二）主要结局指标

在两年的随访期间，精神分裂症的总症状在减少。在试验组之间没有发现主要结果的差异。随机接受艺术治疗的人和随机接受标准护理的人在全球功能评估量表上的调整后平均差异为 0.9（95% CI：$-3.8\sim2.1$，$P=0.57$），在积极和消极综合征量表上的调整后平均差异为 0.7（95% CI：$-3.1\sim4.6$，$P=0.71$）。随机接受艺术治疗的人和随机接受积极控制治疗的人在全球功能评估量表上的调整后平均差异为 1.1（95% CI：$-4.0\sim1.8$，$P=0.47$），在阳性和阴性综合征量表上的差异为 3.1（95% CI：$-0.7\sim6.9$，$P=0.11$）。24 个月时的全球功能评估得分在各研究点之间几乎没有聚类（类内相关系数为 0.06），但各研究点之间在阳性和阴性综合征量表上的得分差异很重要（类内相关系数为 0.47）。数据的聚类结构拟合的混合模型都没有显示出组间主要结局指标的显著差异。

（三）次要结局指标

在 12 个月和 24 个月时，幸福感、对护理的满意度或其他次要结局指标没有明显的差异，但与随机接受小组艺术治疗的人相比，被转到积极控制治疗小组的人在 12 个月和 24 个月时的精神分裂症阳性症状较少（调整后的平均差异为 1.4，95% CI 为 $0.1\sim2.6$，$P=0.03$）。对工具性变量的分析表明，参加艺术治疗小组与整体功能或精神分裂症症状的改善没有关系。

四、研究结论

研究结果表明，将已确诊的精神分裂症患者转诊到团体艺术治疗并没有改善他的整体功能、精神健康或其他健康相关结果。后续研究可以关注艺术治疗对精神分裂症住院患者的影响或者其他针对精神分裂症患者的创造性疗法的临床疗效。

五、案例剖析

本研究值得借鉴的几个亮点：①实行严格的干预质量控制方法控制干预实施人员偏倚。干预过程中对于干预实施人员不仅进行培训、测试，还让他们每月接受具有相关专业知识的高级从业人员的小组监督，并核查督导记录以确保干预计划的严格实施。②用广泛的纳入标准（多中心的确诊为精神分裂的社区成年人）来评估干预措施是否能帮助大多数精神分裂症患者，以确保研究结果的外推性。③干预方案的制订贴近临床实际。该研究中提供的艺术治疗的方法与全英格兰艺术治疗师的全国性调查中在各地广泛使用的方法相同。④对于失访数量、理由进行了细致的记录，提高了研究的透明度。⑤在开展 pRCT 前，撰写了研究计划书，详细描述了研究方案，并在相关平台进行了注册（ISRCTN46150447）。

综上所述，RWS 可以在真实临床环境下评估治疗措施对患者健康的影响，可以为 RCT 研究结果提供有力的补充，但是 RWS 所需样本量相对较大，数据异质性强，混杂和干扰因素多，对研究设计和统计方法的要求比传统研究更高。如何更好地开展 RWS 研究以提供更高质量的真实世界证据是未来关注的重点。

第八章　随机对照试验

RCT 作为传统临床研究方法的代表和循证证据的基石，是临床试验中论证强度最高的试验方法，被视为临床证据的"金标准"。近几十年来，RCT 作为评价医学干预效果最理想的设计类型，在疾病预防、治疗、康复、药物研发、药物经济学评价等方面应用广泛，其研究结果可靠，科学性强，重复性好，组间均衡性好，排除了许多混杂偏倚，保障了结果的真实性，可为临床实践和卫生决策提供真实的科学依据，引导临床医务人员在实践中做出正确的决策。

第一节　随机对照试验的定义与分类

一、定义

RCT 是采用随机分配的方法，将符合条件的研究对象分为试验组与对照组，使非试验因素在组间尽可能保持均衡，分别接受相应的处理措施，然后通过一定时间的随访观察，比较组间结局指标的差异，从而确认试验效果的一种试验性研究。

二、分类

1. 根据研究目的分类

临床试验研究根据研究目的可分为解释性临床试验和实用性临床试验两种类型。解释性临床试验是衡量不同干预方案在理想状态下对严格符合受试条件的受试者的干预效能，评价的是"效力（efficacy）"，其内部真实性较好，而外推性较差。实用性临床试验是在真实或接近真实的医疗环境下衡量不同干预措施的干预效果，评价的是"效果（effectiveness）"，具有外推性优势。同样，RCT 根据研究目的可分为解释性 RCT（exploratory randomized controlled trial，eRCT）和实用性 RCT（pRCT）。eRCT 指传统的 RCT，适用于回答干预措施在理想条件下是否真正有效（效力）的问题，是验证"因果关联"证据等级最强的研究类型，是药物上市前或上市后效力评价的最佳设计。pRCT 是一种真实世界研究的设计类型，采用随机、对照的设计，比较临床实践中不同干预措施的结果（如实际效果、比较效果、安全性、成本效益等），适用于回答干预措施在实际条件下效果大小的问题，是对复杂干预、中医药治疗、上市后药品、医疗器械等进行效果评价的最佳设计。pRCT 研究人群的异质性较大，通常不采用盲法，且随访时间长，相较于 eRCT 更容易受到随机后混杂偏倚的影响。

2. 根据研究设计分类

从设计的角度，RCT 通常分为平行设计 RCT、交叉设计 RCT、阶梯设计 RCT、析因设计 RCT。

（1）平行设计 RCT：指采用随机分配的方法，将合格的受试对象随机分为两组或多组，分别给予要评估的干预措施和对照措施，在同一周期内完成干预，对比组间结局指标的差异。平行设计 RCT 是最为经典也是应用最多的一类 RCT 设计类型。

（2）交叉设计 RCT：指采用随机分配的方法，将合格的受试对象随机化分组，通常是分为两组，然后对两组受试对象使用两种不同的干预措施，治疗后经过洗脱期，将两组干预措施互换，使每个受试对象都先后接受两种干预措施，最后对比两种干预措施结果的设计方法（图 8-1）。交叉设计 RCT 在实施过程中需要有足够长的洗脱期将第一阶段干预措施的残留效应消除，而在洗脱期内，两组受试者都不能接受任何可能会对所观察的结局产生影响的处理措施。交叉设计 RCT 兼有 RCT 和自身前后对照试验的优点，所需样本量少，但其应用范围有限，仅适用于慢性病程、反复出现的病症。

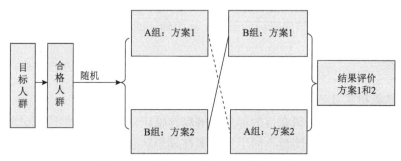

图 8-1　两阶段交叉设计 RCT 模式示意图

（3）阶梯设计 RCT：是一种特殊的 cRCT，多用于"利大于弊"的干预措施（如免疫接种、筛检、健康教育等），干预措施是在一定时间内按照顺序实施的，即在每一个时间段均会有新的群组接受干预，不同群组接受干预的顺序是随机分配的，在随机分配结束时所有群组都将接受干预，通常不设置专门的对照组。以一个分 5 个阶段进行干预的阶梯设计为例（图 8-2），实施步骤为：先将研究对象分为 5 个群组，编号为 1～5，将干预时间划分为 5 个时间段，通过随机化方法确定各个群组接受干预的顺序，如 4、2、1、5、3。按照此顺序，第 1 个时间段，编号为 4 的群组开始接受干预，其余群组处于"等待干预"的状态；第 2 个时间段，编号为 2 的群组开始接受干预，此前已经接受干预的编号为 4 的群组继续接受干预，其余群组处于"等待干预"的状态；以此类推，至第 5 个时间段结束时，所有组都成了干预组。

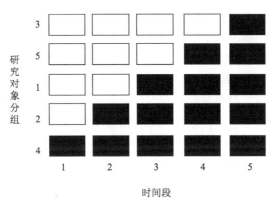

图 8-2　阶梯设计 RCT 原理示意图
注：黑色框表示正在或已经接受干预，空白框表示尚未接受干预

（4）析因设计 RCT：主要用于多因素、多层面的复杂干预研究。多阶段优化策略（multiphase optimization strategy，MOST）是用来指导构建、优化和评估多因素干预的方法学理论之一，通过规范的优化流程来不断促进高质量的多因素干预项目形成，从而为患者提供最经济有效的多因素干预项目。在筛选有效干预要素时，通常选择完全或部分析因设计。完全析因设计的特点在于将每个干预要素的不同水平与其他干预要素的不同水平匹配进行检验，但当干预要素数量较多时，通常需要进行多次检验，如 6 个干预要素，每个干预要素有 2 个水平，则需要进行 64（即 2^6）次检验。部分析因设计的特点在于研究者可根据研究目的筛选部分干预要素的水平来进行检验，不需要在不同水平上比较所有干预要素，更为经济、高效。

3. 根据统计假设分类

从统计假设的角度，RCT 可以分为优效性 RCT、非劣效性 RCT、等效性 RCT。

优效性 RCT 指研究假设为试验干预优于对照干预，且试验干预的效应与对照干预之差应大于最小临床意义差值（minimal clinically important difference，MCID）。非劣效性 RCT 指新干预方案的效果与原有方案效果的差异小于 MCID，即两种干预方案的差异没有临床意义。等效性 RCT 指新干预方案与原有方案的效果差不多，即新方案的效果与原有方案的效果的差异既大于-MCID 又小于 MCID。

4. 其他特殊类型

（1）cRCT：不同于多数 RCT 以个体为随机分配单位，在一些特殊情况下，如某些干预很难以个体为单位进行施加或者容易发生"沾染"，以单个个体为分配单位不合适时，则以多个个体组成的小群体（如一个家庭、一对夫妇、一个乡镇等）作为分配单位，将其随机地分配入试验组或对照组，分别接受相应的措施，进行研究。cRCT 所需样本含量较大，结果分析方法与一般 RCT 的统计分析方法有差异，应采用基于整群随机分组的统计分析方法。

（2）非等量随机对照试验（unequal randomized controlled trial）：在 RCT 研究中，1∶1 的分配比例通常能使试验把握度最大化，因此多数研究者选择 1∶1 作为试验的分配比例。但在某些情况下，如新药疗效验证时，由于病人来源和研究经费有限而研究者希望尽快获得结果，可能会将研究对象按一定比例（通常为 2∶1 或 3∶2）随机分配入试验组或对照组，属于非等量随机对照试验，但应注意比例达到 2∶1 是降低把握度的最低限度。

（3）N-of-1 RCT：是基于罹患慢性疾病的单个个体，进行一种多轮、多阶段 RCT，以确定多种治疗措施中哪一种对该患者有效，从而避免服用多种药物，减少浪费以及避免误服某些无效甚至有害药物，属于比较实效研究（comparative effectiveness research，CER）。方法是将所有"有效"的药物与其安慰剂配对，以每对药物为一个单位，采用随机分配的方式决定每对药物的使用顺序；对每对药物，同样以随机分配的方式决定试验药物和安慰剂的使用顺序；进而根据药物疗效发生和达到稳定所需的时间来决定药物的观察期，所有试验药物的观察期应保持一致，通常采用双盲法，以利于试验结果的评价。N-of-1 RCT 是一个自身作为对照的双盲、随机、多次交叉的试验，适用于慢性复发性疾病，如心绞痛、偏头痛、支气管哮喘等，也适用于药物筛选，探讨何种药物有效。

第二节　随机对照试验的现状与发展

1946 年，英国医学研究委员会首次将 RCT 应用于临床研究评价治疗措施的疗效，评价了链霉素治疗肺结核的疗效，结果显示链霉素治疗优于常规治疗，此研究成果于 1948 年发表在《英国医学杂志》上，为全球第一篇 RCT 论文，被公认为世界临床试验史上的里程碑。此后，RCT 开始逐渐被英国临床医生所接受，随后受到美国的青睐。第二次世界大战后，美国开展的 RCT 大幅增多。1970 年，美国食品药品管理局规定新药审批必须有 RCT，随后越来越多的国际监管机构开始在药物审批中要求 RCT，RCT 逐渐成为全球金标准。20 世纪 80 年代初，临床流行病学家已将 RCT 视为医学知识的金标准。我国首篇介绍 RCT 研究的论文是苏德隆教授在 1953 年发表于《中华医学杂志》上的，介绍了由英国医学研究委员会结核病化学治疗试验委员会开展的关于异烟酸酰肼治疗肺结核的 RCT 研究，为国内学者提供了方法学参考。此后，RCT 逐渐被国内学者应用于医学研究领域。1982 年，陈可冀等在《医学研究杂志》上发表了我国中药领域第一篇 RCT 研究论文，评价了中药注射剂治疗心绞痛的效果。自第一个中药 RCT 发表以来，RCT 被广泛应用于制药领域，已有数万篇与中药复方相关的 RCT 研究报告陆续发表。2008 年，由钟南山院士牵头、国内 22 所医院共同完成的一项大型多中心随机安慰剂平行对照研究发表于英国《柳叶刀》杂志上，并荣获年度优秀论文奖。该研究评估了羧甲司坦对慢性阻塞性肺疾病急性发作的作用，是国内医学界影响较大的 RCT 研究。近半个世纪以来，随着相关理论和方法的日趋成熟，RCT 被广泛应用于临床研究中，为疾病预防、治疗和康复提供了大量高级别的临床证据。到了 21 世纪初，RCT 被公认为评价临床疗效的标准方案。

当前所应用的 RCT 研究方法大多属于解释性临床试验，是样本量太小的局部性研究，衡量一种干预方案在理想状态下对严格符合受试条件的受试者的干预效果，其内部真实性较好，但外推性较差。随着大数据时代的到来，RWS 已日益成为医疗卫生领域关注的焦点。基于 RWD 的观察性研究存在诸如混杂因素、偏倚等影响，给因果推断带来了困扰，pRCT 融合了随机化和 RWD 的特征，可较好地控制混杂和偏倚，其研究结果可为干预措施效果或比较效果评价提供最佳的真实世界证据，可最大化研究结果的适用性与普遍性，同时能大幅度降低研究成本。如基于登记/注册研究的随机对照试验（registry-based randomized clinical trial, rRCT），它是一种利用现有的高质量登记/注册平台，以新的监测形式将 RCT 嵌入电子病历的数据收集结构中，以有效应用此平台进行病例记录、数据收集及随访的临床研究方法，其本质是以登记/注册研究为基础的 pRCT。TASTE 试验是全球首例基于登记/注册平台数据的多中心、前瞻性、随机、开放性研究，其成功实施证明 rRCT 是一种高成本效益的研究方案。rRCT 凭借低经济成本、可充分利用现有数据、研究环境贴近真实世界、高依从率等优点在实际研究中能够弥补传统 RCT 的短板，同时融合传统 RCT 和观察性研究的优势。另外，现代医疗卫生保健正经历从经验医学向循证医学转变的过程，并逐步转向个体化或精准医疗，来自传统 RCT 的通用数据的适用性将受到严格审视，人们亦会更趋向于注重实效的方法。在 RCT 研究过程中，实现随机化的理想是期望受试者按方案进行，然而在实际实施过程中经常会出现有偏好的受试者，导致受试者不愿意接受随机分配的干预方案。为了纳入具有个人偏好的患者，目前已经衍生出了多种患者偏好随机对照试验的设计方案，注重"以人为本"，使用随机分配和患者偏好相结合的方式开展试验。2008 年，英国医学研究理事会在更新《复杂干预设计及评价框架》

中，将患者偏好随机对照试验推荐为研究"复杂干预"的方法。另外，当前实施科学备受关注，旨在填补研究证据与临床实践之间的鸿沟。实施科学研究是基于临床真实环境下开展的研究，旨在促进基于证据的干预措施向临床实践转化。在实施性研究中运用 RCT 一直是实施科学家思考的问题，目前已经涌现出了多种新方法，RCT 的设计也变得越来越多样化，如 MOST、多重方案随机序贯试验、阶梯设计整群随机试验等。2019 年，我国 RWD 与研究联盟（China REAL）工作组制定了《实效性随机对照试验的技术规范》，为开展高质量的 pRCT 提供了技术指导。吕志杰等在中国知网、万方数据库、Web of Science 中检索了自建库以来至 2021 年 7 月 31 日国内学者发表的 pRCT 相关文献，共检索到 196 篇，最早发表的中文文献和英文文献分别发表在 2002 年和 2008 年，2020 年的发文量最多（22 篇），研究热点主要集中在中医临床试验综合方案、真实世界研究中的临床试验、循证医学和药物经济学 4 个领域。pRCT 作为一种灵活的临床研究方法，在国外已被认可并较多地应用于临床，在国内临床试验应用中正逐年增多。

第三节　临床试验的注册与实施

一、注册

临床试验的注册是 2004 年由国际医学期刊编辑委员会（International Committee of Medical Journal Editors，ICMJE）提出并实行的一种制度，要求干预性临床试验在开始之前，即第 1 例研究对象被纳入之前，就要在规定的网站上注册。注册不仅有利于减少重复性研究，保障临床研究的质量，还能减少发表偏倚。自 2005 年 7 月 1 日起，全球诸多顶级期刊就明确提出仅发表经过注册的临床试验报告。2006 年，李幼平等学者在《第二军医大学学报》上发表了"创建中国临床试验注册和发表机制的联合宣言"，越来越多的国内医学期刊从 2007 年 1 月 1 日起优先发表已注册的临床试验报告，并逐步过渡到只发表已注册的临床试验报告。截至 2021 年 12 月 3 日，ICMJE 认可的注册平台共有 20 个。在中国使用较广泛的是美国临床试验注册中心（https://www.clinicaltrials.gov）、中国临床试验注册中心、世界卫生组织国际临床试验注册平台。

临床试验方案设计在开展临床试验的过程中至关重要，科学、详尽、清晰的临床试验方案是保证临床试验顺利开展，并获得科学、可靠和准确结果的重要前提。在实践过程中，许多 RCT 的研究方案往往存在不足。目前，已建立公认的临床试验方案规范指南（standard protocol items: recommendations for interventional trials，SPIRIT），该指南列举了在临床研究方案中必须包括的 33 个条目，希望通过提高临床研究方案的完整性，促进高质量临床研究方案的制订。

此外，临床试验方案也可以在正式出版的刊物上发表，如英国独立出版社（BioMed Central）旗下的期刊 *Trials*，但发表的前提之一是必须有注册号。

二、实施

（一）研究者的招募

研究者是实施临床试验并对临床试验的质量和受试者的安全及权益负责的人。无论是 eRCT 还是 pRCT，研究者必须经过资格审查，具有临床试验的专业特长、资格和能力，尤其是多中心的 RCT，通常需要在多个单位招募研究者开展试验，故研究者招募应该制定合适的遴选条件，确保研究者的相对同质性，并对研究者进行统一培训。在试验过程中应采取适当激励措施保持研究者对试验的兴趣，指定一名主要研究者对试验实施负总责，并作为各试验中心之间的协调人，保障试验的顺利开展。

（二）研究对象的招募

在招募研究对象时，研究者需通过明确研究对象的纳入和排除标准、设定招募场景、估算研究的样本量等方式来定义研究人群，注意研究对象的代表性、依从性、伦理符合性等问题，还需指明患者招募的方式和流程，尽可能避免因招募方式和流程设计原因导致的选择偏倚。

纳入和排除标准规定了研究对象应当符合的条件，研究者应根据研究目的和具体条件，制定合理的纳入和排除标准。纳入标准是根据研究问题所界定的目标总体，通常从临床疾病特征（如疾病诊断、分型分期）、社会人口学特征（如年龄、性别）等维度进行制定；排除标准是依据研究问题所定义的不能参与研究的人群，它不是纳入标准的互斥条件，是在研究对象符合纳入标准的基础上具有一些特殊情况，如研究对象具备某些影响研究的特征（精神疾患、妊娠、治疗禁忌证等）、失访可能性较高、存在伦理安全风险等应当排除的条件。若纳入标准宽松，研究结果容易推广到临床实践，但入选研究对象的同质性较差且所需样本量大。若纳入标准严格，研究对象的同质性好，但结果推广受限，尤其对于一些罕见病或因纳入标准严格导致研究对象来源困难时，研究者应权衡利弊，制定合适的标准，既保证研究的科学性，又照顾研究的实际可操作性。一般而言，eRCT 为了控制混杂因素，研究对象筛选条件较为严格，以保障研究对象的同质性，而 pRCT 在遵循研究对象选取的可比性、代表性原则的基础上，尽可能使研究对象的条件贴近临床实际情况，研究对象的筛选条件一般较为宽泛，以期增加其结果的外推性。

招募场景是招募研究对象的场所或招募的方式，常见的招募场景有综合性医院、专科医院、社区基层医院、临床研究机构，以及从医院的电子数据记录中收集。在不同场景使用相同的纳入和排除标准，那么招募到的研究人群往往存在很大差别。比如，在三甲医院和社区医院就诊的患者可能存在疾病严重程度、患者经济情况等方面的差异，应根据研究问题设定合适的招募场景。通常，pRCT 所选择的研究场所往往贴近临床真实环境，而 eRCT 为了探讨特异性疗效，会尽可能避免混杂因素对研究结果的影响，往往选择试验性更强的研究场所。如国外研究者开展的"针刺治疗经期偏头痛的 eRCT"选择了 1 所专科的偏头痛门诊，而"针刺治疗慢性头痛的 pRCT"选择的是 12 家普通诊所，前者的治疗结果更理想化，而后者的治疗结果更现实。

样本量估算是指为满足统计的准确性和可靠性计算出研究所需的样本量的过程。研究者在开展 RCT 时应正确计算样本量，样本量过小不能保证得出的研究结论的可靠性，样本量过大则会造成不必要的人力、物力和财力等浪费，同时增加了研究的难度。RCT 样本量在估算时，需明确：①RCT 设计类型（如平行设计、交叉设计、阶梯设计、析因设计、整群设计等）；②研究的检验假设（差异性检验、优效性检验、等效性检验、非劣效性检验）；③RCT 的组别及分配比例；④主要结局指标及预期效应值；⑤统计参数，包括检验水准、检验效能、单侧还是双侧检验、允许误差 δ 等。研究者根据 RCT 设计类型、主要结局指标类型、RCT 组别分配比例等选择相应的样本量计算公式，或采用 PASS、SAS、nQuery Advisor 软件、免费在线工具 Power and Sample Size 等来计算样本量，然后还需要根据预估的脱落率进行调整，最终的样本量=计算的样本量/（1-脱落率），脱落率要求≤20%。

受试者招募是 RCT 中一个普遍需要考虑的问题，招募不力会导致试验把握度不足、研究对象没有代表性、放弃继续试验以及浪费资源。未能达到预期的样本量使许多 RCT 丢盔弃甲，既往几项对试验注册数据的分析证明了此问题很普遍。经验证据表明，开放标签设计（受试者不设盲）、选择性退出策略（除非明确拒绝，否则将与所有潜在参与者联系）、电话联系和经济激励措施可以提升招募率。社交媒体和智能手机的应用程序可能会在将来成为重要的招募工具。

（三）研究对象的随机分配

随机化原则是临床研究的基本原则之一，包括随机抽样（random sampling）和随机分配（random allocation）两种形式。随机抽样也称为概率抽样，指符合标准的研究对象都具有相同的机会被选择进入研究，可提高样本对总体的代表性。在临床研究中，当研究者无法知晓目标研究人群的总体数量时，如研究对象在门诊或病房分散就诊的研究，就难以开展随机抽样。随机分配是指纳入研究的合格对象以同等的机会进入试验组或对照组，避免受到研究者或受试者主观意愿的干扰。RCT 不限制必须进行随机抽样，但要求做到随机分配。RCT 中"随机分配"的成功实施应包括 2 个同等重要的步骤，即产生不可预测的随机分配序列和分配方案的隐藏，2 个步骤必须同时正确、无偏倚实施，方能达到真正随机分配的目的。

RCT 常用的随机分组方法包括简单随机分组、区组随机分组、分层随机分组。①简单随机分组方法适合于小规模研究的随机化分组，对随机化序列不强加任何限制的随机化过程，包括抛硬币法、掷骰子法、抽签法、查随机数字表法、通过计算机产生随机数字的方法等。其中，抛硬币法、掷骰子法及抽签法简单易行，但因存在随机过程不能重现、不适用于大样本研究等缺陷限制了其应用，故 RCT 常用查随机数字表法和通过计算机产生随机数字的方法进行简单随机分组。②区组随机分组是先将研究对象分为若干区组，每一区组的研究对象数一般按组别的固定倍数来确定，然后在每一区组中再进行随机分配，既可使组间的人数相同又保证了随机化。③分层随机分组是根据研究对象的重要临床特征或影响研究结果的某些主要因素如性别、年龄、病情、有无并发症等先进行分层，然后再在各层中按随机的方法（优先考虑区组随机分配法）将研究对象分配到试验组和对照组，可提高组间的均衡性。分层应遵循最小化原则，将分层因素控制到最低限度，否则分层过多，会造成组内研究对象过度分散。

随机分配方案：隐藏指随机分配受试对象的过程中，受试对象和选择合格受试对象的研究人员不能预先知道分配序列，避免选择偏倚。1995 年 JAMA 杂志上发表的关于分配隐藏的文章表明，没有分配隐藏，随机分组就等于随意分组，偏倚可高估治疗效果达 40%。分配方案隐藏方法包括使用按顺序编号、不透明且密封的信封，中央随机系统（通过电话或短信与试验办公室联系），药房控制的随机（由药房准备药物或研究产品），编号/编码的容器，刮卡法等。

2009 年发表于 Trials 杂志上的一项研究显示，1994 年 1 月至 2005 年 6 月被中国知网数据库收录的国内 3 137 篇 RCT 研究论文中，仅 6.6%（207 篇）运用了恰当的随机分配方法，多数 RCT 研究论文没有对随机化序列的产生及分配方案隐藏进行适当描述。正确描述随机分配过程应包括 4 个要素：①如何产生随机分配序列（具体方法）？②谁产生随机分配序列?③谁保存随机分配序列?④如何获取随机分配序列（如信封保存者在确定患者符合入选标准并记录其基本信息后，按照就诊顺序将相应的信封交给选择患者的研究人员拆封等）？

（四）干预因素的设定

干预因素是研究者根据研究目的，主动对研究对象施加的诊断、治疗和行为指导等措施，是整个试验的灵魂。在 RCT 研究中，干预措施可为药物干预、非药物干预或其他健康管理措施。设定干预因素应遵循《世界医学协会赫尔辛基宣言》的伦理原则，确保其对研究对象的公平性、安全性、可获益性。在研究方案中，首先需要明确研究对象所接受的干预措施的具体内容，给出详细的定义或规定。例如，干预措施是药物时，应给出药物通用名、商品名、生产厂家、批号。其次，要给出干预措施的具体操作方法。例如，开展上述"针刺治疗经期偏头痛的 eRCT"时，要明确针刺的穴位、刺激手法和频次、治疗时间、治疗次数等信息。在 eRCT 的研究方案中应详细描述干预因素的每一个细节内容，做到非课题组内人员根据描述可以实施完全一样的干预措施，保证研究因素的可复制性。鉴于临床治疗的复杂性，干预措施的起效并不完全归因于特异性疗效，eRCT 并不适用于评价复杂干预措施的疗效，这时往往会采用 pRCT，其在评价干预措施疗效时，强调结合临床实际操作特征，对干预措施的设定具有一定的灵活性。例如，开展上述"针刺治疗慢性头痛的 pRCT"时，只规定针刺穴位总数不能多于 12 个，治疗师可以根据辨证和经验自行选取穴位，治疗时长共 3 个月，治疗频次无明确规定。鉴于 eRCT 与 pRCT 对干预因素的设定有不同的要求，研究者应根据实际研究问题来设定干预方案的具体信息。

（五）对照措施的设定

对照原则是临床研究的基本原则之一，即设立与试验组条件具有可比性的一组研究对象（对照组），接受某种与试验组不一样的干预措施，目的是用以与试验组结果进行对照性比较，以消除非干预措施的影响，有效地评价试验措施的真实效果。随机对照是目前科学性最好、论证强度最高的一种对照方式。

在 RCT 研究中，根据对照组的处理措施常分为有效对照（active control，亦称标准对照或阳性对照）、空白对照（no-treatment control）和安慰剂对照（placebo control）3 种。有效对照即以目前临床公认的有效处理方法（如治疗某病常规、有效的治疗方法）施予对照，然后与试验组干预措施的效果相比较，是临床治疗性研究中最常用的对照方法，较少引起伦理学及医德方面的问题。空白对照即对照组在试验期间不给任何处理，仅对其进行观察、记录结果，并与试验组的效应进行比较，仅用于病情轻、稳定，即使不给任何治疗也不会导致病情恶化的疾病。安慰剂对照即在试验期间给予对照组没有真正治疗或致病效应的安慰剂，目的在于消除主观因素的影响，便于实施盲法，主要用于病情轻、稳定，或目前没有有效治疗方法的疾病。选择安慰剂对照或空白对照时，应注意伦理学问题。在 RCT 研究中，通常设置有效对照、空白对照进行比较得出的是干预措施的治疗效果，而设置安慰剂对照进行比较得出的是干预措施的疗效效力。

在 RCT 研究中，根据研究的设计方案常分为同期随机对照（concurrent randomized control）、自身对照（self-control）、交叉对照（cross-over control）。同期随机对照即将研究对象随机分配入试验组和对照组，试验组和对照组的研究同步进行，保证组间基线的可比，应用范围广。自身对照是指以受试者本身作为对照，可以是受试者本身治疗前后的对比（自身前后对照），也可以是选择同一个受试者的不同受试部位进行同期对照（自身同期对照）。自身前后对照指受试者在试验的前后两个阶段，分别接受两种不同的干预措施，最后比较两种措施的效果，一般在前一阶段干预结束时应有洗脱期，避免前一阶段的携带效应对后一阶段产生影响，主要适用于慢性反复发作性疾病的治疗性研究。交叉对照指将两组研究对象分 2 个阶段进行试验，第 1 阶段，一组接受 A 措施，另一组接受 B 措施，间隔一段洗脱期后（一般不超过 2 周），在第 2 阶段，两组接受的 A、B 措施互换，最后对比 A、B 两种措施的效果。交叉对照主要限于慢性复发性疾病。

（六）盲法

盲法是临床研究的基本原则之一，为避免研究者、研究对象、评估者（包括疗效评估者和数据分析者）等的主观心理作用造成的不真实结果。根据"盲"的对象不同，一般可分为单盲、双盲、三盲等类型。单盲是指研究一方（研究对象或研究者）不知晓具体分组和所接受的措施。单盲的优点是简便易行，能减少因研究对象主观因素对研究结果造成的影响，缺点是不能消除研究方主观因素造成的影响。双盲是指研究对象和试验执行者（干预措施执行者及结果测量者）均不知道研究对象的具体分组情况和研究对象接受的是何种干预措施。双盲是临床试验最常用的一种盲法形式，可有效避免研究对象和试验执行者主观因素对试验结果的影响，但在管理上缺乏灵活性，不适用于危重患者。三盲是指研究对象、试验执行者和资料分析与报告者三方均不知道受试者分组情况及接受的是何种干预措施，全部采用编号密封，它可避免双盲法在资料分析阶段的测量偏倚与报告偏倚。三盲可以使信息偏倚减到最小的程度，使评价结果更真实，但设计复杂，执行难度较大，常因沾染、补偿等问题而难以坚持。在 RCT 研究中，研究者应根据研究设计、干预措施的属性等综合考虑，合理选择盲法设置。

（七）评价指标的选取

RCT 研究在选择评价指标时应重视指标的真实性和可靠性。真实性即要重视指标的灵敏度和特异度，可靠性即要重点考虑指标的可重复性。eRCT 注重评价特异性疗效，往往需要客观、量化的终点结局指标或者实验室结局指标，pRCT 着重评价整体效果或非特异性疗效，侧重于关注患者自我报告的结局（如主要症状的改善情况、生存质量的提升程度等）、疾病进程中的总体评价等综合指标。在选取结局指标时，要注重客观结局指标与患者自我报告结局的综合应用。评价指标不宜太多，一定要区分主要结局指标和次要结局指标，主要结局指标的选择至关重要，直接关系研究的样本量和价值，甚至可以影响研究的成败。评价指标的设置需要结合研究目的、临床价值、可行性、可负担性等进行综合权衡，一般只设置 1 个，如需多个，则应根据假设检验的要求，制定恰当的总 I 类错误率的控制策略，并在样本量估计时给予充分考虑。

结局指标的评估应详细说明测量的方法（优先采用公认的测量方法，技术难度不宜过大）、测量人员的资质要求，必要时还需详细说明测量的环境等。在研究设计允许的情况下，建议对结局指标评价人员施盲，以避免主观倾向、心理暗示等因素造成测量偏倚。对于血压等易于测量的指标，可采取多次测量，取平均值的方式降低测量误差。

（八）统计分析

eRCT 与 pRCT 的统计分析的基本原则一致，一般遵从意向性分析（intention to treat，ITT）原则，使用全分析集（full analysis set，FAS）作为主要分析数据集。同时，进行符合方案分析（per-protocol analysis，PP）、亚组分析和敏感性分析等。ITT 分析，或称为 "as randomized" 分析，被定义为干预分配的比较效应，不考虑实际干预的接受情况，仅关注干预随机分配的效应。ITT 分析最大的优势在于保留随机化，因此估计出的 ITT 效应不被混杂因素影响。当依从性保持在较高水平时（如 80% 及以上），ITT 分析是非常好的统计方法。然而，当依从性处于较低水平（如 80% 以下），或当试验不再保持双盲，或当试验为有效对照等情况时，ITT 分析可能存在非常严重的缺陷。FAS 指尽可能按照 ITT 原则，所有随机化的受试者以合理的方法尽可能少地排除受试者，部分受试者退出或被排除导致的数据缺失，可以通过末次观察值结转法（last observation carried forward，LOCF）进行数据填补并在数据统计分析中说明。PP 分析是符合研究方案的受试者数据集合，一般由完成了预先确定的治疗量、主要变量可测定、无重大方案违背的受试者组成。数据统计分析应优先使用 FAS，特别是对于采用优效性设计的临床研究，应用 FAS 的分析结果更加保守和稳健。统计分析应预先制订计划，包括统计学分析的软件、统计学描述、统计学推断、检验水准、单侧检验还是双侧检验。统计分析前，应盲审确认每位受试者所属的分析集，并用文件记录将受试者排除在各分析集之外的理由。对发现的不一致结果，应给予解释，计划外的补充分析也应给出合理解释。

（九）伦理学考虑

RCT 的研究方案需获得医疗卫生机构伦理委员会的批准，研究实施时需要对研究对象规范地进行知情同意和签署书面知情书，并注明签署日期。

（十）质量控制

为保障 RCT 研究的顺利开展，须在研究设计、实施、资料统计分析、结果报告等阶段开展全流程的质量控制。RCT 质量控制的核心内容是采取措施避免或降低研究过程中可能会出现的偏倚，主要包括选择偏倚、信息偏倚和混杂偏倚。严格实施随机分组，执行随机分配方案隐藏，是 RCT 研究中降低选择偏倚的主要措施。在 RCT 研究实施、结果测量及数据分析过程中严格遵循盲法原则可有效降低实施偏倚及测量偏倚。pRCT 在大多数情况下不适合对研究者及研究对象实施盲法，因此应尽可能对其他研究参与人员施盲（如结局评价者、统计分析者），同时考虑未使用盲法对结果造成的影响。混杂偏倚的控制关键在于研究设计阶段，研究者应根据经验及既往的研究结果来分析可能的混杂因素并进行限制或匹配，遵循随机化原则对研究对象进行分配，并在统计分析阶段采用分层分析、多因素分析、标准化率分析等措施来控制混杂因素对结果的影响。由于 pRCT 的纳入和排除标准较为宽松，相对于 eRCT、pRCT，其存在混杂偏倚的可能性增加，研究者在研究设计阶段应对混杂因素尽可能进行全面考量。

（十一）研究报告撰写

为了提高 RCT 报告的透明度和质量，1996 年 CONSORT 声明首次发表，用于指导平行设计 RCT 的研究结果报告。CONSORT 声明先后于 2001 年和 2010 年进行了 2 次修订，2010 年版已被诸多医学期刊所采用，成为其评价 RCT 报告质量的主要标准。近年来，研究者以 CONSORT 声明为基础，针对不同类型的 RCT 设计及基于几种特殊的干预措施评价研究，已经推出 CONSORT 声明的不同扩展报告，如 cRCT 的报告规范、N-of-1 RCT 的报告规范、非劣效性和等效性 RCT 研究的报告规范、pRCT 的报告规范、适应性设计 RCT 的报告规范等，详见第六章。

第九章　系统评价与 Meta 分析

第一节　系统评价与 Meta 分析概述

一、系统评价与 Meta 分析的起源[①]

12 世纪，我国著名的哲学家和思想家朱熹通过总结一系列相关的文献来凝练自己的哲学理论，提出了道统论。17 世纪，西方天文学家采用一系列单一数据进行合并，以便得出更准确、可靠的结果。1904 年，卡尔·皮尔逊在研究血清接种对伤寒的预防作用时，鉴于各个研究的样本量太小，可能存在误差和得不到科学、准确、可靠的结论，为此，他对不同研究的数据进行合并。1935 年，英国统计学家罗纳德·费希尔（Ronald Fisher）出版的《实验设计》（*The Design of Experiments*）一书给出了在农业研究中合并多个研究的恰当方法，并鼓励科学家们采用这样的方法比较不同研究之间的差异，并对相似的研究进行合并。威廉·科克伦（William Cochran）对罗纳德·费希尔的方法进行了拓展，采用了加权平均效应合并研究结果。此后，该方法在心理学和教育学研究中得到了广泛应用，但在医学研究领域中没有得到普及。

1976 年，吉恩·格拉斯（Gene Glass）提出了"Meta 分析"这个术语。早在 1974 年，彼得·埃尔伍德（Peter Elwood）就开展了第一个对阿司匹林预防心肌梗死复发效果随机对照试验的评价，但未发现阿司匹林可以减少心肌梗死的复发。随着其他类似研究结论的公开发表，埃尔伍德和科克伦采用 Meta 分析的方法对阿司匹林预防心肌梗死复发的效果再次进行了评估，明确了阿司匹林对心肌梗死复发的预防效果，这一研究结果发表在 1980 年的《柳叶刀》上。20 世纪 80 年代，英国医学统计学家理查德·佩托（Richard Peto）对研究间固定的权重持有异议，认为研究间的结果差异是随机误差造成的。随后，德西蒙尼安（DerSimonian）和莱尔德（Laird）对传统的随机效应模型进行了改进，形成了现在常用的随机效应模型。英国内科医生和流行病学家阿奇·科克伦（Archie Cochrane）指出，进行临床决策的人员并不能够对当前所有的信息进行评估，因此，无法得到可靠的证

---

① 刘建平. 循证医学[M]. 北京：人民卫生出版社，2018.

据。为此，1974 年至 1985 年，阿奇·科克伦带领他的团队完成了 600 多篇系统评价，共收集 3 500 多项临床对照研究。至此，系统评价才被广泛接受。20 世纪 90 年代，制作和更新系统评价的国际组织 Cochrane 协作网成立，进一步推动了医学各个领域系统评价和 Meta 分析的产生。

二、系统评价、Meta 分析、叙述性文献综述的定义与异同

（一）系统评价的定义

系统评价（systematic review，SR）是一种按照一定的纳入标准广泛收集关于某一医疗卫生问题的研究，对纳入的研究进行严格的偏倚风险和证据质量评估，将各研究结果进行定量合并分析或定性分析，以对该问题进行系统总结的研究方法。Chalmers 和 Altman 将其定义为：采用各种方法以减少偏倚和随机误差并将其记录在案和研究报告的方法部分中的一种证据合成方法。美国医疗保健研究与质量局（The Agency for Healthcare Research and Quality，AHRQ）将 SR 定义为临床文献的总结。研究人员就某一特定临床问题，系统全面地收集证据，采用一定的标准评价和总结证据。通过对研究的客观评价和总结，进而解决一个特定的临床问题，SR 也可包含定量数据分析。Cochrane 协作网认为，SR 是采用严格和系统的方法全面收集符合纳入标准的证据，尽最大的可能降低偏倚，以呈现可靠的证据，进而得出可信的结论，以期解决某一特定研究问题。

虽然不同组织对 SR 的定义不同，但 SR 通常包括：制定全面的检索策略和严格的纳入排除标准；评估纳入研究的偏倚风险；对纳入研究资料进行定量或定性分析，获得纳入研究的合并效应量或定性结果证据；估计所获证据的质量，在此基础上形成对临床实践的应用推荐。

（二）Meta 分析的定义

不同阶段，不同组织对 Meta 分析的定义略有不同，详见表 9-1。

表 9-1　不同组织对 Meta 分析的定义

个人/组织名称	Meta 分析的定义
Cochrane 协作网	采用统计方法将不同研究的数据进行合并。这种方法可以充分利用系统评价收集所有的信息，进而增加统计检验的效能。通过采用统计方法合并相似研究，可以提高结果效应量的精确性
美国国家医学图书馆	合并不同独立研究（通常基于发表文献）、总结不同研究结果的统计方法，指导临床实践和科研，以便评估治疗效果和开展新的研究
Himmelfarb 健康科学图书馆（Himmelfarb Health Sciences Library）	是 SR 之一，是一种统计方法，可以系统地合并不同研究的定量或定性数据，进而得到一个具有更好统计学效能和精确性的结论

续表

个人/组织名称	Meta 分析的定义
AHRQ	对不同研究数据进行合并的统计学方法
Salters-Pedneault	一种研究类型，可以对某一个研究问题的所有研究进行分析和合并，进而发现这些研究结果间的一般趋势。可以克服原始研究样本量较小的问题，帮助确定一个研究领域的研究趋势
吉恩·格拉斯	是对一系列研究结果进行统计学分析，进而整合这些研究结果
Crombie 等	合并不同研究的统计学方法，其通过合并两个及以上的随机对照试验来评估治疗措施的临床有效性；Meta 分析可以提供一个精确的治疗效应，且根据纳入研究的大小和精确程度赋予不同的权重

通过比较上述定义，不难发现，Meta 分析首先是一种统计学方法，该方法可以对不同研究的结果进行合并，进而得到一个更精确、统计效能更高的结果。这种统计方法可以对研究结果间的相似性进行定量或定性的评价，可以克服原始研究样本量较小的问题。

（三）Cochrane 系统评价的定义

Cochrane 系统评价（Cochrane systematic reviews，CSR）是 Cochrane 协作网组织制作并在 Cochrane Library 上发表的 SR。它是 CSR 作者在 Cochrane 协作网统一工作手册的指导下，在相应 CSR 工作组编辑部的指导和帮助下所完成的 SR。固定化格式是 CSR 的一个鲜明特点。CSR 的固定化格式使其具有让读者很快找到研究结果并分析其真实性、实用性和潜在意义，易于更新、阅读、出版发行的特点。

（四）系统评价与 Meta 分析的关系

Meta 分析可对多个纳入研究的资料进行合并分析得到定量结果，也可对单个研究进行分析得到统计学效应量结果。并非所有 SR 都必须做 Meta 分析，是否做 Meta 分析要视纳入研究是否具有足够的相似性，如果纳入研究不具有足够相似性，则不进行 Meta 分析，而仅进行描述性的 SR，此类 SR 被称为定性 SR；若纳入研究具有足够相似性，则进行合并分析，此类 SR 被称为定量 SR。

由此可见，SR 可以包含 Meta 分析，Meta 分析可能是 SR 的一部分，但并不是所有的 Meta 分析都是 SR。当收集了一些研究，并进行了数据的定量合并，但研究的收集并不系统、全面，这样就不是 SR。

（五）系统评价与叙述性文献综述的关系

叙述性文献综述（即传统综述）与 SR、Meta 分析一样，都属于观察性研究，是研究者为了解某一领域学科发展现状，通过阅读该领域某一段时期的研究文献，提取并分析研究文献中的结论，评价研究成果的价值和意义，发现存在的问题，对将来的研究方向提出建议，使读者能在短时间内了解这一领域的研究历史、当前进展和发展趋势。系统评价与叙述性文献综述的区别见表 9-2。

表 9-2　系统评价与叙述性文献综述的主要区别

项目	系统评价	叙述性文献综述
研究计划书	预先制订详细的研究计划书	不一定制订研究计划书
纳入和排除标准	制定严格的纳入排除标准	不一定制定纳入和排除标准
文献来源	规定文献来源	不规定文献来源
检索策略	详细	很少有检索策略
质量评价	严格评价	很少评价
数据分析	定量分析和（或）定性分析	定性分析

第二节　系统评价与 Meta 分析的步骤

一、问题的构建

（一）选题原则

选题来源于临床实践，又服务于临床实践，因此选题应考虑其是否具有一定的临床意义。提出问题后，应全面了解该课题背景知识，掌握国内外研究现状，考虑适合做哪种类型的研究。目前，最佳选题产生在临床需要与临床干预措施内在发展逻辑的交叉点上。选题是否恰当、清晰、明确，关系 SR/Meta 分析是否具有重要的临床意义，是否具有可行性，并影响整个 SR/Meta 分析研究方案的设计和制订。

一般来说，SR/Meta 分析选题原则主要有：①需要性原则，SR/Meta 分析选题不仅要紧密结合临床，而且要考虑其研究成果是否能直接为临床疾病的干预提供决策依据。②价值性原则，主要指 SR/Meta 分析关注的临床问题应具有科学研究价值和临床实用价值。③科学性原则，选题必须有科学依据，确定某个选题前应该了解拟选题国内外的研究热点和发展趋势，且选题必须实事求是、符合客观规律、合乎逻辑推理，要做到立论依据充分、研究目标明确、研究内容具体、研究方法及技术路线可行。④创新性原则，选题必须选择别人没有解决或没有完全解决的临床问题，这是选题得以成立的基本条件和价值所在。为了避免选题与别人的重复，在决定对该选题进行 SR/Meta 分析前，应预先检索 Cochrane Library 和国际系统评价注册平台（international prospective register of systematic review，PROSPERO），了解目前是否有发表和正在进行的 SR/Meta 分析。如果有，必须考虑计划撰写的 SR/Meta 分析与已发表或正在进行的 SR/Meta 分析有无不同点和创新之处。

（二）选题注意事项

首先，选题难易要适中，既要有"知难而进"的勇气和信心，又要做到"力所能及"。如果难度过大，超过了自己所能承担的范围，一旦盲目动笔，有可能陷入中途写不下去的被动境地，到头来迫使自己另起炉灶、重新选题，这样不仅造成了时间、精力的浪费，也容易使自己丧失进行 SR/Meta 分析的信心。反之，选题过于简单，不但不能反映出自己的水平，也达不到提高自己的目的。其次，选题大小要适度，应考虑所具有的资源和条件、临床意义和研究质量等问题。选题的范围太宽可能对患者的处理没有帮助，选题的范围太窄可能因所获资料较少而容易受机遇影响，增加出现假阳性和假阴性结果的机会，使结果不可靠，影响研究结果的实用性。

（三）题目构成

干预性 CSR 题目有 4 种格式：①某干预措施治疗某疾病（[intervention] for [health problem]），如抗生素治疗急性支气管炎，这种格式只规定治疗组的干预措施，而不规定对照措施，表示该系统评价包括了所有与治疗药物进行比较的试验；②干预措施 A 与干预措施 B 治疗某疾病（[intervention A] versus [intervention B] for [health problem]），如宫颈上皮内瘤变的及时治疗与延迟治疗，表示该 CSR 只纳入以上所规定的 2 种干预措施的试验；③某干预措施治疗某特定人群或特定地点的疾病（[Intervention] for [health problem] in [participant group/location]），表示该 CSR 只纳入某干预措施与各种干预措施比较的对特定人群或特定点的某病的试验；④以上三种未包括的任何形式，表示研究者可规定任何形式的题目。对于非 CSR 的题目，可依据投稿期刊加以变化，但应注明该题目是基于 RCT 的 SR/Meta 分析。

撰写 CSR 时，为避免重复，首先，题目确定好后填表注册告知 Cochrane 协作网工作小组，确定该题目是否已被注册；其次，专家评审后，确定是否有必要进行该题目的系统评价；最后，如果该题目无人注册且有研究的价值，工作小组将通知你填写有关表格，确定你的注册资格。

二、背景与目的

研究背景主要是阐述为什么要开展 SR/Meta 分析，也就是提出制作 SR/Meta 分析的立题依据。内容应该包括：①拟研究疾病或健康问题的疾病负担（含危害）和重要性；②目前治疗该疾病的干预措施的状况和存在的问题，如果可能，对这些有效干预措施的治疗效果进行综述；③关于当前这些干预措施已有类似的或相关的 SR/Meta 分析的状况及存在的问题，提出本 SR/Meta 分析制作的必要性。

研究目的主要是解答研究假设提出的科学问题，阐明 SR/Meta 分析的主要目的，包括干预措施涉及的研究疾病或健康问题、患者类型以及场所等，如果可能，同时阐述一些具体目标，如不同剂量和疗程等。通常用一句话描述研究目的，这句话应包括干预措施、疾病或/和对象、研究目的。

三、纳入和排除标准

根据所提出的主题制定纳入标准和排除标准。二者的关系为：用纳入标准确定研究的主体，用排除标准排除研究主体中具有影响结果的因素的个体，进一步对研究主体进行准确定义。纳入标准本身具有排除性，即"是此即非彼"。当规定一种疾病为研究目标疾病时，则其他疾病均被排除掉；如果患这种疾病的人同时患有其他疾病或具有某些特征可能对研究结果造成影响，就应该按照针对这些因素及其他因素制定的排除标准将这部分患者排除；如果二者的关系处理错误，可能会因不恰当地纳入了不该纳入的患者而影响研究的准确性。

纳入和排除标准包括：①研究类型。医学研究中的情况极为复杂，结果很容易受多种偏倚影响。虽然各种设计类型的研究都有控制偏倚的措施，但只有 RCT 的控制措施尤为有效。基于 RCT 的 SR/Meta 分析可以获得更为可靠的结果和结论，非随机对照研究往往夸大疗效，为了避免可能造成的误导，需要花大量时间去甄别其质量和偏倚对真实性所造成的影响，所以，一般情况下，如果纳入 RCT 就可以完成 SR/Meta 分析，则不纳入可能造成误导的其他类型的研究。有时候由于 SR/Meta 分析纳入的 RCT 太少，为了获得一些可能有参考价值的信息，如安全性，或者由于伦理或其他原因，不可能实施 RCT 的情况下，也会纳入非 RCT。②研究对象。研究主体是患有某种疾病的特定人群，如果某些因素会给研究造成影响，则排除患有这种疾病且具有这些影响因素的个体。③干预措施。包括规定干预方案，也可对各干预方案的各种比较组合都进行详细的规定。如果在采用规定的治疗药物和对照药物之外，给患者采用了其他药物或治疗措施，则可能因混杂因素影响研究结果，这样的个体需排除。④结果测量指标。主要指标，终点指标和特异性指标作为主要指标时，通常选择 1 至 2 项，如病死率、心血管事件发生率等。还应根据研究目的进行选择，如生存质量对于晚期癌症患者来说，在评估治疗效果时也许是最重要的指标，尽管生存质量中的很多项目为主观指标或中间指标，但仍应将其设为主要指标。次要指标，一般采用主观指标和中间指标作为次要指标。毒副作用或不良事件发生率，SR/Meta 分析既要关注评价干预措施的有效性，也要分析评价其不良事件的发生率，权衡利弊关系，以利决策者对干预措施做出抉择。不良事件发生率可列在主要测量指标中，也可单独列出。

四、资料检索

资料检索的目的是为开展 SR/Meta 分析获取此前所有的相关研究文献，全面、系统、无偏倚的检索对 SR/Meta 分析来说非常重要。资料检索过程中有关证据的检索技术、途径和步骤参考相关书籍。选择检索资源时应该考虑：①综合性文献数据库资源，如 PubMed/MEDLINE、Embase、Cochrane Library、Web of Science、BIOSIS Previews 和 SinoMed 等。②与研究课题相关的专题数据库，如 Campbell 协作网、PsycINFO、AMED、BNI、CINAHL 等。③在研研究检索，如世界卫生组织国际临床试验注册平台和 Clinical Trials 等。④会议论文与学位论文，如中国知网、万方数据库、国家科技图书文献中心、Papers First 与 Proceedings First 和 ProQuest Digital Dissertations 等。⑤手工检索，主要包括通常不被电子数据库收录（数据库收录时间以外）的期刊，手检期刊的种类和数量视电子数据库纳入期刊的数量而定；纳入研究、综述、SR/Meta 分析所附参考文献；未被电子化的会议论文汇编。⑥其他，已发表的 SR/Meta 分析、相关网站、主要的在线书目、与研究主题相关的研究者、相关领域的专家或医药企业。

五、文献筛选

文献筛选是指根据预先制定的纳入和排除标准，从检索获得的所有文献中收集能够回答临床问题的研究。文献筛选过程需要至少两名评价人员独立进行，最好是本专业和非本专业评价人员同时评价，这样可大大降低相关文献的误排率。若有意见分歧可讨论解决，必要时需与第三位评价人员讨论协商确定。如果可能，应对评价人员培训并进行预试验，即对样本文献（10~20 篇，其中包括肯定合格的、肯定不合格的和不确定的）预筛选，以保证文献筛选过程的标准化和筛选结果的准确性。文献筛选步骤如下：①SR/Meta 分析需要检索多个数据库以尽可能全面地检出相关研究。但多个数据库之间存在重复收录期刊，可用文献管理软件将初检文献归类、整理，排除重复文献。②阅读每篇研究文献的题目和摘要，排除明显不符合纳入标准的不相关研究文献。③对于任何一篇潜在的相关研究文献都要求调阅全文分析。④分析、判定重复发表文献。⑤根据纳入和排除标准复核初步纳入的研究文献，详细记录排除文献的原因，以备制作文献筛选流程图使用。

⑥对于信息报告不全者，尽量联系原作者补充相关资料。⑦最终确定纳入研究，进入数据提取阶段。

文献筛选过程应以流程图的形式呈现，列出各个数据库的检索结果、根据题目和摘要排除的文献量、获取全文文献量、阅读全文后排除的文献量及原因、最终纳入的研究数量等，详细要求可以参见 PRISMA 声明流程图。

六、偏倚风险评估

偏倚风险评估是指将已经实施的临床试验或其他观察性研究中可能产生的偏倚尽量找出来，评估其对结果可能产生的影响。

1. 偏倚来源

按照偏倚的来源将其分为：①选择偏倚，主要出现在设计阶段，包括入院率偏倚、错误分类偏倚、无应答偏倚、失访偏倚、排除偏倚、迁移偏倚和诊断机会偏倚。②信息偏倚，又称观察偏倚，主要出现在资料收集阶段，包括诊断怀疑偏倚、测量偏倚、暴露怀疑偏倚和回忆偏倚。③混杂偏倚，主要是由于设计和资料分析阶段对混杂因素未加以控制和消除而影响了研究结果的真实性，详细内容参考本书相关章节。

RCT 主要偏倚包括选择偏倚、实施偏倚、不完整资料偏倚、测量偏倚、选择性报告偏倚和其他来源偏倚；队列研究常见的偏倚包括选择偏倚、失访偏倚、诊断怀疑偏倚和混杂偏倚等；病例对照研究易产生选择偏倚、回忆偏倚、暴露怀疑偏倚和混杂偏倚。

2. 偏倚风险评估量表

（1）随机对照试验。常见的评价工具/量表主要有 Cochrane 偏倚风险评估工具、Jadad 量表、Delphi 清单和 CASP 清单等。目前，使用最多的是 Cochrane 偏倚风险评估工具，评价内容主要包括随机序列的产生、分配方案隐藏、对受试者和干预措施实施者施盲、对结果评价者施盲、结果数据的完整性、选择性报告研究结果和其他来源偏倚。

（2）队列研究与病例对照研究。评价队列研究与病例对照研究的量表主要有：纽卡斯尔-渥太华量表（Newcastle-Ottawa Scale，NOS）和 CASP 清单，目前使用最多的是 NOS 量表。

3. 偏倚风险评估步骤

美国医疗保健研究与质量局推荐采用 5 步法评价纳入研究的偏倚风险，分别为：①制订计划书；②预试验和培训；③偏倚风险评估；④解释；⑤报告。

七、资料提取

资料提取是指按照纳入和排除标准，将纳入研究的结果和所有有价值的信息正确地收集并记录下来。资料提取是 SR/Meta 结果分析中的一个关键步骤，直接影响结果的准确性。为了保证资料提取的准确性，要求两位评价人员各自独立地提取资料，然后互相复核，准确无误和意见统一后才输入统计软件。

1. 资料提取的主要内容

资料提取的内容主要包括：①发表信息和资料提取信息，如题目、第一作者、发表文献的期刊名称、发表文献的国家、发表文献的日期、发表文献的类型、提取数据的日期等；②研究对象，如例数、种族、性别、年龄、对象的来源（如门诊、医院、社区）、纳入标准、排除标准、其他分层因素的基线状况及失访/退出/脱落人数；③干预措施，包括干预措施的具体内容和实施方法（如剂量或剂量范围、给药途径、疗程、交叉试验的洗脱期），有无混杂因素以及依从性情况；④测量指标和结果呈现形式，测量指标包括主要结局指标和次要结局指标及其测量方法和判效时间点，结果呈现形式包括分类变量（发生事件数/某组内的总人数）、连续性变量（某组内的总人数/均数±标准差）；⑤偏倚风险评估结果。

2. 数据转换

在提取资料时，理想的情况是直接可以获取数据进行统计分析。但纳入原始研究的结果往往不能直接进行统计分析，此时需要进行数据转换。

（1）OR/RR/Peto RR 值及可信区间与 log OR/RR/Peto RR 值及可信区间和标准误转换：通过 RevMan 软件提供的计算器实现，运行 RevMan 软件后，展开"Data and analyses"，依次完成"Add comparsion"和"Add outcome"，然后在具体测量指标界面，点击▦进入数据转换界面，输入 OR/RR/Peto RR 值及可信区间，可自动计算出 log OR/RR/Peto RR 值及可信区间和标准误，在此界面也可以实现 P 值和 Z 值的相互转换。

（2）二分类变量与连续变量结合可以通过以下公式实现：$SMD = \dfrac{\sqrt{3}}{\pi} \ln OR$。

（3）效应量可信区间与标准误和标准差的转换可以通过以下公式实现（样本量足够大）：$SE = \dfrac{SD}{\sqrt{n}}$，SE=（95%可信区间上限−95%可信区间下限）/3.92。

（4）连续变量前后变化数据处理可以通过以下公式实现：

$$均数 = \overline{X_{前}} - \overline{X_{后}}$$

$$SD = \sqrt{SD_{前}^2 + SD_{后}^2 - 2 \times k \times SD_{前} \times SD_{后}}$$

注意：可通过敏感性分析验证转换获得的数据对合并结果稳定性的影响。

八、分析数据[①]

定性系统评价的撰写主要包括提出问题、检索证据、评价证据、综合证据等，其资料综合方法主要有 Meta-人种志、改编自 Meta-人种志的 CIS（critical interpretive synthesis）和主题综合。下面重点讲解定量系统评价的资料综合方法。

Meta 分析常采用 RevMan、Stata、R 等软件对多个纳入研究的资料进行合并分析，以得到定量结果。应避免为了得到森林图，强行将同质性差的研究合并，得出不恰当的结论，导致对临床实践产生误导的不良后果。

（一）常用效应量及选择

1. 二分类资料的效应量

对于二分类资料，可以选择比值比（odds ratio，OR）、相对危险度（relative risk，RR）和率差（risk difference，RD）等作为效应量，其中 OR 和 RR 参阅本书相关内容，下面简要介绍 RD。

RD，又称特异危险度、归因危险度。是暴露组或试验组结局发生率与对照组结局发生率相差的绝对值，在临床试验中其大小可以反映试验效应的大小，其可信区间可用来推断两个率有无差别。

选择 RR、OR 和 RD 应注意的事项：①当结局事件发生率极低时（有学者认为是事件发生率≤10%时），RR 或 OR 具有良好的一致性，两者均可采用。其中对于某些发生率较低的结局事件，如并发症或不良反应，常推荐采用 OR 进行计算。②随着结局事件发生率的升高，OR 的夸大效应愈加明显，在一定程度上可能伴有结局性质的不一致。对于纳入研究中出现试验组和对照组结局事件发生率均为 100% 时，不应选择 OR 指标。③当事件发生率一定时，随着 OR 值的增大，OR 与 RR 的差异变大，从而引起结论夸大效应。④当纳入的研究质量较低可能导致较大的结论偏倚时，可尝试通过效应指标的选择尽量减少结论的高估或假阳性，以避免偏倚的累积，在这种情况下 RR 指标可能较为合适，但仍需更深入地研究。⑤当纳入研究中研究对象的基线风险具有较好的一致性时，可选择 RD。当所关注结局事件在试验组或对照组人群中全部发生或为 0 时，也可考虑采用 RD 为合并统计量。采用 RD 的优点是结果容易解释，便于理解，但临床可适用性往往较低。

---

① 田金徽，李江，葛龙. Meta 分析软件操作攻略[M]. 北京：科学出版社，2023.

2. 连续型资料的效应量

根据比较组的样本含量、均数、标准差来计算效应量，一般效应量为试验组与对照组的均数差（mean difference，MD）/权重均数差（weighted mean difference，WMD）和标准化均数差（standardized mean difference，SMD）。计算前，先将资料整理成表 9-3 的格式，假设纳入的研究数量为 k 个（$i=1, 2, \cdots, k$）。

表 9-3　定量资料整理的基本格式

研究 i	例数	均数	标准差
试验组	n_{1i}	m_{1i}	s_{1i}
对照组	n_{2i}	m_{2i}	s_{2i}
合计		$N_i=n_{1i}+n_{2i}$	

（1）加权均数差：即两组均数之差，计算两个组之间均数的差值是临床研究中的常用统计方法，用于估计治疗改变结果的平均量。进行 Meta 分析时，使用同样或同类计量单位的研究，如均使用厘米作为计量单位，或厘米和米，虽然度量单位不同，但属于同类计量单位，可转化成相同的度量单位，然后直接进行合并分析。

$$md_i = m_{1i} - m_{2i}$$

$$\mathrm{se}(md_i) = \sqrt{\frac{s_{1i}^2}{n_{1i}} + \frac{s_{2i}^2}{n_{2i}}}$$

（2）标准化均数差：Meta 分析会遇到指标相同而计量单位不同的情况，可采用标准化均数差进行分析。由于标准化均数差可消除量纲的影响，常见计算方法有：Cohens'd、Hedges' adjusted g、Glass's D，下面简要介绍 Cohens'd 法。

首先计算出两组的合并标准差：

$$s_i = \sqrt{\frac{(n_{1i}-1)s_{1i}^2 + (n_{2i}-1)s_{2i}^2}{N_i - 2}}$$

然后计算标准化均数差，过程如下：

$$d_i = \frac{m_{1i} - m_{2i}}{s_i}$$

$$\mathrm{SE}(d_i) = \sqrt{\frac{N_i}{n_{1i}n_{2i}} + \frac{d_i^2}{2(N_i - 2)}}$$

不管实际采用什么计量单位，只要均数差的标准误为相同数量级，各研究的 SMD 也是相同数量级，就可以计算合并效应量（SMD $_{合并}$）。

注意：SMD 并非校正度量的差异，而是使各种不同度量趋同的方法，即 SMD 没有任何单位。SMD 反映的是计量单位的差异而不是真正的患者之间的变异，这可能在一些情况下会产生问题，如当 Meta 分析包括的患者范围较广时，标准误可能较大，而我们期望了解在不同研究中患者间的变异是否真正有差异。由于 Meta 分析的度量单位与原始研究不一样，总疗效可能难于用 Meta 分析的度量单位对原始研究的效应量进行解释。但在有些条件下，可以将疗效转换回特定研究所使用的单位。

3. 等级资料效应量

等级资料指将观察对象按其自然类别分类，如将疾病按严重程度分为"轻度"、"中度"和"重度"。等级资料的效应量使用均衡机会比（proportional odds ratio），在分类的类别很多时，这种计算非常困难，且没有计算的必要。在实际分析中，较长的分类等级资料被处理成连续性变量进行分析，较短的分类等级资料被处理成二分类变量进行分析。转换成二分类变量时，需设定切割点，切割点选择不当可能增加偏倚，特别是如果该切割点使两组结局的差异最大化时，偏倚的可能性更大。当等级资料被转化为二分类变量资料时，使用 RR、OR 或 RD 来表达事件或疗效效应量的大小；若转化为连续性变量资料，则效应量被表达为（W）MD 或 SMD。

4. 计次和率的效应量

有些类型的事件可在一个观察对象上多次发生，如心肌梗死、骨折、某种副作用或住院，统计这些事件的次数可能比简单地统计每一个患者是否发生事件更好。而且有些资料必须这样统计事件次数，这种资料被称为计次资料。计次资料可分为稀有事件计次资料和多发事件计次资料。稀有事件的分析常使用率，对于多发事件的计次，如缺失的或填充的牙齿，常用与连续型资料相同的方法来处理，采用（W）MD 或 SMD。

5. 时间相关事件的结果效应量

时间相关事件资料由两部分组成：①没有事件发生的时间的长度；②反映一个时间段的终点或仅在观察终点是否有事件发生的指标。时间相关事件可以不是死亡事件，如疾病的复发等。只要时间相关事件资料在固定时间点观察获得，就可采用二分类资料的分析方法进行分析。如所有观察对象在 12 个月内都被随访到，各组所发生事件的比例可填入四格表，效应量就可使用 RR、OR 或 RD 来表达。对时间相关事件资料的结果进行 Meta 分析时可采用：①如果能够获得事件实际数和理论数差值（O–E）和精确方差（V），就对单个患者资料或研究中报告的统计数据进行重新分析，使用 Peto 法合并研究结果；②如果能够从 Cox 比例风险回归模型获得 log 风险比和标准误，则可用普通倒方差法合并研究结果。

（二）异质性的来源与处理

1. 异质性来源

一是研究内变异，即使两个研究的总体效应完全相同，不同的研究由于样本含量不同，样本内的观察单位可能存在差异，可能得到不同的结果，但与实际效应相差不会很大。当样本含量较大时，抽样误差相对较小。二是研究间变异，即使干预措施和其他情况都一样，由于研究对象来自不同的总体以及偏倚的控制等诸多方面的差异，其实际效应也不相同。

2. 异质性分类

在实施 Meta 分析前，首先应分析和识别纳入研究的临床和方法学的异质性，只有临床和方法学特征具有足够相似性方可进行合并。CSR 指导手册将异质性分为：临床异质性、方法学异质性和统计学异质性。其中，临床异质性主要指研究对象的差异和治疗方面的差异；方法学异质性主要指研究设计和实施等质量因素及结果测量的计量和度量单位不同造成的异质性；统计学异质性指不同研究间被估计效应量在数据上表现出的差异。Meta 分析中用统计学方法探测和分析异质性的原理是比较各研究结果及其精确性的差异，而精确性可通过可信区间体现。不同研究之间可信区间重合的部分越多，则存在同质性的可能性越大；相反，则存在异质性的可能性越大。

3. 异质性分析

（1）定性分析：采用 χ^2 检验和 P 值来定性分析各研究结果间的统计学异质性。当 P 值为 0.05～0.10 时，为差异有或无统计学意义的边缘值；当 $P<0.05$ 时，差异肯定有统计学意义；当 $P>0.10$ 时，则差异肯定无统计学意义。因此，分析异质性时，组内的异质性阈值设定为 $P \geq 0.10$，即 $P \geq 0.10$ 时，表示研究间没有统计学异质性；组间合并分析时，异质性阈值可设定为 $P \leq 0.05$，即 P 值 ≤ 0.05 时，表示组间存在统计学异质性。

（2）定量分析：I^2 是对各研究结果间的异质性进行定量分析的参数，其值分布于 0%～100%，0%表示无异质性，I^2 越大表示异质性增加得越多。当 $I^2<25\%$ 时，表示异质性低；$25\%<I^2<50\%$ 时，表示有中等程度的异质性；$I^2>75\%$ 则表示异质性大。一般而言，当 $I^2>50\%$ 时，表示有实质性的异质性存在。

4. 异质性处理方法

针对异质性的处理，可参考图 9-1 提供的流程进行处理。但注意只有纳入的研究间异质性最小，合并效应才具有更高的可信度。

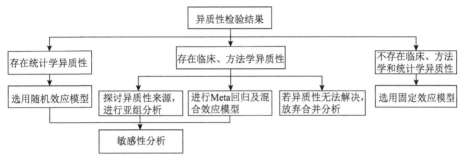

图 9-1　Meta 分析中异质性检验及相关分析的流程图

（三）统计模型的选择

合并效应量实际上是多个研究效应量的加权平均值，一般可分为两步进行估计，首先逐一计算每个研究的效应量及其 95% 可信区间，然后根据资料类型与异质性检验结果，选择合适的统计分析模型，估计合并效应量，必要时可作假设检验。

（1）固定效应模型，指在 Meta 分析中假设研究间所有观察到的变异是由偶然机会引起的一种合并效应量的计算模型，即按各研究的实际权重进行合并，这些研究假定为测量相同的总体效应。

（2）随机效应模型，是 Meta 分析中统计研究内抽样误差（方差）和研究间变异以估计结果的不确定性（可信区间）的模型。当分析的研究有除偶然机会外的异质性时，随机效应模型将给出比固定效应模型更宽的可信区间。随机效应模型估计合并效应量，实际上是计算多个原始研究效应量的加权平均值。以研究内方差与研究间方差之和的倒数作为权重，调整的结果是样本量较大的研究给予较小的权重，而样本量较小的研究则给予较大的权重。

（3）选用统计模型时应注意的问题。原则上，因为所有 Meta 分析所纳入的研究都存在多少不等的异质性，所以都应采用随机效应模型进行分析。但由于统计学异质性分析是基于数据的分析，只要结果数据的可信区间重合度足够大，则不会出现统计学异质性。因此，在临床和方法学同质的情况下，只要具有统计学同质性的资料就可使用固定效应模型进行合并，反之，凡具有统计学异质性的资料则应采用随机效应模型进行 Meta 分析。随机效应模型是用以处理具有统计学异质性资料的一种统计模型，其不能消除研究间的变异。

（四）发表偏倚分析

发表偏倚也称为阳性结果偏倚，是指由于各种原因，负面结果（如试验药物的疗效比对照药物的差）或阴性结果（如试验药物与对照药物的疗效没有差异）的研究通常较难在杂志上发表，而阳性结果（试验药物的疗效优于对照药物）的研究往往容易发表。如果 Meta 分析只纳入阳性结果的文献而未纳入负面结果或阴性结果的文献，其 Meta 分析的结果很可能会受到这些阳性结果研究的影响。这种由于带倾向性地发表研究结果对 Meta 分析所造成的偏倚被称为发表偏倚。漏斗图可用于评估发表偏倚。

常用漏斗图的不对称检验方法主要有秩相关检验法和回归分析法。秩相关检验法是由贝格（Begg）等提出的，首先通过减去权重平均值并除以 SE 将效应量标准化，然后通过校正秩相关分析检验效应量的大小是否与其 SE 存在相关性。埃格（Egger）等提出的线性回归法是效应量与其对应 SE 的线性加权回归分析，如果存在不对称性，小样本研究显示的效应将系统地偏离大样本研究，回归线将不通过起点。其截距代表不对称的程度，它偏离 0 越多，说明不对称的程度就越明显。哈博德（Harbord）提出改良的线性回归法针对二分类结果的对照试验，基于计分检验的统计量 Z 及其方差对传统的 Egger 线性回归法（以下简称 Egger 法）的修正，模拟试验显示在研究间异质性较小或无异质性时有较好的统计效能，如果存在异质性则应该探索异质性来源，不建议将此法应用于组间样本量大小非常不平衡的队列研究，而 Egger 法则对此种情况较合适。彼得斯（Peters）等提出的检验方法是基于麦卡斯基尔（Macaskill）等提出的检验方法的修正、是效应量与样本量倒数并以平均事件发生率方差作为权重的线性回归分析，当合并效应量为 lnOR 时可作为 Egger 法的替代策略。针对回归分析法，对连续型资料，若以 MD/WMD 为效应量，可选用 Egger 法；若以 SMD 为效应量，目前没有严格的指南推荐。对二分类资料，若以 OR 为效应量，可选用 Egger 法，一般情况下选用 Harbord 法和 Peters 法；若以 RR 或 RD 为效应量，目前没有严格的指南推荐。

（五）常用统计软件

目前，可用于 Meta 分析的软件有 Stata、WinBUGS、R、OpenBUGS、RevMan、MIX、Comprehensive Meta-Analysis、Meta-analyst 等。

九、结果的呈现和解释

结果部分包括文献检索和筛选、纳入研究基本特征、纳入研究偏倚风险评估结果、纳入研究结果及 Meta 分析结果和其他（亚组分析、敏感性分析和发表偏倚分析）等。

（一）文献检索和筛选

这部分呈现：①根据预先制定的检索策略和计划检索数据库所获得的检索结果，以及通过其他途径检索获得的文献数量；②利用文献管理软件去重后获得的文献数量；③采用文献筛选方法，依据纳入和排除标准对去重后的文献进行筛选，初步纳入符合标准的研究文献，并记录排除其他研究文献的原因；④在阅读全文的基础上，符合纳入标准的研究文献中有多少个研究被排除及其排除的原因，最终有多少个研究被纳入定性和定量分析。

可采用如下流程描述文献检索结果：按照预先制定的检索策略和资料收集方法，共查到相关文献×篇，利用 EndNote 软件去除重复文献×篇，通过阅读题名和摘要后排除研究对象和干预措施与本研究纳入标准不符的文献×篇，初筛后符合标准的文献×篇，再经过阅读全文按纳入标准及数据完整性进行筛选，共纳入×个研究，共×例患者/标本。

（二）纳入研究基本特征

推荐用纳入研究基本特征表呈现这部分内容，主要为资料提取表中研究对象、干预措施和测量指标部分，但还需考虑哪些特征是重要的、是证据使用者和患者所关注的，如针对糖尿病患者，更重要的是糖尿病患者的糖代谢特征和糖尿病家族史等。

（三）纳入研究偏倚风险评估结果

建议通过图和（或）表格呈现采用偏倚风险评估工具评价纳入研究偏倚风险评估的具体结果。

（四）Meta 分析结果

按照主要测量指标、次要测量指标的顺序列出。呈现形式可以为森林图、表格、森林图结合表格和文字。对 Meta 分析结果，不仅要呈现统计学结果、统计学异质性，还应该呈现其他分析（如敏感性分析、亚组分析和 Meta 回归分析等）。

列述结果时应讲究技巧，如果列述的方法得当，则读者容易阅读，容易抓住 Meta 分析的要点。列述结果时，还需从统计学意义和临床意义两方面进行解释，明确说明相比较的两种干预措施何者更优或是否相当。

十、呈现讨论和结论

讨论和结论必须基于研究的结果，细致分析在 SR/Meta 分析过程中遇到问题的可能原因和解决方案，以及对临床实践和科研的指导意义。在撰写讨论和结论时，应尽可能站在国际的视角，而不是局限于某一个特定的国家和地区。SR/Meta分析时，作者应该明白：不同的证据使用者或患者面对同样的证据可能做出完全不同的决策，SR/Meta分析的主要目的是客观提供此前所有的证据信息，而不是劝导人们。讨论和结论应该帮助证据使用者充分理解证据对于决策的价值和意义，应避免在假设的干预措施和价值的基础上向证据使用者推荐。

（一）讨论

结构式讨论有助于证据使用者或患者系统地考虑如何应用SR/Meta分析的结果并做出临床决策，其主要包括以下内容。

1. 总结主要结果

首先，针对提出的问题进行回答。其次，简单归纳整个SR/Meta分析所有重要的测量指标，给证据使用者一个关于该SR/Meta分析结果的轮廓。同时应该总结纳入研究的异质性大小及影响、偏倚风险和完整性，SR/Meta分析是否可以解决所有问题及其不确定性。如果可能，还应利用大量的文献或数据支持研究假设。解释统计分析结果时，应同时考虑被评价干预措施的利与弊、合并效应量及其95%可信区间。点估计主要说明合并效应量的强度和方向，而可信区间主要反映合并效应量的变动范围及精确性，将二者结合起来进行讨论，有助于解释结果的临床价值。注意：总结主要结果时，不要与结果重复。

2. 优势与局限

（1）优势：这部分主要考虑该SR/Meta分析有何优势，这种优势可以来自临床问题本身和SR/Meta分析制作过程的严谨，也可来自与其他研究和SR/Meta分析的比较等。

（2）局限：SR/Meta分析的局限性包括纳入研究的局限性和SR/Meta分析本身的局限性。①纳入研究的局限性是指单个研究存在的局限性，可从纳入研究的设计、实施等方法学质量方面进行归纳总结。②SR/Meta分析本身的局限性是指SR/Meta分析研究过程中存在的问题，如资料收集是否全面、数据提取和分析是否充分、纳入研究的多少、在研究过程中哪些问题没有解决等。注意：纳入研究的局限性不要与"结果"部分的偏倚风险评估重复。

3. 实用性

在评估SR/Meta分析结果的实用性时，应注意不要将自己的环境条件假设成与纳入研究的环境条件相同。应分析SR/Meta分析的证据适合哪种环境条件、不适合哪种环境条件，预测不同环境下疗效将会发生什么样的变化来帮助决策。通常，证据的适用环境难以严格地符合 SR/Meta 分析纳入研究对象的纳入和排除标准，有时可通过找出限制结果实用性的因素来帮助决策，如生物学和文化上的差异、依从性的差异、基线事件发生率的差异。因此，本部分应该说明 SR/Meta 分析证据的适用人群，并考虑证据在特定环境下不适用的原因（如生物学差异、文化差异、依从性差异等），并阐明如何使干预措施在患者身上获得利与弊、负担与成本的平衡，帮助证据使用者做出关于实用性的决策。

（二）结论

结论的主要目的是提供与决策相关的信息和最新研究信息，而不是提供与决策相关的意见和建议，要求从两方面进行总结：一是对临床实践的提示；二是对未来研究的提示。

1. 对临床实践的提示

作者并不需要对临床实践的意义给出推荐意见，推荐意见是由临床实践指南制定者做出的。系统评价作者需要做的是描述证据的质量、获益与损害之间的平衡、患者的价值取向和意愿、实用性等因素。另外，一些影响推荐决策的因素应特别强调，包括干预措施的成本费用及其承担者、资源的可利用性等，尤其是经济学评价，包括患者的承担能力和选择等。

2. 对未来研究的提示

主要指出对未来研究的需求，尤其是对解决相关临床问题（如当前证据情况、患者情况、干预措施情况和测量指标）最需要的研究做出描述。另外，还应考虑疾病负担、时间（包括访视时间和干预时间）以及研究类型等各方面因素，以保证解答所提出的临床问题。

第三节　系统评价与 Meta 分析的质量评价

目前，针对 SR/Meta 分析质量进行评价的工具主要分为两类：方法学质量评价工具和报告质量评价工具。方法学质量是指 SR/Meta 分析及其制作过程中能否遵循科学的标准规范，有效地控制混杂和偏倚，使结果真实可靠；而报告质量实际上反映了 SR/Meta 分析报告内容的完整性和全面性，是质量评价的重要组成部分。报告规范可以缩小实际研究结果和发表结果之间的偏倚，从而提高 SR/Meta 分析本身的报告质量。方法学质量和报告质量之间既有联系又有区别，报告质量好的 SR/Meta 分析不一定方法学正确，报告质量不好的 SR/Meta 分析也可能具有较好的真实性，但是报告质量不高将影响结果的真实性。SR/Meta 分析方法学质量越高，其可重复性就越好，其论证强度就越高，结果也就越可靠。

一、方法学质量评价——AMSTAR-2 量表

目前用于评价 SR/Meta 分析方法学质量的工具主要为 AMSTAR（a measurement tool for 'assessment of multiple systematic review'）量表，AMSTAR 由 11 个领域组成。AMSTAR-2 保留了原始版本的 10 个领域，并对其进行修改和扩展，由 16 个领域组成。

二、报告质量评价——PRISMA 声明

1996 年，CONSORT 小组 30 名临床流行病学家、临床医师、统计学家、Meta 分析研究人员，以及来自英国和北美对 Meta 分析感兴趣的编辑共同制定了 QUOROM（quality of reporting of meta-analysis of randomized controlled trials）声明。QUOROM 发表之后，SR/Meta 分析报告质量较之前有所提高，且采用了这些报告规范的期刊上的 SR/Meta 分析报告质量高于未采用的期刊。2009 年，以 David Moher 为代表的小组在 QUOROM 的基础上进行修订总结，将 QUOROM 修改为 SR/Meta 分析优先报告的条目（preferred reporting items for systematic reviews and meta-analysis，PRISMA）。虽然 PRISMA 只适用于随机对照试验 SR/Meta 分析的报告，但也可作为其他类型 SR/Meta 分析报告的基础规范。PRISMA 清单包括 7 个部分（题目、摘要、前言、方法、结果、讨论和资金支持）27 个条目和 1 个流程图。

第四节　系统评价与 Meta 分析实例[①]

一、临床问题的提出及转化

（一）提出临床问题

精神障碍是指以理解、情感、认知、行为和其他心理活动的明显而持久的异常为特征的严重心理障碍。精神分裂症等往往涉及认知障碍，并伴有焦虑和抑郁。药物治疗往往效果有限或产生副作用。对精神障碍患者进行非药物治疗（如心理

---

① Chu K Y, Huang C Y, Ouyang W C. Does Chinese calligraphy therapy reduce neuropsychiatric symptoms：A systematic review and meta-analysis[J]. BMC Psychiatry, 2018, 18(1)：62.

治疗、职业治疗和艺术治疗）是有用的、可调整的、潜在的经济有效的方法，可以改善预后和生活质量。

中国书法疗法（Chinese calligraphy therapy，CCT）是研究汉字视觉空间图案的艺术疗法的一个分支。它不仅仅是一种艺术疗法，从本质上讲，它涉及文化、健康、行为治疗和康复。艺术性质只是其多种作用和功能之一。它需要遵循基于文字认知形象投射的特定文字配置来行使对毛笔的运动控制。CCT 需要使用软毛笔来再现汉字。它结合了身体、心理和个人的过程，并整合了视觉表现、空间能力和认知规划。

最近的实证研究表明，练习书法可以改善行为和心身疾病，并可能对注意力和情绪稳定有治疗作用。CCT 已经在心理学、认知科学和认知神经科学的背景下进行了科学研究，研究结果表明，它可以减轻神经精神症状。

对于其他艺术疗法，如绘画疗法、音乐疗法和园艺疗法，已经有很多的系统评价。然而，目前还没有关于 CCT 在减少神经精神症状方面效果的系统评价或荟萃分析。因此，本系统评价和 Meta 分析的目的是探索 CCT 对神经精神症状患者的疗效。

（二）转化临床问题

具体临床问题：与一般护理、健康教育或无护理相比，中国书法对精神病患者的生理或心理指标的改善情况。

研究对象（P）：精神病患者。

干预措施（I）：中国书法。

对照措施（C）：一般护理、健康教育或无护理。

结局指标（O）：生理或心理指标。

研究类型（S）：随机对照试验、队列研究或病例对照研究。

二、文献检索筛选、资料提取与质量评价

（一）纳入和排除标准

对符合以下标准的研究纳入分析。①随机对照试验、队列研究或病例对照研究；②以中文或英文发表；③受试者为健康人或精神病患者；④实验组干预措施为中国书法，对照组干预措施可以是一般护理、健康教育或无护理；⑤生理或心理指标的测量。排除标准如下：①与中国书法/书法治疗无关；②评论、个案报告或综述；③书法治疗以外的实验性干预措施；④缺乏对照组和（或）重复人群。

（二）文献检索

2016 年 12 月系统检索 MEDLINE、Embase、PsycINFO、CENTRAL、万方数据库等。采用主题词与自由词相结合的方式进行检索。关键词包括 "handwriting" "Chinese calligraphy" "Chinese calligraphy therapy" "Calligraphy exercise" "Calligraphy training"。

（三）文献质量评价

质量评估采用 Queen's Joanna Briggs Collaboration 关键评估清单 4.0 版建议准则。该量表包含 10 项评估标准，用于评估治疗组的分配是否真正随机；治疗分配对参与者施盲；分配者对治疗组的分配隐藏；对退出者的结果进行描述并纳入分析；治疗分配对结局评价者施盲；对照组和治疗组在进入时是可比的；除了指定的干预措施，各组的处理是相同的；所有组的结果是以相同的方式测量的；结果是以可靠的方式测量的；统计分析是适当的。两位研究人员独立提取信息并筛选文章的质量。存在分歧时，由第三位研究人员来确定。

（四）数据分析

采用 RevMan 5.3 软件进行 Meta 分析。计算每组的均数和标准差，以确定干预的总体效果。使用卡方检验异质性。此外，计算 I^2 值以检验研究之间的异质性。当 $I^2<50\%$ 时，选择固定效应模型分析。若研究之间存在异质性（如研究地点、人群和干预方案），则选择随机效应模型分析。采用比值比和均值差值对不同测量指标进行比较，以获得标准化均数差（SMD），并估计综合效应水平。根据纳入研究中包含的不同精神症状和疾病，我们将 Meta 分析分为 6 组。第 1 组：精神障碍；第 2 组：焦虑；第 3 组：抑郁；第 4 组：认知；第 5 组：神经反馈；第 6 组：精神分裂症。

三、结果与结论

（一）纳入研究的基本情况

初步检索共获得 299 篇相关文献，通过阅读题目和摘要，排除 233 篇不相关文献。查找全文，对剩余 66 篇文献进行全文筛选，进一步排除 45 篇文献（其中，24 篇为评论；4 篇为病例报告；8 篇缺乏对照组；6 篇的研究人群与其他纳入的研究重叠；3 篇不是干预研究）。最终纳入 21 篇符合条件的研究进行分析。这些研究发表于 2000 年至 2016 年，样本量从 16 到 224。10 篇研究测量了精神障碍，9 篇研究分析了焦虑症，7 篇研究分析了抑郁症，2 篇研究分析了认知障碍，3 篇研究分析了神经反馈。在方法学质量方面，2 篇研究明确记录了随机分配情况。其余的质量标准是根据研究的叙述来评分的。偏倚风险的得分为 6~9 分。使用 Cohen's kappa 系数评估两位评价者之间的一致性，结果为 0.891（$P<0.001$），表明高度一致。

（二）Meta 分析结果

CCT 可明显减少精神障碍（10 篇研究，965 名受试者，SMD=−0.17，95%CI[−0.30，−0.04]，$Z=2.60$，$P=0.009$）、焦虑症状（9 篇研究，579 名受试者，SMD=−0.78，95%CI[−0.95，−0.61]，$Z=8.98$，$P<0.001$）、抑郁症状（7 篇研究，456 名受试者，SMD=−0.69，95%CI[−0.88，−0.50]，$Z=7.11$，$P<0.001$）、精神分裂症状的阳性精神病理表现（4 篇研究，287 名受试者，SMD=−0.35，95%CI[−0.59，−0.12]，$Z=2.96$，$P=0.003$）和精神分裂症的阴性症状（4 篇研究，276 名受试者，SMD=−1.39，95%CI[−1.65，−1.12]，$Z=10.23$，$P<0.001$）、改善认知功能（2 篇研究，55 名受试者，MD=2.17，95%CI[−0.03，4.38]，$Z=1.93$，$P=0.05$）和神经反馈（3 篇研究，148 名受试者，SMD=−1.09，95%CI[−1.44，−0.73]，$Z=6.01$，$P<0.001$）。

（三）结论

该研究表明 CCT 对神经精神症状有疗效，但证据尚不充分，因此需要大量的 RCT 来促进对 CCT 证据的更多系统评价。总的来说，我们希望本书能够提供一种系统的 CCT 评价和 Meta 分析的方法，为今后 CCT 在临床试验和应用中制定标准提供依据。

第十章　网状 Meta 分析

艺术疗法在近几十年发挥着独特的治疗作用，是心理治疗中不可缺少的重要组成部分。艺术疗法适用范围广泛，既可用于精神疾病、心理障碍方面，也可用于一般人的心理发展。对于某一特定条件的医疗场景，往往包含多种相互竞争、可供选择的治疗方案。在众多可供临床选择的治疗方案中，如何选择当前最有效、最安全的治疗措施已成为临床实践和临床科研的首要任务之一。理想情况下，临床决策应基于直接比较多个干预措施的 Meta 分析，但许多 Meta 分析通常只比较 2 个干预措施，服务卫生决策的能力有限。在没有比较多个干预措施的 Meta 分析的情况下，比较多个干预措施的随机对照试验也可用于卫生决策，但随机对照试验比较的干预措施也很有限。同时，Meta 分析和随机对照试验均不可能比较同一疾病/状况所有干预措施的疗效，当 2 个干预措施间不存在直接比较时，就无法评估两者的有效性和安全性。网状 Meta 分析（network meta-analysis，NMA）可同时比较特定条件下的多种干预措施，如同时评价艺术疗法、家庭康复训练、集体锻炼、步行运动、回忆疗法、药物治疗等心理社会干预措施在减缓阿尔兹海默症患者认知障碍进展方面的有效性，或者同时评价不同艺术疗法如绘画疗法、音乐疗法、陶艺疗法等对同一疾病治疗改善效果的有效性，此时 NMA 完全可解决上述问题。

第一节　网状 Meta 分析简介

一、起源与发展

20 世纪 90 年代，研究者从不同研究中选择不同干预措施的数据，比较不同干预措施间效果的差异，即单组间接比较。单组间接比较忽略影响研究结果的因素在研究间的可比性，直接叠加不同研究的数据，破坏了随机对照试验的随机性，增加了结果的偏倚，增加了结果的不可靠性[①]。

1997 年，布赫尔（Bucher）等提出通过共同对照比较两个干预措施之间的疗

---

① 田金徽，李伦. 网状 Meta 分析方法与实践[M]. 北京：中国医药科技出版社，2017.

效差异，即调整间接比较（图 10-1）。因该方法基于 Meta 分析结果，基于共同对照的结果进行调整，未破坏随机对照试验的随机性，也未引入偏倚。

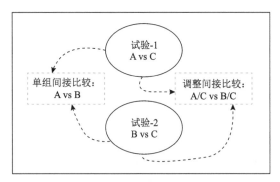

图 10-1　调整间接比较示意图

2002 年，拉姆利（Lumley）等采取频率统计方法合并直接比较和间接比较的结果，首次提出 NMA 和不连贯性的概念，比调整间接比较方法更先进，可同时实现多个直接比较与间接比较结果的合并。这种 NMA 本质上是混合治疗效应，相对于直接比较和间接比较的结果，具有较高的统计学效能和精确性。

2003 年，宋福建等验证了 Z 检验的可靠性，但 Z 检验只适合纳入双臂研究的NMA。

2004 年，卢（Lu）等采用贝叶斯分析方法（Bayesian analysis）合并直接比较与间接比较的结果，首次提出混合治疗效应。该方法主要通过 WinBUGS 软件实现，是目前 NMA 应用最广的方法，开创了 NMA 新局面。

2006 年，卢等提出不一致性因子，采用贝叶斯模型计算闭合环中的不一致性因子，但该方法不容易判断是否存在不一致性。

2009 年，加拿大渥太华大学韦尔斯（Wells）等研发的间接比较软件是最早可进行调整间接比较的软件，可分析多组干预措施间的间接比较结果。

2010 年，迪亚斯（Dias）等提出利用后推法和点分法计算不一致性。但这两种方法计算比较麻烦，不容易实施，其中点分法需要在 R 软件中建模。

2011 年，怀特（White）等更新了 Stata 软件中的 mvmeta 程序包，为频率统计方法开展 NMA 提供了程序支持。

2012 年，怀特发表 Stata 软件的 Network 命令，不但可以实现一致性和不一致性的 NMA，也可以利用点分法检测不一致性。

2013 年，英国国家卫生医疗质量标准署提出广义线性模型，并提供亚组分析、Meta 回归分析、异质性和风险偏倚调整分析模型，使 NMA 的统计方法与模型趋近完善，可分析不同情况下的数据。同年，柴马尼（Chaimani）等发表 Stata 软件程序包，实现了以证据关系图、网状 Meta 分析结果、不一致性、结果排序及证据贡献图展示 NMA 的结果。赫特·范·瓦尔肯霍夫（Gert van Valkenhoef）等开发的 ADDIS 软件可实现同时直接比较 MA、NMA 和风险收益评估。该软件利用贝叶斯分析方法的一致性或不一致性模型，提供了检验不一致性的点分法模型。

2014 年，米拉迪诺维奇（Miladinovic）等开发了 Indirect 命令，实现了同时获取直接比较和间接比较结果，但不能合并直接比较和间接比较结果。同年，布朗（Brown）等开发的 NetMetaXL 软件基于 Excel 软件的 VB 功能调用 WinBUGS 软件进行 NMA。该软件基于贝叶斯方法，可同时实现固定模型与随机模型、一致性与不一致性模型下的 NMA，一次性实现证据网络的构建、不一致性的检测和收敛性的评估，但只能完成二分类变量数据的分析。此时，在 NMA 中应用"推荐分级的评估、制订与评价"（GRADE）评估证据质量的论文陆续发表，这标志着 NMA 已经初步建立成熟的理论体系。

2015 年，汤姆（Thom）等探讨了在 NMA 中如何合并不同研究设计的集合病例数据（aggregate patient data，APD）和单个病例数据（individual patient data，IPD）。

2018 年，尼亚加（Nyaga）等提出了用 ANOVA 模型来实现诊断性试验的贝叶斯 NMA，该方法通过计算 logit 的灵敏度和特异度来比较不同诊断性试验的准确性，同时考虑了灵敏度和特异度之间的相关性。

二、定义

目前，NMA 的术语和定义相对混乱，主要是因为目前尚不能够区分 NMA、调整间接比较和混合治疗效应之间的关系。调整间接比较和混合治疗效应作为 NMA 中常见的两种研究设计，其命名应该基于证据图中是否含有闭合环进行。当证据图中不含闭合环，所有干预措施间只有间接比较时，称为调整间接比较；当证据图中含有闭合环，某些干预措施间既有直接比较也有间接比较，可合并两者得出合并结果时，称为混合治疗效应。

（1）调整间接比较被定义为：当多个干预措施在不存在直接比较的情况下，基于其与共同对照干预措施比较的 Meta 分析结果进行比较研究。

（2）混合治疗效应被定义为：在同时存在直接比较和间接比较的情况下（同时存在一个或多个闭合环），基于间接比较结果及间接比较结果与直接比较结果的合并结果同时对三个及以上的干预措施的效果差异进行分析研究。主要英文表述有：mixed treatment comparisons，multiple treatment comparisons，mixed treatment comparisons (MTC) meta-analysis，Bayesian MTC meta-analysis。

（3）网状 Meta 分析被定义为：基于多个研究分析两个以上干预措施之间间接比较结果（主要是调整间接比较）或直接比较结果与间接比较结果的合并结果（混合治疗效应）的 Meta 分析。可分为：①基于直接比较和间接比较的结果比较多个干预措施的 Meta 分析，此定义和混合治疗效应 Meta 分析的定义相似，主要应用在证据图存在闭合环的情况下，即在证据图存在闭合环时，NMA 和混合治疗效应可以混用。②在不存在直接比较的情况下，NMA 通过间接比较比较不同的干预措施，即 NMA 应包括调整间接比较和混合治疗效应。但目前大多数研究更倾向使用 NMA。

三、网状 Meta 分析的基本假设

宋福建教授等提出间接比较和 NMA 常涉及 3 个基本假设（图 10-2）：同质性假设（用于传统 Meta 分析）、相似性假设（用于调整间接比较）和一致性假设（用于直接比较与间接比较证据、不同路径的间接比较证据合并），评价这些假设对确保结果的有效性和可靠性至关重要。

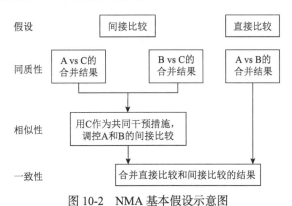

图 10-2 NMA 基本假设示意图

1. 同质性假设

NMA 的统计学基础之一是传统的直接比较 Meta 分析，因此 NMA 的假设之一是同质性假设，即不存在异质性。异质性会影响直接比较 Meta 分析的结果与可靠性，进而影响 NMA 的结果与可靠性。NMA 应评估或检验所有直接比较的异质性，当不同研究的结果同质性足够时 Meta 分析才有价值。常用方法为比较研究间的患者和试验的特征、比较结果效应量大小和精确性、假设检验（如卡方检验）、统计学测量（I^2）、固定效应模型和随机效应模型、亚组分析或 Meta 回归分析。

2. 相似性假设

相似性是 NMA 最重要的假设之一，主要针对调整间接比较，即所有研究间及不同对照组间影响效应量的因素相似。从统计学角度讲，相似性为传递性，即调整间接比较基于共同对照得到两个干预措施的效果差异；从结果角度讲，相似性为可交换性，即在不同的环境下，所有研究的效果相似。满足相似性假设时，

NMA 会产生准确的结果，反之，NMA 结果会产生偏倚。

评估 NMA 相似性假设只能通过间接方法，即评估可能影响研究结果的混杂因素在研究间的可比性，主要包括：内部真实性因素（如患者特征、随访时间和结果指标等）和外部真实性因素（如试验开展的地点及当地卫生政策等）。但定性评估存在局限性，不能保证发现所有混杂因素。比较研究间临床和方法学特征的相似性（如患者、试验设计等基线资料）是目前检验相似性最常用的方法。

3. 一致性假设

NMA 结果有效的另一个重要前提是直接比较证据与间接比较证据一致和（或）不同路径的间接证据一致。这种假设适用于混合治疗效应 Meta 分析（直接比较证据和间接比较证据同时存在）或调整间接比较（同一对照组间存在多个调整间接比较结果）。

四、网状 Meta 分析的统计学知识

（一）网状 Meta 分析的统计学原理

1. 调整间接比较

图 10-1 以 C 为共同对照实现 A 与 B 疗效的比较，$lnOR_{ac}$ 和 $lnOR_{bc}$ 分别表示干预措施 A 与 C 和 B 与 C 在某结果指标效应量 OR 的对数，Se_{lnORac} 和 Se_{lnORbc} 分别表示干预措施 A 与 C 和 B 与 C 在某结果指标效应量 OR 的标准误，$lnOR_{ab'}$ 和 $Se_{lnORab'}$ 分别表示干预措施 A 与 B 的调整间接比较结果和标准误，则：

$$lnOR_{ab'} = lnOR_{ac} - lnOR_{bc} \qquad (10\text{-}1)$$

$$Se_{lnORab'} = SE(d_i) = \sqrt[2]{SelnORac^2 + SelnORbc^2} \qquad (10\text{-}2)$$

2. 混合治疗效应

当直接比较结果和间接比较结果同时存在的情况下，采取倒方差方法合并，即分别给予直接比较和间接比较结果一定的权重（方差的倒数）进行合并。

$lnOR_{ab}$ 和 Se_{lnORab} 分别表示干预措施 A 与 B 的直接比较结果和标准误，

那么其合并结果为
$$lnOR_{ab}^* = \frac{\left(\dfrac{lnORab'}{(SelnORab')^2}\right) + \left(\dfrac{lnORab}{(SelnORab)^2}\right)}{\left(\dfrac{1}{(SelnORab')^2}\right) + \left(\dfrac{1}{(SelnORab)^2}\right)} \qquad (10\text{-}3)$$

$$标准误差为 SelnOR_{ab}* = \sqrt[2]{\cfrac{1}{\left(\cfrac{1}{(SelnORab')^2}\right)+\left(\cfrac{1}{(SelnORab)^2}\right)}} \qquad (10\text{-}4)$$

$$\frac{SelnORab*}{SelnORab} = \frac{\sqrt[2]{\cfrac{1}{\left(\cfrac{1}{(SelnORab')^2}\right)+\left(\cfrac{1}{(SelnORab)^2}\right)}}}{SelnORab} \qquad (10\text{-}5)$$

$$= \sqrt[2]{\frac{(SelnORab')^2}{(SelnORab')^2+(SelnORab)^2}} < 1$$

混合治疗效应在考虑直接比较结果和间接比较结果的基础上，同时按照精确程度（方差）给予一定的权重，不仅保持随机对照试验的随机性，而且增加结果的精确性和统计效能。

说明：式（10-1）和式（10-3）同样适用于相对危险度和危险比；对连续变量不需要对效应量取对数时，直接按照结果（均数差）进行计算。

（二）频率法与贝叶斯法[①]

进行 NMA 时，首要考虑的统计学问题是频率法与贝叶斯法的问题。频率法的 NMA 比较简单：通过直接比较计算不同干预措施间的直接比较结果，通过调整间接比较的方法实现不存在直接比较的干预措施之间的疗效差异，当存在直接比较证据和间接比较证据时，通过倒方差的方法合并直接比较证据和间接比较证据，此过程可通过简单的 Meta 分析软件和间接比较的软件进行。当然，也可使用 Stata 软件分析。贝叶斯法：采用马尔科夫-蒙特卡罗链完成，其需要较高的统计学要求和软件操作能力，比较灵活，可解决复杂证据网络的统计学处理。目前贝叶斯法有多种统计模型可用于实现 NMA。在频率法 NMA 中计算出的区间为可信区间；在贝叶斯法中计算出来的区间为置信区间，后者可以解释为结果在该区间的可能性。

1. 频率法

频率统计学的统计推断：通过统计样本得到结论。这种统计推断框架是基于建立完善的假设检验与可信区间理论的基础。在 NMA 的证据合成中，频率学方

---

① 曾宪涛, 曹世义, 孙凤, 等. Meta 分析系列之六: 间接比较及网状分析[J]. 中国循证心血管医学杂志, 2012, 4(5): 399-402.

法目前主要应用倒方差法和广义线性（混合）模型。倒方差法实施相对简单，即将各研究的方差倒数作为权重，对各研究效应进行加权平均，总体效应的方差为权重之和的倒数。

大多数统计软件的算法与结果都是基于频率统计学思想，如 SAS、Stata、SPSS、S-plus、R 等。频率统计网状 Meta 分析主要用混合模型建模，综合考虑研究间的异质性、混合因素等条件，二分类变量也有用 Logistic 回归建模。

2. 贝叶斯法

贝叶斯法是基于贝叶斯定理发展起来，用于系统阐述和解决统计问题的方法。简述如下：以往证据表明结局事件 θ 出现的概率为 $P(\theta)$，称为先验概率。现研究获得一批新数据 y，y 在 θ 的前提下发生的条件概率记为 $P(y|\theta)$，称为似然。根据先验概率和似然可计算出概率 $P(\theta y)$，表示 θ 在 y 存在的前提下发生的可能性大小，称为后验概率。后验概率和先验概率与似然的乘积成正比，即 $P(\theta|y) \propto P(y|\theta)P(\theta)$。在贝叶斯框架下，分析必须包括模型、参数和似然。

贝叶斯统计比频率统计方法需要更强大的计算能力来完成。MCMC 是一种通过构造马尔科夫-蒙特卡罗链模拟参数联合后验分布的一种方法，以 Gibbs 抽样的应用最广泛。WinBUGS 是用于 Gibbs 抽样的专用软件包，为免费软件，目前已广泛用于实施贝叶斯方法。SAS、WinBUGS 等软件相关模块亦可用于贝叶斯计算，但均需编程。ADDIS 软件不需编程且操作较简单，但其数据录入较烦琐。

3. 频率法与贝叶斯法的异同

频率法与贝叶斯法本质的区别在于两者对概率的解读方式不同。贝叶斯法有先验分布，这是贝叶斯统计最鲜明的特征；贝叶斯分析将未知参数视为随机变量，而频率统计将其视为固定但未知的数值；贝叶斯推断允许概率与某一未知参数相联系，其概率可以是频率法概率的解读也可以是贝叶斯法的解读。贝叶斯解读还允许研究者对特定参数设置值保留自己的理解；贝叶斯结果可以是一个从试验或研究中得到的关于参数的一个后验概率分布，而频率统计结论是接受或拒绝假设检验或看结果是否包含在某一样本推断下的可信区间内。

贝叶斯法与频率法相比的优势在于：①不仅可有效地整合数据，灵活建模，还可利用所得到的后验概率对所有参与比较的干预措施按优劣排序，而频率统计目前仅能依靠两两比较的 OR 及其 95%CI 排序。②因频率法采用最大似然法参数估计，通过不断迭代去估计最大似然函数，容易不稳定而得到有偏倚的结果，而贝叶斯法不存在这个问题，故比频率法的估计值更准确。

（三）随机效应模型和固定效应模型的选择

在选择贝叶斯模型进行 NMA 时，还需考虑如何选择随机效应模型和固定效应模型。

1. 二分类变量的线性回归模型

对任一随机对照试验 i 中的任一干预措施 x，其样本量为 $n_{i,x}$，其事件的发生数为 $r_{i,x}$，事件的发生可能性为 $p_{i,x}$，则三者满足二项分布，即 $r_{i,x} \sim Bin(p_{i,x}, n_{i,x})$。那么 $\log(p) = \log(p/(1-p))$，以 θ 来表示该干预措施的治疗效应。

在 NMA 中，因获取的是任何两个干预措施之间（干预措施 x 和干预措施 y）的相对治疗效果，即 $\theta_{i,x}$ 为任一随机对照试验 i 中的任一干预措施 x 的治疗效应，则另一个干预措施 y 的治疗效应就为 $\theta_{i,y}$，故干预措施 x 和干预措施 y 之间的疗效差异（对数差）就为 $\theta_{i,x} - \theta_{i,y}$，OR 值就应该为 $\exp(\theta_{i,x} - \theta_{i,y})$。

对任一随机对照试验都应存在基础治疗效应 $b(i)$，其治疗效应以 $\theta_{i,b(i)}$ 表示，$\theta_{i,b(i)} = \log(p_{i,b(i)}) = \mu_i$。在随机效应模型中，对任何一个不是基础治疗的措施 y 而言，其治疗效应 $\theta_{i,y}$ 为 $\log(p_{i,y}) = \mu_y = \mu_i + \delta_{i,b(i),y}$，其中 $\delta_{i,b(i),y}$ 是干预措施 y 相对于基础治疗 b 的治疗效益之差，且满足以下正态分布 $\delta_{i,x,y} \sim N(d_{x,y}, \sigma^2_{x,y})$；其中 $d_{x,y}$ 是干预措施 y 与干预措施 x 的相对治疗效应，$\sigma^2_{x,y}$ 是干预措施 y 与干预措施 x 相对治疗效应的方法。在固定效应模型中，对任何一个不是基础治疗的干预措施 y 而言，其治疗效应 $\theta_{i,y}$ 为 $\log(p_{i,y}) = \mu_y = \mu_i + d_{x,y}$。

2. 连续变量的线性回归模型

对任一随机对照试验 i 中的任一干预措施 x，其样本量为 $n_{i,x}$。其事件的结果为 $y_{i,x}$，标准误为 $se_{i,x}$，则二者满足与真实治疗效应 $\theta_{i,y}$ 的正态分布，即 $y_{i,x} \sim N(\theta_{i,y}, se_{i,x})$。

对任一随机对照试验都应存在基础治疗效应 $b(i)$，其治疗效应以 $y_{i,b(i)}$ 表示，$y_{i,b(i)} = \mu_i$。在随机效应模型中，对任何一个不是基础治疗的干预措施 k 而言，其治疗效应 $\theta_{i,k} = \mu_y = \mu_i + \delta_{i,b(i),y}$，其中 $\delta_{i,b(i),y}$ 是干预措施 y 相对于基础治疗 b 的治疗效益之差，且满足以下正态分布 $\delta_{i,x,y} \sim N(d_{x,y}, \sigma^2_{x,y})$；其中 $d_{x,y}$ 是治疗措施 y 与治疗措施 x 的相对治疗效应；$\sigma^2_{x,y}$ 是干预措施 y 与干预措施 x 相对治疗效应的方法。在固定效应模型中，对于任何一个不是基础治疗的干预措施 k 而言，其治疗效应 $\theta_{i,k}$ 为 $\mu_i + d_{x,y}$。

3. 模型的选择及评估

模型的选择应根据直接比较的统计学异质性和纳入研究的临床异质性的判断来选择。当纳入研究结果一致的情况下，固定效应模型是最佳模型。当存在显著的异质性，如临床异质性或统计学异质性时，固定效应模型不可用。此时对异质性进行探索性分析（如敏感性分析、亚组分析等）后无统计学异质性，方可采取固定效应模型。当统计学异质性无法解决，且不存在临床异质性的时候，可采取随机效应模型。在异质性存在的情况下，随机效应模型已被广泛用于 NMA，因为随机效应模型可将试验间的差异考虑在内。即使如此，存在统计学异质性的 NMA 应采取一定的措施对异质性的来源进行探索，如 Meta 回归分析。

一般在采取贝叶斯模型时，随机效应模型和固定效应模型的选择主要依靠偏差信息准则（DIC），DIC 由 $D(\theta)$ 和 pD 两部分组成，$D(\theta)$ 是贝叶斯模型中检验模型拟合的偏差，是后验总体残存偏差的平均数；pD 是指参数的有效数目，可展示模型的复杂程度。当 $D(\theta)$ 小于总体数据点的时候，模型就会达到很好的拟合程度；当 $D(\theta)$ 大于总体数据点的时候，模型的拟合程度不是很好。这里的数据点为纳入所有研究的总臂数，如 15 个双臂研究就有 30 个数据点，若再有额外 9 个三臂研究，就增加了 27 个数据点。对不同模型之间的选择，可采取 DIC 的差值进行评价。一般认为最小的 DIC 就说明这个模型最好，可有效地预测数据。但目前尚无严格的定义说 DIC 的差值多少合适。有人建议：DIC 的差值>10 才能说明 DIC 值较高；差值为 5~10 说明两个模型之间的差异值得考虑。通过这两种情况就能选择最好的模型。当 DIC 的差值<5 的情况下，可认为两个模型的拟合程度一致。

（四）网状 Meta 分析的不一致性检测

目前检测不一致性的方法有 10 余种，包括定性和定量的方法，下面介绍几种相对容易理解和实施便捷的方法。

1. 假设检验

假设检验是不一致性最简单的评估方法，即比较直接和间接结果间的一致性，常用方法为 Z 检验。但此法只适用于两臂随机对照试验（只关注两个干预措施）的网状 Meta 分析。

分别以 $\ln OR_{ab}(Se_{\ln ORab})$、$\ln OR_{ab}'(Se_{\ln ORab}')$ 表示干预措施 A 与 B 直接、间接比较结果及其标准误，那么

$$\Delta = \ln OR_{ab} - \ln OR_{ab}'$$

$$Se(\Delta) = \sqrt[2]{(Se\ln ORab^2) + (Se\ln ORab')^2}$$

$$Z = \frac{\Delta}{Se(\Delta)}$$

对于连续变量，可用均数差之差（直接比较结果和间接比较结果的差值）及其 95%CI（均数差之差±1.96Se）来判断不一致性。之后根据 Z 值计算对应的 P

值，进而判断直接结果和间接结果是否一致。一般 $P<0.05$ 认为存在统计学差异[①]。

不一致性也可通过比值比之比（ROR）及其 95%CI 来说明 ROR＝exp（Δ），其 95%CI 即为 exp（Δ±1.96 Se（Δ）），再通过 CI 判断直接比较证据和间接比较证据是否一致。对连续变量不需要对其效应量取对数，直接按照结果（均数差）进行计算。

2. 后推法

因假设检验统计方法中直接比较与间接比较结果获取可能存在一定难度，有方法学家转而用最终的网状结果与直接比较结果后推的方式获取间接比较结果的效应量与标准误。再利用假设检验方法（方法 1）获得 Z 值，并计算对应的 P 值，最后判断是否存在不一致性。

3. 点分法

由迪亚斯（Dias）等针对有闭合环的 NMA 提出，将一个闭合环中某一个对照的结果拆分为直接比较结果和间接比较结果，直接比较结果主要来自直接比较的 Meta 分析；间接比较结果主要来自间接比较的 Meta 分析。对三臂或多臂研究，需比较直接比较结果、间接比较结果和合并结果。点分法可计算直接比较证据和间接比较证据之间的差异，通过 P 值大小判断是否存在不一致性。

4. 不一致性模型

一致性假设需要满足 dBC= dAC− dAB。

在不一致性模型中需引入不一致性因子 ωABC，即直接比较和间接比较之间存在差异，需要满足 dBC= dAC− dAB+ωABC。

分别计算一致性模型和不一致性模型，比较两者的结果差异。若不一致性模型显示出很好的模型拟合，说明可能存在不一致性；反之，则无不一致性。注意：在简单的网络中，不一致性模型可以有效分析不一致性，但当存在多个闭合环时，不一致性模型的判断就比较麻烦。

综上可得：假设检验适合两臂研究，后推法、点分法和不一致性模型适合任何 NMA，NMA 撰写者可根据自己对软件和统计方法的熟知程度进行选择。

（五）网状 Meta 分析的效果排序与检验效能

1. 效果排序

对某一测量指标干预措施的排序可用排序概率和多维标图法实现，对多个测量指标则可基于构建干预措施与疗效群组进行评估。采用频率法与贝叶斯法进行

---

① 李伦，田金徽，姚亮，等. 网状 Meta 分析的统计学基础、假设和证据质量评估[J]. 循证医学，2015, 15(3)：180-183.

效果排序的原理有所不同，贝叶斯法不仅可有效地整合数据、灵活建模，还可利用所得到的后验概率对所有参与比较的干预措施进行排序，分出优劣顺序。频率法在排序上目前仅能依靠两两比较效应量的值及其 95% 可信区间。下面介绍几种效果排序的方法。

（1）排序概率图（rankogram）：以柱状图或曲线图的形式表示各干预的排序概率，研究者可进行直观评估。当干预措施间差异较大时，排序概率图可帮助研究者较快预判最优或最劣干预措施。排序概率图的优势在于可为研究者提供干预措施排序的初步判断，但用于拥有较高排序概率的干预措施时不一定最有效，仍有许多不确定因素可干扰排序，如可信区间的宽度。若单纯以排序概率判断干预的优劣可能得出错误的结论。

（2）排序概率表（rank probabilities）：由行数与列数等于总干预数的表格组成，首行为排序，首列为干预措施，表格中的数据为排序概率，表示干预措施排列在第 n 位的概率。

（3）累积排序概率图（cumulative ranking plot）：根据累积数据制作出各干预措施的累积排序概率图，横坐标为排序，纵坐标为可能性。

（4）累积排序概率图下面积（surface under the cumulative ranking, SUCRA）：是汇总累积排序概率的指标，SUCRA 的值介于 0~1，当 SUCRA 为 1 时提示干预措施绝对有效，为 0 时则提示干预措施绝对无效。根据 SUCRA 值的大小可对干预措施优劣排序。但当疗效评估尺度不一致时，使用 SUCRA 可能导致错误的结论。

必须注意：要谨慎使用基于统计软件获得的干预措施排序结果，若某干预措施样本小，统计效能较低，则有可能夸大应用效果。

2. 检验效能

在传统 Meta 分析中可采用试验序贯分析方法计算样本量。它以纳入研究为个体，按照发表的时间顺序累计，通过调整随机误差，最终估算出研究得出确切结论时所需的样本量。在 NMA 中同样存在样本量与统计效能计算的问题。米尔斯（Mills）等研究者通过模拟研究发现：NMA 合并结果往往因统计效能不足而缺乏可信性；NMA 撰写者及证据使用者谨慎地评价 NMA 合并结果的统计效能，对判断证据的真实性和临床价值尤为重要。目前，NMA 的样本量及统计效能的计算方法主要有：有效合并研究数量法（effective number of trials，ENT）、有效样本量法（effective sample size，ESS）和有效统计信息量法（effective statistical information，ESI）。

（1）有效合并研究数量法：应用有效合并研究数量法进行样本量及统计效能计算时，需满足纳入合并的各个研究方差相等且具有同质性的假设，其计算主要包括：①根据有效研究数目比值确定精确性比率；②根据间接比较需达到的检验效能水平，结合精确性比率计算有效合并研究数量理论值；③根据理论值确定最终的有效合并研究数量。

（2）有效样本量法：将 NMA 证据网络中的每一个比较组视为一个临床研究，通过估算每一个比较组的需求样本量（有效样本量）来计算间接比较的统计效能和精确性的方法。该法包括非校正和异质性校正两种模式，其计算主要包括：①根据样本量比值计算精确性比率。②分析各比较组是否存在异质性。③对具有同质性的比较组，用总体间接样本量乘以精确性比率即可获得有效间接样本量；对于存在异质性的比较组，则通过异质性校正因子对实际样本进行处理后，再计算有效间接样本量。

（3）有效统计信息量法：该法基于间接比较的 Meta 分析的统计信息量（用于估算指定数据集精确性的较为复杂的统计学测度）计算实现的统计效能。

五、网状 Meta 分析的研究现状与展望

（一）研究现状

2010～2012 年，我国学者发表 NMA 数量小于 10 篇。自 2013 年开始，发文数量呈迅速上升趋势，2015 年以后增长趋势更明显。刊载 NMA 期刊的分布：中文 NMA 论文发表相对比较集中，外文 NMA 则相对较分散。作者所在省市分布：外文 NMA 的作者主要集中在北京、上海和广州等发达城市，中文 NMA 则主要集中在甘肃、湖北和北京；中文 NMA 撰写排名前两位的机构分别来自甘肃和湖北，而外文 NMA 撰写排名前两位的机构分别来自浙江和北京。方法学研究：中文 NMA 主要介绍软件操作、撰写方法及其注意事项、报告与结果解读等内容，外文 NMA 的方法学研究论文侧重检索源的选择和作者间合作的情况。研究疾病：中、英文 NMA 共同关注的疾病为肿瘤、骨骼肌肉系统和结缔组织疾病，中文 NMA 中排名第三位的疾病为神经系统疾病，外文 NMA 中排名第二位的疾病为循环系统疾病。中文 NMA 研究领域主要涉及 5 个主题，主题 1：奥沙利铂和透明质酸分别在周围神经毒性和骨性关节炎治疗中的价值；主题 2：双磷酸盐在骨折治疗中的价值；主题 3：NMA 的一致性评估和 GRADE 在 NMA 中的应用；主题 4：二甲双胍和胰岛素在 2 型糖尿病治疗中的价值，以及铂类和中药注射剂在非小细胞肺癌和食管癌治疗中的价值；主题 5：NMA 相关软件介绍。外文 NMA 研究领域主要涉及 6 个主题，主题 1：血管紧张素受体拮抗剂（ARB）、血管紧张素转化酶抑制剂（ACEI）和抗高血压药物治疗疾病的预后研究；主题 2：二甲双胍、GLP-1和胰岛素在 2 型糖尿病治疗中的价值；主题 3：关于研究设计、Meta 分析、循证医学和临床研究方案等的研究；主题 4：基于贝叶斯定理评估化疗治疗癌症的无疾病生存率和预后的研究；主题 5：抗凝血剂和血小板聚集抑制剂在卒中治疗中

的价值；主题 6：肾上腺皮质激素和术后并发症的研究。

1996 年至 2006 年，全球每年发表 NMA 的数量小于 10 篇，之后呈迅速上升的趋势。2007 年至 2008 年每年发表数量小于 50 篇，2009 年突破了 50 篇，2011年突破了 150 篇，2012 年突破了 200 篇，2013 年突破了 450 篇，2015 年突破了600 篇，2012 年至 2016 年累计发表 NMA 2 397 篇，占全部 NMA 总量的 85.7%。从国家分布来看，前 5 位国家依次为美国、英国、中国、加拿大和意大利；从城市分布来看，多伦多、伦敦、波士顿、北京和汉密尔顿发表的 NMA 的数量居前 5位，而北京、上海、香港、台北和温州位居我国发表 NMA 数量的前 5 位；从地域分布看，欧洲发表 NMA 的数量最多，其次为北美洲。NMA 研究领域主要涉及8 个主题，主题 1：单克隆抗体在风湿关节炎治疗中的价值；主题 2：药物洗脱支架在心肌梗死治疗中的价值；主题 3：抗凝血剂和血小板聚集抑制剂在（房颤患者）卒中治疗中的价值；主题 4：基于随机对照试验评估抗抑郁的药物在儿童和成年人抑郁治疗中的价值；主题 5：利用马科模型评价抗病毒药物的经济性；主题 6：关于研究设计、统计模型、统计数据解释和疗效比较等方法学研究；主题 7：贝叶斯定理和蒙特卡罗方法在生存分析中的应用；主题 8：抗高血压药物和肾上腺皮质激素在高血压、糖尿病和慢阻肺治疗中的价值。

（二）展望

1. 单病例数据网状 Meta 分析

NMA 通常是基于集合数据（aggregate data，AD）进行的，即 APD-NMA。单个病例数据的网状 Meta 分析（individual patient data network meta-analysis，IPD-NMA）因其可获得每一个研究对象的原始数据，通过调整纳入病例的基线，可精确地评价因研究间纳入病例的差异引起的偏倚，更好地探讨研究内和研究间的异质性和不一致性。IPD 在 NMA 领域的应用尚处于起步阶段。

2. 诊断试验准确性网状 Meta 分析

在诊断性试验中引入 NMA 的方法，可解决临床医师诊断技术选择难的问题。目前有 4 种可实现诊断试验准确性网状 Meta 分析的方法，分别为绘制 SROC 曲线、Meta 回归分析、调整间接比较和 ANOVA 模型。但目前诊断试验 NMA 的方法学尚不成熟，仍存在诸多方法学问题：如纳入各研究间的相似性如何检验，诊断试验 NMA 的软件有待开发，以及探讨诊断试验间接比较的阈值效应等。

3. 观察性研究网状 Meta 分析

当前主要以随机对照试验为基础，但随机对照试验的纳入标准相对较窄，限制了随机对照试验的外部真实性。观察性研究反映了真实的临床治疗环境，同时纳入了随机对照试验和观察性研究的试验数据进行 NMA,观察性研究设计的数据可作为补充。目前有 3 种方法可以实现随机对照试验和观察性研究数据的合并:第一种方法是简单合并,将所有研究认为是一样的,只需要合并所有研究的数据,不需要考虑研究设计,这是合并不同研究设计的最简单方法。这种方法不能对观察性研究的结果进行调整,如降低权重,一般不推荐使用该办法进行观察性研究的 NMA。第二种方法是将观察性研究的数据作为先验信息,可对潜在的风险偏倚进行调整;但该方法不能够分析不同研究设计之间的异质性,且只能分析两种不同研究类型的数据,不能有效分析三种及以上研究设计的数据。第三种方法为贝叶斯等级模型,分为三级:第一级是进行 Meta 分析,即将纳入的随机对照试验和观察性研究,按照研究设计和对比措施分别进行 Meta 分析;第二级是合并随机对照试验和观察性研究相同对比措施的结果;第三级是比较随机对照试验和观察性研究合并结果之间的一致性。这种方法可考虑所有研究设计的证据,同时调整偏倚,考虑研究间的异质性,还可分别评估不同研究设计间的证据,分析研究设计对结果的影响。

4. 临床前研究网状 Meta 分析

在临床前研究中引入 NMA 方法,充分利用多组实验数据,降低将临床前研究结果引入临床的风险;临床前研究 NMA 可在即将开展的临床试验中计算效能时增加估计疗效的精度;降低假阴性结果的风险,可更好地促进临床前研究结果向临床研究转化。

第二节 撰写网状 Meta 分析

NMA 撰写步骤与传统 Meta 分析的撰写步骤一样,本节重点介绍选题与组建团队、文献检索、数据分析、结果呈现。

一、选题与组建团队

NMA 课题的来源主要有两个方面:①基于已发表的传统 Meta 分析/系统评价(含基于一大类药物或不同术式或同一类药物不同剂量等)和单病例数据 Meta 分析(individual patient data meta-analysis,IPD-MA);②采用传统 Meta 分析/系统评价的选题方法,最佳选题产生在临床需要与临床干预措施内在发展逻辑的交叉点上。选题是否恰当、清晰、明确,关系 NMA 是否具有重要的临床意义,是否具有可行性,并影响整个 NMA 研究方案的设计和制订。

相比传统 Meta 分析,NMA 工作量很大,故组建 NMA 制作团队对制作 NMA

意义重大：可以缩短撰写时间，提高撰写质量。NMA 制作团队成员一般至少包括 NMA 方法学人员、检索专家（可来自图书馆）、统计人员和临床医生等。

二、文献检索

全面、系统、无偏倚的检索对 NMA 非常重要，检索范围的大小关系能否纳入所有应该纳入的研究，从而直接影响 NMA 的质量。若检索范围小，选择的数据库太少，或制定的检索策略不恰当，则会发生漏检，产生选择偏倚，可能对结果和结论产生影响。

目前 NMA 文献检索存在的主要问题有：①NMA 的数据库检索不全面，主要表现在检索数据库数量少，以及对其他资源和未发表数据的检索不够充分；②NMA 检索报告也不充分，主要表现在检索策略的构建和呈现及检索细节的报告上；③只有极少的 NMA 提及实施文献检索的人员和数量，以及是否有图书馆工作人员的参与，非专业检索人员受时间、精力及检索技能等条件限制，未能完全正确实施检索；④不同数据库的检索系统略有不同，而在检索过程中，未能结合检索课题和数据库的特性选择与研究课题相关的专业数据库，这样可能会导致漏检；⑤对主题词和自由词、主题检索和关键词检索/基本检索的异同不太清楚，并在主题词检索时，未充分考虑上位概念词与下位概念词的隶属关系等。

在选择检索资源时应该注意以下方面。首先，检索相同主题已发表的 Meta 分析是检索 NMA 的基础，通过检索相同主题已发表的 Meta 分析，可以：①弥补选择检索词过程中漏选的检索词；②补充数据库检索结果漏检的研究。其次，检索综合性文献数据库的同时，应重视与研究课题相关的专业数据库。目前已发表 NMA 检索使用频率较高的数据库有 PubMed、MEDLINE、Embase 和 Cochrane Library 等综合性数据库。今后 NMA 的检索至少包含上述 3 个数据库，尽可能检索其他综合性数据库，同时根据课题选择专业数据库，如 PsycINFO 和 CINAHL 等。最后，为了全面检索，避免漏检，增强研究实用价值，研究者除全面检索数据库外，还应进行灰色文献检索和手工检索、追踪参考文献和检索搜索引擎。

在制定检索策略时应注意：①不要过分依靠已有的检索策略或检索过滤工具，因 NMA 的检索策略目前还处于不断完善的过程，检索时应注意针对不同数据库和不同检索平台选择检索词和制定检索策略。②咨询信息检索专家，提高纳入研究的可信度。尽管目前已有 NMA 撰写和报告相关研究出版，但针对不同数据库，NMA 检索策略稍有不同。在制定 NMA 检索策略时若能得到相关信息检索专家或图书馆相关工作者的支持和指导，将会提高 NMA 中相关研究检索的全面性、准确性及可靠性。③若 NMA 的共同比较很清楚，如安慰剂，可在检索实施过程中加入共同比较；若共同比较尚不清楚，建议检索时加入研究设计相关检索词，如随机对照试验。

NMA 的检索策略应清楚报告以下几点。①检索资源：应该报告检索资源名称及所属者名称和时间范围，若实施了手工检索，应详细报告手工检索的信息；②检索词：应包括自由词和主题词及自由词的同义词，若使用了检索过滤器，也应该报告；③检索限制：说明限制类型及原因，若无任何限制，也应在文章中报告；④检索时间：除报告检索资源的时间区间外，还应报告检索的实施时间，若更新了检索，还需报告更新检索的实施时间；⑤检索实施者：检索实施者的名字和资质；⑥检索结果：报告检索的最终结果和各数据库的检索结果及其他检索结果。

三、数据分析

（一）构建网状图

构建网状图对 NMA 非常重要，能清晰展示 NMA 时各干预措施间存在的直接和间接比较关系，从而决定 NMA 的可行性。同时可通过观察网状图是否存在闭合环，决定是否需要评估直接比较和间接比较间的不一致性。

（二）效应量选择

针对连续变量，效应量的选择与传统 Meta 分析一样；但针对二分类变量，目前大部分研究选择比值比（OR）作为结果的表达形式。因为 OR 相比相对危险度对称性较好，不会引入统计学异质性，故在 NMA 中建议采用 OR 值。

（三）模型选择

NMA 使用的模型（如随机效应模型或固定效应模型）和判别适合模型的方法（如偏差信息准则，DIC 值），可通过贝叶斯和频率学方法实现。两种方法呈现的内容一致，如模型、软件、多臂研究的调整和不一致性检测的情况。但贝叶斯模型还需要呈现先验分布、似然比、初始值、模型拟合程度的评估和收敛性的评估等。

当同时存在直接证据、间接证据及不同间接比较结果的情况下，需要评估局部一致性和整个网络体一致性。存在不一致性时，应探讨不一致性的来源；若不一致性来源无法解释，就意味着直接比较和间接比较结果存在矛盾，此时主要依据直接比较结果。

（四）其他分析方法

主要有 Meta 回归分析、亚组分析和敏感性分析。通过不同类型的敏感性分析，去探讨 NMA 结果的稳定性。常用于探讨敏感性分析的因素包括：排除治疗网络中节点、贝叶斯分析中选择先验分布、治疗方案中不同剂量和不同给药方式等。通过 Meta 回归分析或亚组分析去探讨潜在的效应修正因子对 NMA 结果的影响。根据偏倚风险、研究发表时间和限制治疗方案到所关注的治疗臂等进行 Meta 回归分析或亚组分析。

（五）证据质量

GRADE 工作组对 NMA 的证据分级主要使用"四步法"：首先呈现两个干预措施之间直接比较和间接比较的效应量与可信区间；其次分别评估其证据质量；再次呈现 NMA 的结果；最后评估 NMA 结果的证据质量。评估直接证据可参考本书相关章节。评估间接证据依据产生间接结果的直接比较中证据质量低的组别。基于直接比较和间接比较的 NMA 结果证据质量取二者证据质量高的组别作为 NMA 的证据级别。目前 GRADE 工作组正在进一步完善相关的理论和方法，并提出"三步法"实现 NMA 的证据分级，具体操作可以参考相关书籍和文献。

（六）统计分析软件

目前有多种用于实现调整间接比较和 NMA 的软件，常用的有 WinBUGS、Stata、ADDIS、GeMTC、NetMetaXL 和 R 软件，研究者可结合自己的数据类型和对软件的熟悉程度进行选择。一般利用 Stata 绘制相关图形，利用 WinBUGS 和（或）R 软件统计分析数据。

四、结果呈现

网状 Meta 分析结果部分除呈现传统 Meta 分析的文献检索和筛选、纳入研究基本特征和研究方法学质量评价结果外，还需呈现网状图和网状 Meta 分析结果等内容。

（一）网状图

主要呈现干预措施之间关系的图形，通过此图可清晰呈现是否存在直接比较，以及干预措施间的效果是直接比较结果、间接比较结果还是两者的合并结果。建议呈现证据图并采用文字描述。

（二）网状 Meta 分析结果

主要呈现直接比较结果和网状 Meta 分析比较结果，呈现形式可以为森林图、表格、森林图结合表格和文字。

对直接比较结果，不仅要呈现统计学结果、统计学异质性，还应呈现其他分析（如敏感性分析、亚组分析和 Meta 回归分析等）。

对网状 Meta 分析比较结果，主要呈现干预措施之间比较的结果、干预措施的排序结果和不一致性评估结果；若使用了贝叶斯模型，需呈现评估模型的拟合程度和收敛程度；当纳入研究存在联合用药时，还需呈现对联合用药进行调整性分析的结果。也可在结果最后呈现发表偏倚评价结果等内容。

（三）GRADE 分级结果

主要呈现直接比较结果、间接比较结果、合并结果的证据质量及降级原因。

呈现结果应讲究技巧，若描述的方法得当，则读者容易阅读，容易抓住 NMA 的要点。但需从统计学意义和临床意义两方面进行解释。

撰写 NMA 时，研究者可以参照网状 Meta 分析优先报告条目——PRISMA 扩展声明条目报告 NMA 研究内容。

第三节　网状 Meta 分析实例[①]

一、临床问题的提出及转化

（一）提出临床问题

原发性失眠是成年人最常见的问题之一。但是，是否将音乐干预作为一种非药物治疗方法，以及应该首选哪种音乐治疗方法，仍然是一个有争议的问题。因采用传统 Meta 分析仅能得出两种不同音乐治疗方法之间的疗效，不能全面反映多种音乐治疗方法之间孰优孰劣的问题，*Can music improve sleep quality in adults with primary insomnia? A systematic review and network meta-analysis* 一文的作者通过网状 Meta 分析，直接和间接比较评价了不同音乐治疗方法对原发性失眠患者睡眠改善的疗效并进行了排名，有助于原发性失眠患者在临床护理治疗中更好地选择非药物干预措施。

（二）转化临床问题

具体临床问题：比较针灸、语言诱导、听音乐、听音乐和针灸、听音乐和语言诱导、听安慰剂音乐、音乐辅助放松、音乐辅助放松和刺激控制、听音乐和做

---

① Feng F, Zhang Y S, Hou J, et al. Can music improve sleep quality in adults with primary insomnia? A systematic review and network meta-analysis[J]. International Journal of Nursing Studies，2018，77：189-196.

运动、刺激控制、日常护理、西医药物治疗等对原发性失眠患者睡眠质量的改善情况。

研究对象（P）：来自医院或社区的 18 岁以上原发性失眠患者。

干预措施（I）：互动或被动音乐干预方法。

对照措施（C）：干预措施中的任何一个。

结局指标（O）：睡眠质量、入睡潜伏期和睡眠效率。

研究类型（S）：随机对照试验、对照临床试验和随机交叉试验。

二、文献检索筛选、资料提取与质量评价

（一）纳入和排除标准

该研究的纳入标准包括以下特征：原发性失眠患者、18 岁以上患者、医院或社区患者的临床试验、互动或被动音乐干预方法，以及随机或非随机试验设计。随机对照试验、对照临床试验和随机交叉试验均符合 NMA 分析的条件。排除标准如下：患者年龄不匹配，背景记录、对音乐疗效的评价以及研究中不匹配的人群。此外，排除重复、已发表的研究数据；对照组和无法获得和无法使用的数据研究也被排除在外。

（二）文献检索

检索 PubMed、Embase、Cochrane Library、CNKI 等数据库。实施检索不限制语言，检索时间段为数据库建库至 2017 年 5 月。检索策略为：

#1. （ " music " [MeSH Terms] OR " music " [All Fields]) AND (" sleep initiation and maintenance disorders " [MeSH Terms] OR (" sleep " [All Fields] AND " initiation " [All Fields] AND " maintenance " [All Fields] AND " disorders " [All Fields]) OR " sleep initiation and maintenance disorders " [All Fields] OR (" primary " [All Fields] AND " insomnia " [All Fields]) OR " primary insomnia " [All Fields])

#2. #1 AND ("adult " [MeSH Terms] OR " adult " [All Fields] OR " adults " [All Fields]) AND Randomized Controlled Trial[ptyp]

#3. #1 AND (" adult " [MeSH Terms] OR "adult " [All Fields] OR " adults " [All Fields]) AND Clinical Trial[ptyp]

#4. #1 AND older[All Fields] AND Randomized Controlled Trial[ptyp]

#5. #1 AND older[All Fields] AND Clinical Trial[ptyp]

#6. #2 OR #3 OR #4 OR #5

（三）文献筛选与资料提取

两名研究者（FF 和 ZYS）独立地将研究、患者和干预相关特征的数据提取为标准化形式，并在与第三位研究者（LBA 或 ZQC）协商后，参考原始研究以协商一致的方式解决差异。疗效数据来自原始研究，以及试验设计、试验规模、年龄、性别、婚姻状况、病程、教育水平、匹兹堡睡眠质量指数（Pittsburgh sleep quality index，PSQI）评分、干预组的详细信息，包括音乐类型、频率和结果评估时间。

（四）文献质量评价

使用物理治疗证据数据库（Physiotherapy Evidence Database，PEDro）量表评分和关键评估技能计划（Critical Appraisal Skills Program，CASP）量表评分以评估个别研究的偏倚风险。PEDro 量表是一个 11 项量表，用于评估 RCT 的质量。例如，如果第一项的答案是"否"，则该研究被排除在 Meta 分析之外。当 PEDro 得分大于 4（最高得分为 10）时，该研究被认为是高质量的。然而，这种评估方法不包括有关分配隐藏或盲法的细节。

此外，CASP 量表评分也被用作评估每项研究的方法学质量的工具。为确保进行敏感分析，当分数大于 9 时（满分 16 分），该研究的质量可以接受。如果第一部分的得分为 0（低质量），则该研究被排除在 Meta 分析之外。不同的试验设计下第 3 项的得分不同（如 RCT、CCT、其他和不清楚），从而影响最终得分。偏倚风险由两名研究人员独立评估，并在必要时由第三人解决。

三、分析结果

首先，使用随机效应模型进行直接 Meta 分析，因为它们可以说是解释每次比较的试验间异质性的最合适和最保守的方法。使用 STATA v14.0 估计合并标准化均数差（SMD）及其 95%CI 在研究内和研究间的异质性。使用 P 值和 I^2 评估统计异质性数据，超过 50% 表明存在显著的异质性。

其次，使用 STATA v14.0 进行随机效应网状 Meta 分析。我们用 SMD 总结网状 Meta 分析的结果及其 95%CI。所有比较都假设了共同的异质性参数，同时使用 P 值和 I^2 统计量评估了总异质性。

每个相对干预效果估计来自两个干预组之间的直接证据和来自网状 Meta 分析的间接证据的组合。直接证据和间接证据来源之间的不一致性在总体（通过比较一致性和不一致性模型的拟合和简约性）和局部（通过计算网状内所有闭环中直接和间接估计之间的差异）上进行统计评估。当两个治疗组之间没有直接联系时，结果只能来自间接证据。

估计每个干预组所有干预的排序概率。干预层次被总结并报告为累积排序曲线下面积（SUCRA），范围从 1（表示干预很有可能成为最佳类型）到 0（表示干预很可能是最坏的类型）。与其他干预措施相比，较高 SUCRA 等级对应于睡眠质量改善的较高等级。为网状 Meta 分析绘制了一个调整比较漏斗图，以检测网状 Meta 分析中是否存在任何主要的发表偏倚。

四、结果与结论

（一）纳入研究的基本情况

筛选检出文献，最终纳入 20 篇研究（n=1 339）和 12 种干预措施，干预措施包括针灸、语言诱导（睡前听"语言诱导放松"CD）、听音乐、听音乐和针灸、听音乐和语言诱导、听安慰剂音乐、音乐辅助放松、音乐辅助放松和刺激控制、听音乐和做运动、刺激控制（避免白天打盹等）、日常护理（常规睡眠健康教育或没有音乐的普通催眠活动）、西医治疗。平均试验样本量为 67，范围为 14 至 145 名患者，发表年份为 1998 年至 2016 年，这些试验主要在亚洲进行。总的来说，684 名患者被分配到音乐干预组，655 名患者被分配到无音乐护理对照组。20 篇研究中，15 篇研究是随机对照试验，3 篇研究是对照临床试验，另外 2 篇是随机交叉试验。

（二）睡眠质量-PSQI 量表

网状 Meta 分析表明，与常规护理相比，西医的疗效排名最低（SMD：−0.29，95%CI：−0.70 至 0.13），然后是针灸（SMD：−0.37，95%CI：−0.79 至 0.05），以及听音乐和做运动（SMD：−0.47，95%CI：−0.89 至−0.04）。在音乐干预中，听音乐最有效（SMD：−0.61，95%CI：−1.01 至−0.20），然后是音乐辅助放松（SMD：−0.58，95%CI：−1.00 至−0.16），以及针灸和听音乐（SMD：−0.48，95%CI：−0.90 至−0.06），所有干预措施效果均好于常规护理。当我们评估这些方法的比较效果时，听音乐优于所有其他形式的音乐干预，除了无音乐干预（西医和针灸），其关联不显著。在 PSQI 量表对睡眠质量的改善方面，听音乐、音乐辅助放松、针灸和听音乐、听音乐和运动有可比性，但没有发现显著差异。

（三）睡眠质量-整体

网状 Meta 分析表明，与常规护理相比，音乐辅助放松对整体睡眠质量的效果排名最高（SMD：−0.28，95%CI：−0.48 至−0.08），其次是语言诱导（SMD：−0.21，95%CI：−0.41 至−0.01）、音乐辅助放松和刺激控制（SMD：−0.18，95%CI：−0.38 至 0.03）、听音乐（SMD：−0.17，95%CI：−0.36 至 0.02）、听音乐和语言诱导（SMD：

−0.18，95%CI：−0.38 至 0.03）、针灸（SMD：−0.17，95%CI：−0.38 至 0.03）、听音乐和针灸（SMD：−0.17，95%CI：−0.37 至 0.04）、刺激控制（SMD：−0.16，95%CI：−0.36 至 0.04）、做运动和听音乐（SMD：−0.13，95%CI：−0.33 至 0.07）、听安慰剂音乐（SMD：−0.12，95%CI：−0.33 至 0.08）和西医治疗（SMD：−0.11，95%CI：−0.31 至 0.09）。当我们评估比较效果时，音乐辅助放松优于所有其他形式的音乐干预。

（四）结论

这项网状 Meta 分析表明音乐干预可以改善睡眠质量、缩短入睡潜伏期并提高睡眠效率。在可选范围内，应鼓励患有原发性失眠症的成年人接受音乐干预，尤其是睡前听音乐、参与和音乐相关的放松活动。在失眠患者的临床护理中，音乐可作为一线、非药物干预措施，在制定临床实践指南时可考虑该结果。

五、案例剖析

音乐疗法在临床干预中的使用相对较新。因为音乐干预是日常生活的一部分，所以对于卫生专业人员来说，它们是一种很容易应用的干预措施。睡前听音乐和音乐治疗师实施的音乐治疗提供了更多的娱乐和患者自己选择音乐的机会，从而可能更有效地诱导睡眠。然而，还需要额外的经验证据来评估音乐的潜在治疗用途，并将基于音乐的干预与音乐治疗中的其他类型的接受方法进行比较，以实现音乐干预的临床应用。该 NMA 研究的几个亮点值得我们借鉴：①该研究评估了所有睡眠质量干预策略，使用了来自临床试验的数据并在病例纳入时限制为原发性失眠，以便得出更可靠的结论；②作者在开展网状 Meta 分析前，撰写了研究计划书，详细描述了研究背景、研究目的、PICOS、质量评价、干预措施和统计分析方法；③作者通过附件提供了不同数据库完整的检索信息，为今后开展类似研究的检索提供了借鉴；④作者提供了纳入研究的偏倚风险评价结果、直接比较的异质性检验结果、主要结局指标统计分析结果和一致性统计分析结果；⑤通过使用网状 Meta 分析对干预措施进行排名，得到多种干预措施下确切的结论。

综上所述，NMA 的最大优势在于可以量化比较同类疾病的不同干预措施，合并直接比较证据和间接比较证据，提高结果的精确性和统计学效能，并按照某一结局指标的优劣排序，有助于筛选最佳方案。目前广受科研工作者和临床医生的关注。

第十一章 系统评价再评价

第一节 系统评价再评价概述

一、定义

系统评价再评价（overviews of systematic reviews，OoSRs）是针对疾病的干预、诊断、预后/患病率、病因/危险因素和定性研究，基于系统评价（SR）/Meta分析（MA），进行综合研究的一种方法。

二、系统评价再评价与系统评价的区别

OoSRs 与 SR 都是综合研究科学证据的一种方法，都要经过立题、制定纳入和排除标准、检索、质量评价和数据分析等步骤。但 OoSRs 是基于 SR/MA 的综合研究，SR 是基于原始研究的综合研究，二者的差异见表 11-1。

表 11-1 系统评价再评价（OoSRs）与系统评价（SR）的比较

类别	OoSRs	SR
目的	基于干预措施疗效的系统评价总结证据	基于干预措施效果的研究总结证据
纳入研究	系统评价/Meta 分析	原始研究，如随机对照试验、交叉试验等
研究计划	有	有
文献选择标准	描述系统评价的纳入和排除标准	描述原始研究的纳入和排除标准
检索方法	有系统的检索策略，全面收集同一主题的相关系统评价	有系统的检索策略，全面收集相关原始研究
质量评价	对纳入的系统评价进行方法学质量/偏倚风险评价及证据质量评价	对纳入的原始研究进行方法学质量/偏倚风险评价及证据质量评价
资料分析	总结纳入系统评价的结果。当对照分散在不同系统评价中，尤其是多种干预措施的间接比较时，需进行额外分析	对纳入研究中每个重要结局的结果予以 Meta 分析或描述性分析
结果	客观描述纳入系统评价的特征、质量评价结果及效应量等信息	客观描述纳入原始研究的特征、质量评价结果、效应量及发表偏倚等信息
结论	主要客观陈述相关信息，获得当前研究现状下更全面、客观的结论，并描述对将来研究的提示	综合考虑纳入原始研究的质量、效应量等多方面内容，并描述对将来研究的提示
报告	按方法、结果、讨论、结论等步骤报告，有相对严格的报告要求，尚无公认报告规范	依据 PRISMA 规范进行报告

第二节　系统评价再评价的撰写

OoSRs 撰写步骤与 SR 撰写步骤相似，主要包括确定选题、制定纳入和排除标准、检索和筛选 SR、评价 SR 质量、提取相关数据、分析和呈现结果以及报告 OoSRs。

1. 确定选题

与 SR 一样，选题来源于临床实践又服务于临床实践，因此确定选题时应考虑其是否具有一定的临床意义。确定选题后，应全面了解该选题的背景知识，掌握国内外研究现状，考虑适合做哪种类型的研究。同时组建 OoSRs 制作团队，其团队成员至少包括 OoSRs 方法学人员、检索专家（可以来自图书馆）、统计人员和临床医生等。

2. 制定纳入和排除标准

纳入标准和排除标准根据确定的选题来制定，纳入标准本身具有排除性，即"是此即非彼"，可参照 PICOS 原则描述纳入和排除标准，这里的 S 为 SR/MA。

3. 检索 SR

SR 检索的目的是为 OoSRs 撰写获取此前所有的相关研究，这样才能够更好地回答提出的临床问题。因此，全面、系统、无偏倚检索 SR 对 OoSRs 来说非常重要。对于 OoSRs 撰写者而言，应该选择"6S"模型中的原始研究及其摘要、系统评价及其摘要和将 SR 作为数据源的数据库（如果条件允许），如 DynaMed Plus 和 Best Practice 等，表 11-2 为主要数据库 SR/MA 的检索策略。

表 11-2　主要数据库 SR/MA 的检索策略

数据库名称	检索策略
PubMed	#1　" Meta-Analysis as Topic " [Mesh] OR　" Meta-Analysis " [Publication Type] #2 meta analysis[Title/Abstract] OR meta analyses[Title/Abstract] OR meta-analysis[Title/Abstract] OR meta-analyses[Title/Abstract] OR metaanalysis[Title/Abstract] OR metanalysis[Title/Abstract] OR meta-analysis[Title/Abstract] OR metaanalyses[Title/Abstract] OR metanalyses[Title/Abstract] OR meta-analyses[Title/Abstract] OR data pooling[Title/Abstract] OR data poolings[Title/Abstract] OR clinical trial overview[Title/Abstract] OR clinical trial overviews[Title/Abstract] #3 #1 OR #2 #4　" Systematic Review "　[Publication Type] OR　" Systematic Reviews as Topic " [Mesh] #5 systematic review[Title/Abstract] OR systematic reviews[Title/Abstract] #6 #4 OR #5 #7 #3 OR #6

续表

数据库名称	检索策略
Embase	#1 'meta analysis'/exp OR 'meta analysis(topic)'/exp #2 'meta analysis':ti,ab OR 'meta analyses':ti,ab OR 'meta-analysis':ti,ab OR 'meta-analyses':ti,ab OR metaanalysis:ti,ab OR metanalysis:ti,ab OR 'met-analysis':ti,ab OR metaanalyses:ti,ab OR metanalyses:ti,ab OR 'met-analyses':ti,ab OR 'data pooling':ti,ab OR 'data poolings':ti,ab OR 'clinical trial overview':ti,ab OR 'clinical trial overviews':ti,ab #3 #1 OR #2 #4 'systematic review'/exp OR 'systematic review(topic)'/exp #5 'systematic review':ti,ab OR 'systematic reviews':ti,ab #6 #4 OR #5 #7 #3 OR #6
Web of Science	TS= " meta analysis " OR TS= " meta analyses " OR TS= " meta-analysis " OR TS= " meta-analyses " OR TS=metaanalysis OR TS=metanalysis OR TS= " met-analysis " OR TS=metaanalyses OR TS=metanalyses OR TS= " met-analyses " OR TS= " systematic review " OR TS= " systematic reviews " OR TS= " data pooling " OR TS= " data poolings " OR TS= " clinical trial overview " OR TS= " clinical trial overviews "
中国生物医学文献数据库（SinoMed）	#1 " Meta 分析 " [不加权:扩展] OR " Meta 分析(主题) " [不加权:扩展] #2 " Meta 分析 " [常用字段:智能] OR " 系统评价 " [常用字段:智能] OR " 荟萃分析 " [常用字段:智能] OR " 系统综述 " [常用字段:智能] OR " 整合分析 " [常用字段:智能] OR " 数据合成 " [常用字段:智能] OR " 元分析 " [常用字段:智能] #3 #1 OR #2
中国知网-专业检索	SU='Meta 分析' OR SU='系统评价' OR SU='荟萃分析' OR SU='系统综述' OR SU='整合分析' OR SU='数据合成' OR SU='元分析'
万方数据知识服务平台-专业检索	主题:（ " Meta 分析 " ）+主题:（ " 系统评价 " ）+主题:（ " 荟萃分析 " ）+主题:（ " 系统综述 " ）+主题:（ " 整合分析 " ）+主题:（ " 数据合成 " ）+主题:（ " 元分析 " ）

4. 筛选 SR

SR 筛选过程至少需要由两名评价人员独立进行，这样可减少 SR 的误排率，若有意见分歧可讨论解决，必要时需与第三位评价人员讨论协商确定。如果可能，对评价人员培训并进行预试验，即对样本 SR 预筛选，以保证 SR 筛选过程的标准化和筛选结果的准确性。

5. 评价 SR 质量

建议采用五步法评价纳入 SR 的质量，分别为：①制订计划书；②预试验和培训；③SR 质量评估；④解释；⑤报告。评价 SR 质量主要包括偏倚风险评估、证据质量和报告质量评价（如果条件允许），其中偏倚风险评估可以采用 AMSTAR-2 量表和 ROBIS 工具,证据质量评价可以采用 GRADE(针对测量指标），而报告质量评价可采用 PRISMA 清单、MOOSE 清单（针对观察研究 SR ）和

ENTREQ 指南（针对定性研究 SR）。

6. 提取相关数据

提取资料主要包括以下六部分信息。①发表信息和资料提取信息：题目、第一作者、发表 SR 期刊、发表 SR 国家，发表 SR 日期和提取数据日期等；②研究对象：例数、年龄、性别、种族、疾病分期、并发症、纳入标准和排除标准等；③干预/诊断/预后/患病率/病因/危险因素；④测量指标：主要包括测量指标名称、效应量和 95%可信区间以及报告该测量指标的研究数量和研究对象数量；⑤质量评价；⑥SR 局限性。

7. 分析和呈现结果

OoSRs 以定性描述的方法为主，也可以采用定量分析的方法，如利用 Meta 分析或网状 Meta 分析的方法对纳入 SR 纳入的研究进行定量合成，此时应该报告相应统计方法，同时不可忽视 SR 提供的亚组分析结果。呈现结果主要包括：文献检索和筛选、纳入 SR 基本特征、纳入 SR 方法学质量、证据质量评估结果、OoSRs 结果等。在呈现 OoSRs 结果时，特别要注意至少呈现以下内容（以干预为例）：测量指标、干预措施、对照措施、效应量及 95%可信区间、研究（研究对象）数量、GRADE 评价结果、局限性和评论等。

8. 报告 OoSRs

研究者撰写和报告 OoSRs 时，可参照 PRIO for abstracts 和 PRIO-harms 尽可能把所有内容呈现给读者。

9. 注意事项

①为了避免选题与别人重复，在决定对该选题进行 OoSRs 前，应该检索 Cochrane Library 中的 Cochrane Reviews、Cochrane Protocols 和 Other Reviews，查询是否已经有相关 OoSRs 的全文和计划书发表，同时检索 Cochrane Evidence（ https://www.cochrane.org/search/site/?adv=1&f%5B0%5D=im_field_stage%253A1&f%5B1%5D=im_field_stage%3A1 ）和 PROSPERO 平台（ https://www.crd.york.ac.uk/prospero ）中已经注册的 OoSRs。作者选好题目后，应尽可能在相关平台注册自己的选题。②OoSRs 题目应该能够体现本研究是 OoSRs，中文题目应该出现系统评价再评价，外文题目应该有 overview of（ systematic ）reviews、（ systematic ）review of systematic reviews 或（ systematic ）meta-review。③检索 SR 时，在检索相关数据库的基础上，作者还应该注意对参考文献、相关综述、指南、注册的计划书、会议摘要和灰色文献的浏览和检索。如可以利用 PubMed 的 Similar articles 功能。④对 OoSRs 中数据采用定量分析时，应该报告处理数据所采用的方法（如 Meta 分析或网状 Meta 分析等）、主要细节（如何评价异质性、采用

的软件、统计方法和其他分析方法等）。

综上所述，尽管 OoSRs 与 SR 的撰写步骤有相似之处，但一定要注意 OoSRs 的独特之处。OoSRs 方法学体系的不断完善和研究领域的不断拓展，加之其与网状分析方法的结合，使其在医药卫生领域的证据整合和指导临床实践上将发挥越来越重要的作用。

第三节　系统评价再评价的实例①

一、临床问题的提出及转化

（一）提出临床问题

据国际癌症研究机构（International Agency for Research on Cancer，IARC）报告的 2020 年全球癌症负担数据，乳腺癌已取代肺癌成为全球第一大癌种，新发病例高达 226 万例。国家癌症中心数据显示乳腺癌亦是中国女性最常见的癌症类型，其发病率和死亡率分别为 45.37/10 万和 10.62/10 万。在乳腺癌的确诊及后续治疗康复中，多数患者存在不同程度的焦虑与抑郁等消极情绪，这不仅直接影响乳腺癌患者的生活质量、社交能力及治疗依从性，且与肿瘤复发、生存时间缩短等预后不良结局息息相关。因此，乳腺癌患者的心理状态筛查及干预受到愈发广泛的重视。

近年来，大量研究显示对乳腺癌患者进行适当的心理干预可以有效改善其心理状况，并显著提高其生活质量及治疗依从性。其中，正念减压疗法（mindfulness-based stress reduction，MBSR）因操作简便、适用面广等优势，被广泛应用于乳腺癌患者心理干预的临床实践中。MBSR 是指一种集冥想、放松、控制性呼吸、肢体伸展与社会互动于一体的心理保护性的认知功能训练，其核心是通过正念来减轻自身压力，进而更好地实现疾病应对。目前，已有许多系统评价（SR）探讨了 MBSR 在乳腺癌患者中的应用效果，但由于不同 SR 纳入的原始研究质量、证据等级以及观察指标等存在较大区别，结局指标差异显著。为进一步减少临床研究设计偏倚，为临床实践提供可靠的循证医学证据，《正念减压疗法可改善乳腺癌患者心理状况：基于系统评价再评价》一文旨在对 MBSR 在乳腺癌患者中应用效果的 SR 进行再评价，通过全面、系统及科学地评估现有相关 SR 研

---

① 郑卿勇，赵亮，隗伟，等. 正念减压疗法可改善乳腺癌患者心理状况：基于系统评价再评价[J]. 中国全科医学，2023，26(12)：1503-1512.

究，以期为 MBSR 在我国乳腺癌患者中的心理照护应用提供决策与参考。

（二）转化临床问题

具体临床问题：MBSR 对乳腺癌患者的焦虑、抑郁、疲乏、压力、生活质量、睡眠质量及疼痛等的改善情况。

研究对象（P）：乳腺癌患者。
干预措施（I）：MBSR。
对照措施（C）：非 MBSR。
结局指标（O）：焦虑、抑郁、疲乏、压力、生活质量、睡眠质量及疼痛等。
研究类型（S）：基于临床研究的 SR，包括 Meta 分析。

二、文献检索筛选、资料提取与质量评价

（一）纳入和排除标准

纳入标准：①研究对象，乳腺癌患者，不对年龄、乳腺癌疾病分期、种族、门诊或住院等进行限制。②干预措施，干预组采用 MBSR，是否联合其他干预措施不受限制；对照组为非 MBSR，具体干预类型不受限制。③结局指标，焦虑、抑郁、疲乏、压力、生活质量、睡眠质量及疼痛等。④研究类型，基于临床研究的 SR，包括 Meta 分析。

排除标准：①研究计划书或方案。②会议摘要。③无法获取全文的研究。④重复发表或纳入完全相同研究数据的研究。⑤SR 纳入分析的研究包括未设置对照组的临床试验研究。⑥非中文或英文文献。

（二）文献检索

计算机系统检索英文数据库/检索平台（PubMed、Embase、Cochrane Library、Web of Science、CINAHL、PsycINFO、JBI），以及中文数据库（中国知网、万方数据知识服务平台及中国生物医学文献数据库）。搜索关于 MBSR 在乳腺癌患者中应用效果的 SR，检索时限均为建库至 2022-07-25，限定语言为英文或中文。检索采用主题词和自由词相结合的方式，检索策略根据不同数据库进行调整。英文检索词包括 mindfulness、mindfulness-based、MBSR、meditation、breast cancer、breast neoplasms、meta-analysis、systematic review 及 systematic studies 等，中文检索词包括正念、乳腺癌、系统评价、系统综述、Meta 分析及荟萃分析等。此外，追溯所纳入文献的参考文献，以补充获取文献。

（三）文献筛选与资料提取

2 名研究者独立筛选文献、提取资料并交叉核对。如有分歧，则通过讨论解决。研究者首先将检索得到的文献导入 Rayyan 工具完成去重，通过阅读题目及摘要排除不符合纳入标准的文献后，再进一步阅读全文以确定最终纳入分析的研究。应用预先设计的数据表提取相关资料：①文献基本信息，包括第一作者、发表年份、国家等；②研究设计信息，纳入开展原始研究的国家、研究类型、研究数量、样本量、干预组和对照组的干预措施等；③偏倚风险评估工具；④证据质量评价工具；⑤相关的结局指标及主要结论等。

（四）文献质量评价

由 2 名研究者独立使用对应工具对纳入的 SR 进行评估，完成后进行交叉核对，如有分歧则通过讨论解决。

（1）方法学质量评价：使用系统评价方法学质量评价工具 2（a measurement tool to assess systematic reviews 2，AMSTAR 2）量表进行方法学质量评估。AMSTAR 2 共有 16 个条目，其关键条目为条目 2、4、7、9、11、13 及 16，据此将报告情况分为四级：①高质量，没有或仅有 1 个非关键条目不符合；②中质量，超过 1 个非关键条目不符合；③低质量，1 个关键条目不符合且伴有或不伴有非关键条目不符合；④极低质量，超过 1 个关键条目不符合。

（2）报告质量评价：通过系统综述和荟萃分析优先报告的条目（PRISMA）声明进行报告质量评价，共计条目 27 个。每个条目根据实际情况进行打分：报告充分完整得 1 分，部分报告得 0.5 分，未报告为 0 分。总得分≥22 分为报告相对完全，16～21 分表示存在一定的报告缺陷，≤15 分则认为有严重的信息报告缺失。

（3）证据质量评价：通过证据质量与推荐强度分级系统进行证据质量评价。对于定性描述的 SR 则采用定性系统评价证据分级工具（Confidence in the Evidence from Reviews of Qualitative research，CERQual）进行质量评价，其从方法学局限性、相关性、结果一致性及数据充分性四个方面对非定量 SR 进行系统评估。最终证据质量呈现为高（0 分，不降级）、中（−1 分，降一级）、低（−2 分，降两级）与极低（−3 分，降三级），不同意见通过讨论解决。

（五）统计方法

使用 Excel 2019 进行资料统计与数据分析，通过频数分布与百分比描述文献质量评价结果。

三、结果与结论

（一）纳入研究的基本情况

共检索 430 篇相关研究，去重后得到 280 篇。经逐层筛选，最终纳入 14 篇 SR，发表时间为 2013～2021 年，其中中文文献 6 篇，英文文献 8 篇。SR 均纳入了随机对照试验，也有部分 SR 将临床对照试验、病例对照研究等非随机研究设计纳入分析。12 篇 SR 使用了 RoB、Jadad 及 NOS 等评估工具，其余 2 篇 SR 未进行方法学评估工具报道；仅 1 篇 SR 使用 GRADE 系统评估了证据体系的可信度。纳入 SR 共报道了焦虑、抑郁及疲乏等在内的 15 项结局指标，绝大部分 SR 肯定了正念减压疗法对患者心理状况及生活质量的改善效果。

（二）质量评价

1. 方法学质量评价

研究总体质量不高，其中仅有 1 篇 SR 为高质量研究，6 篇 SR 为低质量研究，7 篇 SR 为极低质量研究。关键条目的质量缺失主要来自条目 2（78.6%为否）、条目 10（71.4%为否）、条目 15（42.9%为否）及条目 16（64.3%为否）。

2. 报告质量评价

仅 2 篇报告相对全面（≥22 分），其余 12 篇均存在一定程度的报告缺陷。其中，11 篇（78.6%）未完成研究方案的注册，7 篇（50.0%）未在研究方法部分报告研究偏倚，9 篇（64.3%）未报告研究资金或其他方面支持的来源。

3. 证据质量评价

通过 GRADE-CERQual 对纳入 SR 的证据质量进行评价，共涉及 15 项结局指标、73 个证据体。GRADE 分级结果显示，无高质量证据，其中，31 个为中等质量，28 个为低质量，6 个为极低质量；失分评价指标主要是"局限性"与"发表偏倚"，多数研究的样本量较小，且在分配隐藏与盲法实施过程中较为困难，使得半数以上结局指标为低或极低质量。CERQual 分级结果显示，8 项质性描述指标均为低质量证据，研究间"方法学局限性"与"数据充分性"指标缺失较为严重，部分评估指标的样本量相对较小。

（三）主要疗效指标

1. 焦虑

12 篇 SR 报道了 MBSR 对乳腺癌患者焦虑的影响。用于评估乳腺癌患者焦虑状态的工具较多，主要包括改良版症状自评量表、癌症幸存者生存质量量表、简明心境量表、考陶尔德情绪控制量表、医院焦虑抑郁量表、情境特质性焦虑量表、广泛焦虑量表、焦虑自评量表及贝克焦虑量表。1 篇 SR 结果显示干预组与对照组在缓解乳腺癌患者焦虑状态时无明显差异（证据质量中等）；其余 11 篇 SR 结果均显示干预组缓解乳腺癌患者焦虑状态的效果优于对照组（证据质量低到中等），其中 3 篇 SR 结果显示干预组缓解乳腺癌患者焦虑状态的短期疗效优于长期（随访时间>12 个月）疗效（证据质量中等）。

2. 抑郁

12 篇 SR 报道了 MBSR 对乳腺癌患者抑郁的影响，评估工具主要包括流行病研究中心抑郁量表、简明心境量表、改良版症状自评量表、医院焦虑抑郁量表、抑郁自评量表及贝克抑郁自评量表。结果显示，干预组缓解乳腺癌患者的抑郁情绪效果优于对照组（证据质量低到中等），尤其是在短期（干预≤3 个月）疗效评价方面（证据质量中等）。同时，4 篇 SR 均显示干预组和对照组在缓解乳腺癌患者抑郁的长期疗效方面无明显差异（证据质量中等）。

3. 疲乏

7 篇 SR 报道了 MBSR 对乳腺癌患者疲乏的影响，涉及的评估工具有疲乏症状量表、简明心境量表、安德森症状评估量表、Piper 疲乏修订量表、自报告核对表个人强度-疲乏维度、疲乏程度量表、简易疲劳量表及改良版症状自评量表。其中 5 篇 SR 结果表明，干预组改善乳腺癌患者的疲乏症状效果优于对照组（证据质量极低到中等）。2 篇 SR 结果表明，干预组和对照组改善患者的疲乏效果无明显差异（证据质量低到中等）；3 篇 SR 结果显示，干预组和对照组在缓解乳腺癌患者疲乏症状长期疗效方面无明显差异（证据质量低到中等）。

4. 压力

8 篇 SR 报道了 MBSR 对乳腺癌患者压力的缓解效果，涉及的评估工具有压力知觉量表、压力症状评分、压力知觉量表（中文）及简明职业紧张量表。其中，7 篇 SR 结果显示干预组缓解患者的压力水平效果优于对照组（证据质量低到中等）。1 篇 SR 结果显示两组在缓解乳腺癌患者压力效果方面无明显差异（证据质量极低）。

5. 生活质量

7 篇 SR 报道了 MBSR 对乳腺癌患者生活质量的干预效果，涉及评估工具较为统一，有生存质量测定量表、成人癌症生存者生命质量量表及生活质量量表。2 篇 SR 结果显示干预组改善乳腺癌患者的生活质量效果优于对照组（证据质量极低到低），其余 5 篇 SR 结果显示干预组和对照组在改善乳腺癌患者生活质量方面效果无明显差异（证据质量低到中等）。

6. 睡眠质量

7 篇 SR 报道了 MBSR 对乳腺癌患者睡眠质量的干预效果，研究中涉及的评估工具多样，有 MOS-SS 睡眠量表、匹兹堡睡眠质量指数问卷、安德森症状评估量表、失眠严重程度指数量表、主客观睡眠指标、睡眠质量日记卡及睡眠记录仪。3 篇 SR 结果显示干预组改善患者睡眠质量的效果优于对照组（证据质量低到中等），其中 1 篇 SR 结果显示干预组改善乳腺癌患者 2 个月的睡眠质量效果优于对照组，而干预后 6 个月时两组睡眠质量改善效果无明显差异（证据质量中等）；其余 4 篇 SR 结果显示两组在改善患者睡眠质量效果方面无明显差异（证据质量极低到中等）。

7. 疼痛

3 篇 SR 评估了 MBSR 对乳腺癌患者疼痛的干预效果，研究中主要涉及的评估工具有简明疼痛评估量表与威斯康星简要疼痛评分量表。结果显示两组在改善乳腺癌患者疼痛效果方面无明显差异（证据质量低到中等）。

8. 其他结果

1 篇 SR 结果显示 MBSR 在改善乳腺癌患者生理功能、认知功能、心理健康、悲伤及专注力方面的效果优于对照组（证据质量极低到中等）。1 篇 SR 结果显示，干预组在改善乳腺癌患者情感健康方面效果优于对照组（证据质量低）。1 篇 SR 显示两组在缓解患者复发恐惧效果方面无明显差异（证据质量极低）。

（四）结论

前文 MBSR 干预乳腺癌患者的 SR 质量整体水平不高，研究者应进一步规范与统一 MBSR 相关临床试验的评估方法及结局指标，发表研究结论时注意报告的完整性，同时严格遵守 SR 的报告流程及规范，从而为 MBSR 应用于乳腺癌患者提供更多严谨有效的参考建议。同时本研究从有效性角度全方位概述了 MBSR 对乳腺癌患者的应用现状及前景，MBSR 在乳腺癌患者焦虑、抑郁、疲乏及压力等方面有一定的短期改善作用，但要得到更为准确的结论还需要未来开展更多高质量、大样本的 RCT 进行验证。

第十二章　临床实践指南

第一节　定义与分类

一、临床实践指南的概述

美国医学科学院（Institute of Medicine，IOM）在 1990 年首次定义了实践指南的概念：实践指南是针对特定的临床情况，系统制定的帮助医务人员和患者做出恰当处理的指导性建议（推荐意见）。1993 年，实践指南（以下简称"指南"）一词被 MEDLINE 数据库收录为主题词，并于 2008 年更新。2011 年，IOM 对指南的定义进行了更新，即指南是基于系统评价和卫生技术评估的结果，在平衡各种备选干预方式的利弊之后，系统提出的最优指导意见。此处指南的含义不仅针对临床问题，也针对公共卫生和卫生系统问题，并且人类对于疾病诊疗技术的提高和对卫生保健认识的加深，促使指南可能会涵盖临床、公共卫生和卫生系统三大领域。在卫生保健实践中，指南对于规范医疗行为、提高服务质量、科学配置医药资源和保障患者权益等都具有重要意义。

二、临床实践指南的分类与流程

（一）临床实践指南的主要分类

根据目标所解决的卫生保健问题，指南可以分为三大类，即临床指南、公共卫生指南和卫生系统指南。根据指南制定/修订的篇幅和制作周期一般可分为：①标准指南，该类指南是针对某一主题的临床实践问题而制定的，是最为常见的指南类型，标准指南并不需要完全覆盖各种疾病和（或）所有问题，一般关注的问题数量在 10 个左右，推荐意见在 20 条以内，此类指南通常需要在 6～12 个月完成；②完整指南，该类指南应该全面覆盖某一卫生主题或疾病，包括该主题各个方面（如预防、诊断、治疗和监测等）的相关推荐，关注的问题和推荐意见数量可达数十或上百，此类指南通常需要在 1～2 年完成；③快速指南，快速指南的主题通常为公共卫生紧急事件（如突发的重大传染病），短期内必须有相应的推荐意见指导临床医师和患者应对疾病，该类指南关注的问题和推荐意见的数量一般为个位数，制定时间为数周到数月；④汇编指南，一部高质量的标准指南需要以大量的资源为基础，在资源有限的情况下，改编现有高质量指南更具成本效益，如果所研究的临床问题目前已有发布的相关指南，可在评估其质量的基础上，结合具体的临床情况进行改编。对于中低收入国家，改编高收入国家或国际组织的指南是短时间内高效率制定本国指南的重要途径。此外，指南还可以根据所关注疾病的不同阶段分为预防、诊断、治疗和预后等类型。

（二）临床实践指南制定和修订的主要步骤

标准指南的制定和修订主要包括如下几个步骤：①确定指南制定的需求。制定指南之前应全面检索和系统评价国内外同类指南，了解相关指南现况及证据基础，以及当前该领域指南制定的现状，并召集与该指南相关的各方代表，举行指南制定论证会，确定制定的必要性与可行性，明确指南制定和修订的目的、使用者、目标人群、时间安排及资金来源等问题。②注册与撰写计划书。确定指南的范围和题目后，应在指南注册平台进行注册，注册可以提升指南制定的透明性和科学性，促进制定组织间的合作。撰写指南计划书，指南计划书是说明指南如何制定的计划性文件，一方面有助于制定者高效率和高质量推进指南的制定，同时增加了指南制定过程的透明性和科学性。另一方面，也有助于期刊编辑、评价人员和临床医师了解一部指南制定的全过程，明确指南计划与最终呈现的差异，判断最终发表或发布指南的质量。指南计划书的撰写也应该遵循相应的报告规范，主要内容包含制定的目的、工作组构成、方法、时间进度以及利益冲突的管理等。同时，在制定过程中应及时更新相关信息，以便让公众了解指南制定进展。③成立工作组。组建尽可能包含所有相关领域人员的指南工作组。除了临床专科医师外，还应纳入与该指南相关的其他学科的人员，包括药师、护师、循证医学专家、卫生经济学专家、患者代表等。应考虑指南工作组的性别和地域代表性。根据指南规模和大小，确定 1 至 3 名指南首席专家，可由不同专业或领域的人员担任。并根据实际需要，建立若干下级小组，如指导小组、共识小组、秘书组、证据评价小组等，并明确分工与职责。④管理利益冲突。参与指南制定的成员，均需申报与该指南相关的利益冲突，并由第三方独立机构或上级管理机构管理利益冲突。建立独立的指南利益冲突管理委员会，制定相应的管理办法，控制指南的潜在偏倚。⑤调研临床问题，确定结局指标。对指南使用者进行调研或从文献中获得临床问题，以及与患者相关的结局指标。指南小组通过讨论对纳入的临床问题和结局指标进行排序和分级。⑥检索、评价和综合研究。指南小组首先按照患者/疾病、干预措施、对照措施和结局指标对临床问题进行解构，并基于解构的临床问题系统检索国内外相关研究，制作系统评价和（或）Meta 分析，或直接利用已发表的系统评价和（或）Meta 分析，对纳入的研究进行汇总分析。⑦证据质量分级，即对证据体的质量进行分级。GRADE 是目前国际上成熟的、使用广泛的证据分级系统。可由指南小组中的循证医学专业人员参与证据质量分级，以提高指南的科学性和准确性。⑧形成推荐意见。综合考虑当前可获得的最佳研究证据、资源利用、患者偏好与价值观、公平性和可及性等多方面的因素，形成推荐意见。形成推荐意见共识的方法主要包括德尔菲法、名义群体法，以及面对面的共识会议等。形成的推荐意见应包括推荐的方向（推荐/不推荐）和强度（强推荐/弱推荐），并给出推荐的原因。⑨撰写和发表。根据相关报告规范，撰写和发表指南。当前国际上用于指导指南报告的文件有 AGREE 报告清单和 RIGHT 清单。

第二节　现状与发展

一、国内外指南现状

国际指南协作网（Guidelines International Network，GIN）建立了全球最大的国际指南数据库，截至 2021 年底，已收录 6 966 余部来自全球各地不同组织制定的指南。1993 年至 2018 年，我国期刊已发表 800 余部医学相关指南（图 12-1）。MEDLINE 数据库中实践指南的主题词下，近 10 年每年发表的指南数量超过1 000 部。

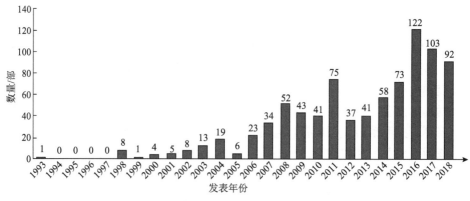

图 12-1　1993 年至 2018 年我国期刊发表指南情况

指南数量逐年增加，2016 年至 2021 年，中国指南数量呈现出快速增长的趋势，年均发布指南的数量已超过 200 部，随之而来的是制定方法的科学性和报告质量的问题。早在 2000 年，发表在《柳叶刀》上的一篇研究（对 MEDLINE 中

430 部指南的报告进行了调查）就发现：仅 33%的指南报告了利益相关者的类型，仅 18%的指南详细报告了纳入证据的标准，13%的指南报告了检索文献的方法。2021 年，国内一项系列研究对 2019 年中国医学期刊发表的指南进行了调查研究，结果显示：仅 5%的指南提供了注册信息；不足 1/2 的指南在文献中报告了摘要，而报告结构式摘要的指南比率更低；指南在制定人员数量、职责、组别方面存在明显差异性、不规范性，工作组重要信息报告的不充分；方法学质量和报告质量整体较低；未明确列出推荐意见及对支撑推荐意见的证据引用不全面、实效性差；有超过 2/3 的指南未报告其资助信息，近 1/2 的指南未报告其利益冲突信息，二者同时报告的指南比例更低；不足 1/2 的指南进行了证据质量分级和（或）推荐强度分级，仅 1/3 的指南同时对证据质量和推荐强度进行了分级；传播与实施的报告率及相关策略的应用率均较低；研究空白的报告率和清晰性较低。

我国的研究者发布了大量的指南和专家共识，但总体质量不高，对临床实践的实际指导作用有待提升。因此，指南的制定或修订工作也应当根据一定的规范和指导进行，即"指南的指南"。《中国制订/修订临床诊疗指南的指导原则（2022 版）》为我国行业学会、协会等制定/修订指南，研究人员评价指南，医务人员使用指南，期刊发表指南提供了符合国际标准、适应中国实践的循证指导和建议。

二、指南的方法学进展

指南在方法学方面取得的主要进展如下：①以"推荐分级的评估、制订与评价（GRADE）"为代表的证据分级系统的发展与应用。GRADE 作为一套科学、系统、透明的分级标准，在对证据质量分级的基础上形成推荐意见，并能够对其推荐强度进行分级，具有极强的实用性，为临床指南制定过程中方法学质量的提升起到了极大的推动作用。②以"让 GRADE 成为必然选择（making GRADE the irresistible choice，MAGIC）"为代表的快速推荐的产生。MAGIC 是一套快速、科学的临床实践指南制定体系，借鉴了 GRADE 系统，能够快速实现临床指南和决策辅助工具的创建、传播和动态更新。特有的结构化使其具有被整合进电子病历系统的可能性，临床医生在临床实践中可以直接调用这些推荐意见，从而实现证据到临床的无缝衔接。③指南报告规范的完善。2013 年，由我国学者发起，联合来自美国、加拿大、英国、德国等 12 个国家及包括 WHO、EQUATOR、GIN、Cochrane、GRADE、AGREE 等 7 个国际组织的 20 余名专家，共同成立了国际实践指南报告标准（reporting items for practice guidelines in healthcare，RIGHT）工作组。历时 3 年完成了包含 7 个领域、22 个条目（基本信息 1~4，背景 5~9，证据 10~12，推荐意见 13~15，评审和质量保证 16~17，资助和利益冲突声明及管理 18~19，其他 20~22）的报告清单。RIGHT 工具可辅助临床、公共卫生和其他卫生保健领域的指南制定者恰当报告指南，支持期刊编辑和同行评审人员考虑指南报告的问题，也能够协助医疗卫生专家理解和实施指南。RIGHT 工具有着科学的国际制定团队，以世界卫生组织指南大数据为基础，遵循国际卫生指南报告规范制定方法学，历时多年制定而成，是目前最可靠且有用的指南报告质量评估工具，对未来指南整体质量的提升和更为有效的应用有着重要意义。④以"中国临床实践指南评价体系"（appraisal of guidelines for research & evaluation in China，AGREE-China）为代表的更符合中国指南方法学评价标准的构建，为中国指南的制定提供了参考标准，应用过程更简单、高效，适合国内临床实践。⑤"国际指南注册与透明化平台"（http://guidelines-registry.cn/index）的普及与应用。

三、指南的更新

指南制定的方法学日趋成熟，越来越多的国家、部门、机构投入精力在指南制作上，发布数量也逐年递增，但定期对指南进行更新却常常被忽视，尽管定期的监测和及时有效的更新是保证指南时效性和质量的关键之一。要使指南的推荐意见与最新的证据保持一致性和时效性，就需要持续监测和评估不断出现的新证据。当对新证据的评估符合以下情况时，就需要对指南进行更新：①干预措施的利弊平衡发生改变，即干预措施相关的新证据可使指南的推荐意见失效；②新结局指标的出现，即过去未被考虑的结局指标，随着医学和人们认识的发展被逐渐提出；③新干预措施的出现，即经过评估后，新的干预措施可能会取代指南中推荐的旧干预措施；④对结局指标的重视程度发生改变，不同组织和个体对不同结局指标的重视程度可能会随时间而改变；⑤医药资源的可及性发生改变，即随着医药的发展，可获得的最佳药物也在不断变化，当出现了新的最佳药物时，指南需要进行相应的更新；⑥其他，如指南推荐意见提出的干预措施出现了严重的副作用，或推荐意见出现了新的适用人群等。

四、挑战与机遇

我国指南发表数量逐年递增，既涵盖临床预防、诊疗和预后的各个方面，也涉及公共卫生与卫生政策。指南的发布和实施为提高中国卫生保健质量起到了重要的促进作用，但我国的指南制定仍面临以下挑战：①缺乏专门的国家层面的指南制定机构，也缺乏专门的指南评审委员会的监督部门；②缺乏高质量原始研究证据，发表的系统评价质量良莠不齐，限制了高质量指南的制定；③缺乏经费支持，我国指南资金大多来源于药企资助，缺乏有效的利益冲突管理；④更新周期长，更新的方法和步骤不清晰；⑤中医药领域指南的制定存在挑战，在证据分级以及形成推荐意见的过程中，对古籍文献和著名中医专家意见的处理仍不明确。

同时，中国指南的发展也面临着以下机遇：①近年来，我国多个大学、医院成立了循证医学中心，一定程度上能够为我国指南制定提供更多循证医学证据及方法学指导；②中华医学会、中华中医药学会、中国中西医结合学会等学术组织正在起草或已完成指南制定规范的相关方案，这些标准的发布能为我国指南制定者提供重要参考；③我国发表的高质量原创指南为之后的指南制定提供了范例，也意味着我国的指南开始走向世界。

五、艺术疗法指南的现状与启示

艺术疗法作为一种非药物补充和替代疗法，已在世界范围内被广泛应用。艺术疗法通常以绘画、音乐、雕塑、冥想等活动为载体，通过创造艺术和思考其意义的过程，构建患者的情感理解和精神体验。当前的证据显示，艺术疗法主要被运用于增强患者的情感表达、治疗精神疾病、促进患者康复和辅助疾病诊断等方面，但鲜有高质量证据支撑其有效性。目前尚缺乏艺术治疗领域的临床实践指南，可能存在以下原因。

（1）证据密度稀疏，质量参差不齐。近年来，不断有研究表明艺术疗法在缓解和治疗疾病上有较好的效果。一项探究艺术疗法治疗精神障碍疾病的综述指出：艺术疗法具有缓解患者抑郁和焦虑症状，增强患者认知功能，缓解精神分裂症、孤独症、强迫症等症状的作用。尽管近年来艺术疗法相关研究发表数量逐年上升，但证据仍相对缺乏，而且相对较低的研究质量在一定程度上阻碍了证据的传播与利用。阿塔尔（Attard）等人回顾了18项关于使用艺术疗法干预精神疾病的研究，分析表明现有研究的质量参差不齐，主要有以下原因：①关于研究设计、实施和结果的报告不完整、不规范。如RCT通常没有对人群的选择、随机化的方法进行详细报告，对研究关注的干预和结局未进行明确定义。②研究普遍没有遵循严谨的报告规范，对于参与者信息、干预实施、结局测量等要素的报告不充分，研究方法学质量偏低，部分研究结果真实性存疑。③干预过程中的混杂因素通常没有被研究者充分考虑，导致结果的可靠性不足。④研究内容之间、不同研究之间、研究问题与实际应用之间都存在不可忽视的不一致性。⑤导致证据密度稀疏、质量偏低的原因众多，但不理想的证据基础可能是阻碍相关临床指南制定的关键门槛。

（2）艺术疗法的机制不明。关于艺术疗法的作用机制，目前尚有争议。对于机制的探究有利于研究者把握关键的干预措施，也有利于有效性的评估。然而艺术疗法本身的复杂性和研究者对于机制认识的不统一势必会影响普遍性指导规范的形成。

（3）干预和结果的不一致。在艺术疗法研究领域，定量研究系统评价是极难开展的。艺术疗法含义广泛，干预措施复杂多样，任何应用心理学理论和心理治疗关系中的个人体验，通过积极的艺术创作或创造性的过程来实现的方法都能被归为艺术疗法。由于艺术治疗存在极强的特殊性，不同的艺术治疗师，对于不同的患者，在不同时间采用的干预方法往往都不相同，难以形成统一的标准。并且艺术治疗针对的人群多样，不仅能够用来改善认知和感觉运动功能，治疗生理、心理及精神类疾病，还可以培养自尊和自我意识，培养感情弹性，提高洞察力等，被广泛应用于健康人群的心理调适过程当中。

因此，在进行干预时，艺术治疗师的个人因素，多样化的干预方式，患者个人的精神状态、需求和能力都可能会对结果产生影响。在这样复杂的情况中如何定义和规范艺术疗法的具体干预措施，如何选取能够客观反映疗效的结局指标，如何测量和量化艺术疗法的效果，都是极具挑战性的。

第三节　临床实践指南的实施

一、案例解读

本节选用 2014 年国际整合肿瘤学会（SIO）关于在接受乳腺癌治疗的患者中使用整合疗法作为支持性治疗的临床实践指南作为案例，讲述指南实施相关内容。该指南通过进行规范的系统评价和专家共识，最终形成了包含艺术疗法相关干预在内的推荐意见。

（一）制定背景与目的

全球范围内，有 33% 至 47% 的癌症患者在治疗期间接受补充、替代或整合疗法进行治疗。近年来，越来越多的乳腺癌患者更倾向于选择此类疗法进行治疗，乳腺癌患者也成为最常使用此类疗法的人群之一。在北美地区，有 48% 至 80% 的乳腺癌患者在确诊后接受补充和整合疗法治疗。由于使用人群规模大、范围广，在具体的医学实践中亟须高质量的指南进行指导，以优化和规范医生的治疗行为和提高患者的收益。

（二）制定方法

2007 年，SIO 发布了关于在所有癌症患者和幸存者群体中使用整合疗法的指南，该指南于 2009 年更新。SIO 应美国胸科医师学会的邀请制定肺癌患者使用整合疗法的指南，该指南于 2007 年出版并于 2013 年更新。2013 年，SIO 认识到有必要进一步制定明确、实用、严谨且透明的指南，以针对特定类型的癌症患者使用整合疗法。鉴于乳腺癌患者是使用补充和整合疗法最广泛的人群之一，并且迄今为止大多数相关研究都是在该人群中进行的，因此这部指南的重点将放在乳腺癌治疗期间或之后使用补充和整合疗法，作为预防和改善症状、副作用和缓解毒性的辅助治疗。

该指南具体制定方法如下。

（1）指南使用者与目标人群：该指南供临床医生和研究人员使用，推荐意见应用的目标人群为乳腺癌患者。

（2）指南工作组：指南成立了多学科专家工作组，包括肿瘤学、放射肿瘤学、护理学、心理学、自然疗法、中医学、针灸学、流行病学、生物统计学和患者权益等方面。

（3）利益冲突管理：该指南工作组经过审查，声明不存在任何经济利益冲突，同时注明了指南中纳入的由作者主持/撰写的研究。

（4）确定临床问题：指南工作组经遴选和评估相关干预措施和结果，最终确定临床问题——哪些整合疗法可用于预防、治疗和管理乳腺癌治疗期间产生的症状和副作用？

（5）检索证据和系统评价：指南工作组检索了 Embase、MEDLINE、PubMed、CINAHL、PsycINFO、Web of Science、SCOPUS、AMED 和 Acutrial 共 9 个数据库，检索时间为 1990 年 1 月 1 日至 2013 年 12 月 31 日，并对符合纳入标准的相关 RCT 进行了系统评价。

（6）评价证据：指南工作组使用 Jadad 评分量表和改编版德尔菲评分量表对证据质量进行了评估，并使用修订版美国预防服务工作组分级系统对推荐意见进行强度分级。该系统将推荐意见强度由高至低分为 A、B、C、D、H 和 I 共 6 个等级。其中，A 等级表示推荐干预带来的净收益是客观的；B 等级表示净收益中等；C 等级表示净收益很小但是确定有净收益；D 等级表示中度或高度确定相应干预没有净收益；而 H 等级表示中度或高度确定相应干预弊大于利；I 等级表示目前的证据数量缺乏、质量极低或相互矛盾，无法确定相应干预的利弊平衡。在 6 个等级中，评价为 A 和 B 两个等级的干预措施表示推荐使用；评价为 C 等级表示可根据患者个人情况进行推荐；评价为 D 和 H 两个等级的意见表示不鼓励采用；评价为 I 等级的意见则表示需要在患者了解利弊平衡不确定性的情况下谨慎推荐。

（7）形成推荐意见：指南工作组基于以上证据起草了推荐意见。指南草案由临床医生、研究人员、患者代表和其他利益相关者进行内部和外部审查，反馈意见被纳入形成最终版指南。指南最终形成包含 11 个方面共 53 条推荐意见，其中与艺术疗法相关的推荐意见共有 14 条。

（8）指南更新：SIO 计划每 3 年更新一次指南，并为其他疾病制定额外指南。

（三）艺术疗法相关推荐意见的内容及推荐强度

推荐意见 1：建议采用音乐疗法减轻乳腺癌患者放化疗期间的焦虑。（B）

推荐意见 2：建议通过冥想减轻乳腺癌患者及接受放化疗乳腺癌患者的焦虑。（B）

推荐意见 3：建议进行压力管理，减轻乳腺癌患者治疗期间的焦虑，且较长的团体压力管理计划比自我实施的家庭计划或短期计划更有效。（B）

推荐意见 4：对经放疗或化疗，以及产生疲乏感的乳腺癌患者，建议通过瑜伽锻炼减轻焦虑。（B）

推荐意见 5：建议通过冥想（尤其是正念减压疗法）减轻接受放化疗的乳腺癌患者的情绪波动和抑郁症状。（A）

推荐意见 6：对经放疗或化疗，以及产生疲乏感的乳腺癌患者，建议在常规护理的基础上进行瑜伽锻炼以改善情绪。（A）

推荐意见 7：建议采用音乐疗法改善新诊断乳腺癌患者的情绪。（B）

推荐意见 8：可以进行压力管理以改善睡眠紊乱。（C）

推荐意见 9：可以通过舒缓的瑜伽锻炼改善睡眠障碍。（C）

推荐意见 10：建议通过冥想改善乳腺癌患者的生活质量。（A）

推荐意见 11：可以使用引导想象法改善乳腺癌患者的生活质量。（C）

推荐意见 12：可以进行压力管理以改善乳腺癌患者的生活质量。（C）

推荐意见 13：可以通过瑜伽锻炼改善乳腺癌患者的生活质量。（C）

推荐意见 14：可以采用音乐疗法缓解手术相关疼痛。（C）

（四）证据支撑

该指南的系统评价共纳入 203 个关注补充和整合疗法在患者重要结局中的有效性与安全性的 RCT。其中 112 个 RCT 证据支撑了艺术疗法相关推荐意见。以推荐意见 1 为例，4 个共包括 280 名乳腺癌患者的 RCT 提供了相关证据。其中，4 个 RCT 一致表明对比不施加干预，音乐疗法能够明显缓解乳腺癌患者的焦虑症状。因此，指南工作组认为有明确证据支撑音乐疗法在缓解乳腺癌患者焦虑症状上有中度效果，并作出了相关推荐意见。

二、艺术疗法指南实施的思考与挑战

制作一部标准、规范的艺术疗法临床指南可能需要根据艺术疗法本身的特点倾向性地加强实施环节，包括：①组建多学科指南实施小组。指南的推荐意见内容广泛、多样，涉及诊断、治疗、康复、护理等多个方面，因而在实施指南内容之前，首先要正确理解和解读指南的推荐意见。艺术疗法涉及的疾病类型和干预措施广泛，应针对不同类型邀请来自不同领域的专家，以保证能够准确解读和实施推荐意见的内容。组建实施小组，能够保证指南在实施过程中的准确性和专业性，确保实施过程的顺利开展。②从指南到实践的转化。艺术疗法实践形式和内容多样，艺术治疗师在进行艺术治疗时常有个性化较强的流程和经验，因此对指南推荐意见的实施过程可能存在诸多影响。在实施之前，可以采用多种方法对某一推荐意见的可行性、适用性和临床意义进行调查，如问卷调查、专家会议等，进而充分评估推荐意见与实践之间的差距，为更好的实施提供强有力的保障。在转化过程中需要注意，基于指南进行的临床实践应结合被实施者的实际情况、所处环境以及艺术治疗师的专业判断来做出决策，因此对于指南实施过程中可能遇到的促进和阻碍因素应提前了解，并做好应对预案。③实施过程监测。指南实施过程复杂，可能涉及多领域、多方面要素，因此在实施过程当中进行监测是非常必要的。应在指南实施之前，针对推荐意见逐一制定审查标准。在实施过程中，通过专业人员进行参与式观察、访谈、问卷调查等确认推荐意见的执行情况，确保指南准确、有效地实施。④实施效果评价。指南的实施效果与被实施者的特点、艺术治疗师个人、所处的组织与机构等有关，同样受推荐意见所提供的干预措施本身，以及实施小组对指南的实施策略影响。关于指南实施效果的评价指标多种多样，包括对推荐意见的执行率或指南的依从性进行评估，以判断实施策略的效果；根据指南所设置健康问题的被实施者结局指标评估推荐意见给出的干预措施的效果等。对指南的实施效果进行评价，有利于促进医疗实践质量的持续改进，同时能够对指南健康问题的确定和推荐意见的制定起到促进作用。

　　临床实践指南的实施是从证据到实践的转化过程，是缩小研究成果与临床实践差距的重要方式。而国内外多位研究学者的调查显示，指南知晓率和依从率均处于较低水平，这可能是多方面因素导致的结果：①在指南制作环节，没有对实际情况进行充分考虑，导致推荐意见的可行性差。②大部分指南"重研制，轻推广"的现象严重，往往没有采取有效的推广措施，使得指南使用者无法及时获取。另外，受指南形式的限制，使用者难以快速、便捷地查阅和浏览自己感兴趣的内容，一定程度上制约了指南的有效应用，使其难以发挥相应的价值。③更新不及时，指南制作周期长，更新较慢，一定程度上影响了指南的实施，以及最新证据向临床的转化。

第十三章 绘画疗法

第一节 绘画疗法的定义

绘画疗法是一种有效的心理投射测验，通过给予来访者绘画工具，要求其在空白纸张上描绘一些图案，完成后基于一定标准，测验者对绘画内容进行分析、评估与解释，以了解来访者的心智状态、心理活动及人格特征等。绘画疗法有三大理论基础：投射理论、大脑偏侧化理论及升华理论，它可以帮助人们将潜意识中压抑、隐藏的情感表达出来。英国艺术治疗师协会（British Association of Art Therapists，BAAT）认为绘画疗法是在艺术治疗师的协助下，以绘画塑造作桥梁，建立视觉心象的表达通道，将患者心中隐藏的思想和情感呈现出来。而美国艺术治疗协会将其描述为以绘画活动为媒介，激活个体自由联想机制从而实现心理状态调节的一种心理干预方式。因此，绘画疗法本质上是基于非言语沟通技巧，绘画者可以通过这一"玄妙"的"语言"，宣泄内心深层情绪，从而实现心理疗愈。

绘画治疗是表达性艺术疗法的常用方案，经过长期发展，目前已呈现出多种形式：自由绘画、主题绘画、完形绘画及曼陀罗绘画等。①自由绘画：指导者不对绘画主题与内容进行限制，在绘画过程中引导来访者进行自由想象，促使其将绘画时的心情与现实生活相联系，尽可能全面展现其内心真实世界[①]。绘画结束后，指导者会继续鼓励来访者阐述其绘画时的想法与思考，推动其内心真实想法的展露与表达。②主题绘画：一是树木人格测验，指导者指导来访者进行树木绘画，可以进行单次或多次绘制，以树木为载体，展示其人格特质与真实内心世界。相比描绘人物，树木绘制对来访者而言往往更加简单且易于操作。二是房树人测验，将"房屋"、"树木"及"人"三要素作为绘画的主体内容，其他内容与绘画时间尚不做限制。尽管不同年龄段人群可能存在认知水平与生活经历上的差异，但对这三要素内容均会较为熟悉，能够较好地展示其内心世界，是目前较为成熟且可靠的测验方式。三是特殊主题绘画，按特定主题进行绘画创作，内容可选择风光、童年时光、自然风景等，让患者内心想法充分表达出来。③完形绘画：该方法介于自由绘画与主题绘画之间，引导者事先给予来访者固定的内容（如线条、

---

① 杨彦平，王洪明，鞠瑞利. 怎样运作学校心理辅导室[M]. 上海：上海科技教育出版社，2016.

三角形、圆形等），提示受访者可以自由进行添加与补充。④曼陀罗绘画（Mandala Drawing，MD）：该方法由分析心理学创始人卡尔·荣格（Carl Jung）引入，以圆形为基础，包含了结构式与非结构式两种形式。结构式曼陀罗绘画（Structured Mandala Drawing，SMD）要求来访者按预先设计好的曼陀罗图案进行画面着色，而非结构式曼陀罗绘画（Unstructured Mandala Drawing，UMD）则仅给定一个空心圆，来访者可在其中自由绘制。绘画疗法可独立实施，亦可联合应用，其本质上对内容没有进行绝对限制，但随着艺术疗法的不断深入，学者发现在实践基础上应充分评估研究对象的个体特殊性，同时兼顾作品分析的便携性，为受试者选出最恰当、适宜的干预方案。

第二节　绘画疗法的发展概述

一、绘画疗法的起源与发展

绘画疗法起源于 19 世纪末 20 世纪初的欧洲，精神病患者会画很多的图画，精神科医生便开始探索这些图案能否给治疗工作带来一些帮助，并专注此方面的研究，故当时心理疾病领域艺术作品的研究盛行。心理学家西格蒙德·弗洛伊德（Sigmund Freud）用"意象""心象"及受访者梦中的场景对其进行精神分析性的心理治疗，而其门徒卡尔·荣格在对患者进行绘画心理干预的过程中，鼓励他们进行自我表达，用"绘画"作为媒介，追溯过去发生的种种心理问题。尽管弗洛伊德和荣格没有直接提及"绘画疗法"，但他们先后开创了精神分析理论、人格分析学理论等，使绘画开始成为一种结合心理分析的艺术治疗形式，这为心理学科学性地位的巩固奠定了基石。

1926 年，古德伊娜芙（Goodenough）将绘画同儿童的心理年龄联系起来，发展了"画人测试"（Draw-a-Man，DAM）的年龄常模，用来对儿童进行智力测量。其观点后来被美国心理学家布克（Buck.J）、玛考文（Machover）等多人的研究所证实。20 世纪 30 年代，玛格丽特·诺姆伯格（Margaret Naumburg）提出了"艺术治疗"这一概念，建立了运用艺术表达作为治疗的模式。她强调"分析"（analysis）与"动力"（dynamic），让患者自由绘画，随后对画面作自由联想式解析，此即"艺术治疗"的正式发迹，这推动了早期艺术治疗在美国的发展。20 世纪 50 年代，美国学者伊利诺·乌尔曼（Elinor Ulman）致力于残障儿童的美术教育，发展出特色性的绘画疗法，同时期伊迪丝·克雷默（Edith Kramer）也提出，艺术治疗是一种辅助性的心理治疗，可以使患者在不干扰其防御机能的同时合理发泄所存在的潜意识内容。1969 年，美国艺术治疗协会正式成立，其有艺术治疗专业领域的训练课程培训，培养专业的艺术治疗师，并建立专业的资格登记制度。自此，艺术治疗作为一种心理治疗方案，得到正式认可。

而著名的房树人测试（House-Tree-Person，HTP）源于美国心理学家巴克（Buck）于 1948 年出版的著作，这使得 HTP 测验成为一种有效的绘画疗法评估工具被多国沿用至今。20 世纪 60 年代，日本引进 HTP 并加以推广应用。1970 年，罗伯特·伯恩斯（Robert Burns）将 HTP 测试进一步发展为动态房树人测验（Kinetic House-Tree-Person Drawings，KHTP）。

在西方，艺术疗法在 20 世纪 40 年代才作为一个独立学科正式出现，于 60 年代方得以正式确立，而绘画疗法作为艺术疗法的重要方式，在此期间也得到了建立与发展。事实上，中华文化博大精深，历史上就存在不少绘画治疗的影子。隋炀帝贪恋酒色，体格日渐衰弱。太医诊病后沉思良久，为其作画两幅，分别为《京都无处不染雪》《梅熟时节满院春》。隋炀帝每日观画，不禁口中唾液频生，半余月后心中烦闷、舌燥口干的症状均随之缓解。但直到 20 世纪 90 年代，中国的绘画艺术治疗才真正在学术研究领域初见端倪。

国内最早与绘画治疗相关的文章为 1989 年丁淑华对 Р.Хайкин 作品的译文，其将"绘画治病"的概念引入国内。1992 年，上海市精神卫生中心的费明首次在慢性精神分裂症群体中应用了绘画疗法，探究了绘画作为一种辅助治疗方案在此类群体中应用的有效性。21 世纪起，随着网络的快速发展，电子资源的易于获取为绘画疗法在中国的传播应用提供了新契机。2005 年，美国作家凯西·玛考尔蒂（Cathy Malchiodi）创作的《儿童绘画与心理治疗》一书首次被李苏与李晓庆翻译并引入国内，开启了图书传播的先河。2006 年，由孟沛欣翻译的《艺术治疗实践方案》与《作为治疗师的艺术家·艺术治疗的理论与应用》相继出版。随后在 2007 年 4 月，山东人民出版社发行了高颖等著的《艺术心理治疗》一书，提及了绘画疗愈方案的诸多内容。同年，孟沛欣等人也创立了国内首家绘画艺术创作网站——中国艺术心理网。自此，国内的绘画艺术疗法正式迈入正轨。

绘画疗法在国内短短三十余年的发展里取得了快速的进步。从早期的理论学习与引进至而后的实践探索与适应改良，现如今其已作为常用的非药物干预与心理护理方案被广泛开展于精神分裂症、孤独症、癌症、骨折、冠心病、抑郁症及焦虑症等患者的治疗中。此外，绘画疗法在大学生心理健康建设中同样处于举足轻重的地位。2019 年底，新冠疫情全球蔓延，心理问题频发，绘画疗法同样取得了一定应用。

二、绘画疗法的现状

以"绘画疗法""绘画治疗""绘画艺术疗法""绘画艺术治疗""绘画疗愈""曼陀罗绘画""绘画干预"与"Painting therapy""Paint therapy""Drawing therapy" "Painting treatment" 等分别在中国知网（CNKI）与 Web of Science 核心合集数据库中进行检索，时间截至 2022 年 5 月。借助 VOSviewer1.6.16 与 CiteSpace V 软件对检索所得的文献进行剖析，以了解目前绘画疗法研究的相关热点。

1. 热点词云分布

基于关键词爆发频次制作，并分别呈现绘画疗法中、英文研究的主要聚焦热点。中文研究热点中着重提及了"绘画疗法""曼陀罗绘画""精神分裂症""艺术疗法""抑郁症""心理健康""大学生""留守儿童"等。绘画疗法作为艺术疗法的主要方式之一，目前已呈现出多种不同形式并被广泛应用在各类人群的心理健康建设中。英文研究热点重点突出了"painting therapy""art therapy""quality of life""anthroposophic medicine""anxiety""cancer-related fatigue""sleep quality""children"等，与中文研究热点相似，但更侧重对癌症患者的关注。

2. 主题聚类方向

目前绘画疗法中文研究的主题聚类关系中，词频 5 次及以上的 40 个关键词聚为 4 类。聚类一有 16 个关键词，主要关注了在青少年、儿童等特殊人群中，应用曼陀罗绘画疗法对其精神分裂症、抑郁症、焦虑进行干预后认知功能、生活质量及执行功能的改善情况；聚类二包括 14 个关键词，聚焦了绘画疗法、美术教育等艺术治疗方案对孤独症、留守儿童等的心理干预及康复效果；聚类三囊括了 7 个关键词，主要探索了绘画疗法联合音乐治疗、沙盘游戏治疗等表达性艺术疗法在大学生群体心理健康中的干预效果；聚类四仅纳入 3 个关键词，主要是关注了绘画疗法在咨询师对患者心理咨询与心理治疗过程中的应用与效果评估。

绘画疗法英文研究的主题聚类关系中，词频 4 次及以上的 37 个关键词聚为 4 类。聚类一包含了 14 个关键词，主要关注了绘画疗法在儿童、大学生及癌症患者群体的心理治疗与康复中的应用效果；聚类二包括了 3 个关键词，主要关注了计算机和各类量表在艺术治疗领域中的应用；聚类三涵盖了 12 个关键词，聚焦于绘画疗法在各类肿瘤患者疲乏及身心治疗干预方面的应用；聚类四囊括了 8 个关键词，描述了绘画疗法训练方式及其对睡眠质量、心理健康等方面的影响效果。中、英文研究方向总体相似，但在针对人群及具体实施方式上仍存在一定差异。

3. 年度热点爆发趋势

中文研究中，近年聚焦的热点在"抑郁""生活质量""焦虑"等上，而"心理干预""个案研究""心理健康"等渐渐淡出研究视野；英文研究中"impact""anxiety""depression"在近年被关注较多，而"validation""anthroposophic medicine""sleep quality""aerobic training"等在近年来的关注度慢慢减退。中、英文研究近年来聚焦内容相似，都重点探索了绘画疗法在缓解患者焦虑、抑郁及提高生活质量方面的效果。

4. 高频发文期刊与分类

表 13-1 展示了绘画疗法中文高被引研究。孟沛欣等[①]于 2005 年发表在《心理学报》上的《精神分裂症患者团体绘画艺术干预》获得了最高频引用，达 138 次。该研究在国内首次探索了团体绘画疗法在精神分裂症患者中的应用效果，发现了团体干预方式对此类患者躯体功能、心理状态及社会功能等多方面均有一定的改善效果。其次是《国外绘画心理治疗的应用性研究回顾》、《关于"绘画心理疗法"独特作用的综述》、《精神分裂症患者绘画艺术评定与绘画艺术治疗干预》及《宁波"留守儿童"心理健康与绘画艺术治疗》等。高被引研究中主要方向均为国内外绘画疗法应用的系统回顾或实例解析，探索了包括"精神分裂症""留守儿童""学生心理"等在内的多类人群，为后续绘画疗法大规模开展与实施奠定了坚实的基础。

表 13-1　绘画疗法中文高被引研究

序号	标题	作者	期刊/来源	年份	被引频次
1	精神分裂症患者团体绘画艺术干预	孟沛欣等	心理学报	2005	138
2	国外绘画心理治疗的应用性研究回顾	魏源	中国临床康复	2004	117
3	关于"绘画心理疗法"独特作用的综述	周丽	江苏社会科学	2006	76
4	精神分裂症患者绘画艺术评定与绘画艺术治疗干预	孟沛欣	博士论文（北京师范大学）	2004	70
5	宁波"留守儿童"心理健康与绘画艺术治疗	刘中华	宁波大学学报（人文科学版）	2008	66
6	绘画在心理治疗中的作用及其应用	张振娟	中国临床康复	2006	61
7	绘画治疗与学校心理咨询：一种新视野下的整合效应	陶琳瑾	中国组织工程研究与临床康复	2007	59
8	艺术治疗	王祖承	上海精神医学	2006	58
9	近十年艺术治疗在中国的应用情况及发展趋势	倪婷、胡冰霜	西南交通大学学报（社会科学版）	2012	56
10	心理创伤的治疗模型与理论	赵冬梅	华南师范大学学报（社会科学版）	2009	56

注：被引频次基于中国知网数据库（CNKI），时间截至 2022 年 5 月

---

① 孟沛欣，郑日昌，蔡焯基，等. 精神分裂症患者团体绘画艺术干预[J]. 心理学报，2005(3)：403-412.

第三节 绘画疗法实践

研究者们通过对比被测者在悲伤和快乐情绪状态下所画树的特征，发现画者更多的通过树的大小，而非颜色来表达情感；有交往焦虑的人在绘画中会更多地呈现出云朵、雨、雪花，人物闭口、缺少双手，没有月亮、地平线，鸟儿、房屋门较小的绘画特征；农村留守儿童比非留守儿童的房树人绘画呈现出更多的自卑胆小、紧张焦虑、抑郁攻击等倾向；不良适应证儿童比学习障碍儿童更多地将树描绘成枯死的树，用纸的下沿作地平线，精细描绘头发，反复刻画线条，人与人之间保持较远距离等。通过这些特征能够对被试的抑郁情绪做出较好的预测。

案例一

名称：职业价值观三步澄清法

所需时间：1 小时

媒材准备：A4 纸、铅笔

适用模式：团体/个体

活动步骤：

1. 创作过程

很多学生在求职就业时很纠结，是去北京、上海、广州、深圳，还是留在老家？是去外企私企闯荡，还是考选调生进基层锻炼？纠结的主要原因是对职业世界探索不够清楚，而最重要的原因是不清楚自己的职业价值观。这时就需要澄清自己的职业价值观。职业价值观三步澄清法，可以帮助学生快速澄清自己当下的职业价值观，帮助学生做出选择。三步分别是"画""话""划"，所以，也可以把它叫作"三HUA 法"。

2. 作品分享

第一步，画手掌，选价值。请将 A4 纸横着放在面前的桌子上，在纸上描画出自己的手掌，从画的手掌大小、位置和线条可以看出你的性格。但这不是重点，重点在于，你的手掌画有几个手指。有几个手指，就要找出几个你希望从工作中获取到的东西（可选项：收入财富；兴趣特长；权力地位；自由独立；自我成长；自我实现；人际关系；身心健康；环境舒适；工作稳定；社会需要；追求新意），画在或者写在对应的手指上，可以写或画在手指里面，也可以写或画在手指外面，用箭头标注好。如果可选项里的词语没有你认为重要的，也可以添加其他你认为重要的符号、文字、图片、人物、动物……添加什么都由你来决定，只要自己能够看懂就好，画完之后给画作命名，签字，写上日期。

第二步，话价值，听观点。现在你可以向你的朋友或家人介绍下自己最想从工作中获取到的东西，按照下面的句式进行。第一句：我的名字是某某某；第二句：我最想从工作中获取到 A、B、C、D、E；第三句，它们对我分别意味着什么。听听朋友或家人对你的建议和意见。

第三步，划舍弃，保珍视。请盯住自己的手掌画，当我们生命中最宝贵的五样保不住了，一定要舍去一样的时候，你首先会选择什么呢？请划掉一个手指。现在又要舍弃一样了，请再划掉一个手指，请继续划掉一个手指，当我们不得不一样一样舍弃，你会如何做选择？生命中最重要的五样只剩最后一样了，这一样会是什么呢？最后一样是不是你所看重的原则、标准和品质，同时是你内心最重要的东西？

3. 目标

通过绘画、讲述、划掉等步骤，引导学生澄清自己的职业价值观，了解自己希望从职业中获取到什么。通过职业价值观的澄清，学生在选择职业时更容易做决策。

4. 对象

基于职业价值观选择困难的人群，如待就业大学生、职业决策困难等群体。也可以在面向低年级本科生开展职业生涯教育时应用，引导学生尽早澄清自己的职业价值观。

案例二

名称：绘画疗法在"大学生职业生涯发展与规划"课堂的应用

所需时间：36 学时

媒材准备：A4 纸、铅笔、彩笔

适用模式：团体

活动步骤：

1. 创作过程

2018 年 12 月 6 日召开的 2018 届全国普通高校毕业生就业创业工作网络视频会议提出，高校毕业生就业事关广大学生及其家庭的切身利益，事关社会主义现代化建设，事关社会和谐稳定。在高校毕业生逐年增加的情况下，大学应届毕业生就业形势日趋严峻，大学生面临越来越大的就业压力。我国各高校通过开展就业指导工作，引导大学生规划职业生涯，积极就业。"大学生职业生涯发展与规划"是我国很多高校本科生的必修课，该课程向学生介绍如何进行职业生涯规划，包括职业生涯规划的意义、自我认知、职业世界认知、决策、求职行动等。将绘画心理学应用到"大学生职业生涯发展与规划"课程，引导学生通过绘画分析认识自我、设立目标、找支持、拓资源。开展职业生涯规划，既可以提升学生的学习兴趣，又可以帮助学生更好地开展自我认知并规划职业生涯。

将绘画心理学应用到"大学生职业生涯发展与规划"课程，设计"图画生涯"课程。课程引导学生为自己设定职业目标。围绕学生自己设定的职业目标，课程由四大部分组成，分别是拓资源、我选择、我支持、我规划。

2. 作品分享

（1）我支持。

学生通过绘画"五年后的自己"，初步设定五年后的职业生涯目标；通过绘画房树人来认知为什么确定这一目标；通过绘画家庭生态图，了解原生家庭对自己的影响；通过绘画朋友、教师的画像来找寻职业生涯的支持；通过制作名片，明确自己的职业目标。在这一部分，教师引导学生自己绘画自己分析。通过小组内讨论和班级分享，同学们找寻到自己的目标和支持系统。

一位学生在课堂上所画的"五年后的自己"，左侧画面较大，强调自我存在，也可能对周围环境感知无力。画面中有反复涂抹的线条，可能犹豫不决，要求过高；可能追求完美或者情绪有点焦虑。人物在左下侧，偏感性或者在成长过程中，受母亲的影响较大；正面像人物，表示积极主动，愿意让别人了解自己；手拉手的两个人物，象征渴望陪伴；长头发，代表性格比较温和，渴望被关爱呵护；没有画五官，比较敏感，可能没有很好地适应环境；细长的脖子，代表追求女性美，想有所成就；棱角分明的身体，性格比较倔强；没有画手，可能在行动上不是很自信；尖尖的衣领，一般属于职业女性，可能有较高的事业追求；颈部有饰品，在意自己的形象，注重身份和地位；衣服有口袋，可能信赖感强，得到的情感不够；大大的房子，很依赖家，对家庭比较关注；多层的房子，对环境比较敏感，对家庭关系感到迷茫；人物着装颜色艳丽代表对美和时尚的追求。画者性格温和中带着倔强，追求美感，愿意让别人了解，有较高的事业追求，但有些敏感，渴望陪伴，可能没有很好地适应环境，注重家庭关系。在其职业生涯规划指导中，要鼓励其坦诚、真实地表达自己，接纳周围同学和朋友的关心，多与家人沟通，争取到他们的支持和帮助。另一位学生在课堂上所画的"五年后的自己"，画面位于画纸中部偏上的位置，画面人物着正装，尖下巴，双手交叉于腹前，双脚脚尖向左。画者可能爱幻想和想象，爱美，缺乏支持。单从画面位置来看，前一位画者更注重现实，而后一位画者更注重想象。

在职业生涯规划课堂的教学中，针对不同学生，可以通过绘画引导他们了解自己的性格，探索自己的特点，制订符合自己情况的职业生涯规划路径。通过绘画"五年后的自己"，学生未来的目标更加清晰，教师可以进一步引导学生认识为什么会有这样的目标，怎样才能达到这样的目标，从规划到行动。

此外，一位学生在课堂上所画的"果树画"，画面大小适中，占画面 2/3 左右，代表自我认知较好，有一定的自信心，人际交往比较顺畅。线条以圆滑线条和直线条为主，心境平和，适应性比较好。树木位于左下方，表示希望得到母亲的肯定和鼓励。云状树冠，象征性格随和，人际交往比较好；树干底部呈漏斗状，上部平行，有健康、坦率的包容性意识，注重实践，踏实肯干；大而多的果实，代表有比较多的目标和想法，但可能存在一定的盲目性，不知道什么对自己最重要；成熟的果实，代表已取得了成功。画者心境平和，适应性较好，性格随和，人际交往较好，注重实践，踏实肯干，希望得到母亲的肯定和鼓励。在职业规划指导中，可以鼓励其在平时多与母亲交流，把自己的想法告诉母亲，也了解下母亲的期待。画者有比较多的目标和想法，要指导其在充分了解自己的职业价值观的前提下，将精力集中在某一个目标上，努力实现这一目标。

家庭，如土壤般滋养；朋友，如花草树木般陪伴；老师，如阳光般温暖。在画家庭生态图、朋友和我的名师画像后，教师在课堂中引领学生通过小组交流，向小组成员介绍自己的家庭、朋友和教师，通过小组讨论及课堂分享思考自己的家庭、朋友和教师在自己的职业生涯中的作用，鼓励学生找寻自己的支持系统。

（2）拓资源。

通过绘画分析"朋友圈"或"我的团队"，引导学生思考团队在职业生涯发展中的重要作用；通过绘制自我信息网络，引导学生思考在职业发展中如何利用信息渠道；通过绘制"我眼中的世界"，引导学生思考如何在社会需求中寻求个人发展；通过绘制职业像，引导学生思考如何实现自己的职业目标。

在布置团队任务后，团队按照教师的要求完成任务，随后绘画"我的团队"。然后小组交流团队在职业生涯中的作用，进一步引导学生思考：怎样融入团队；个人在团队中的角色是什么；团队能为个人带来什么；团队如何能发展得更好等问题。学生在课堂中通过小组讨论及课堂分享等形式，探讨职业生涯中团队的重要性。

为了引导学生找到探索职业世界的方法，要求学生在课堂上绘画"网"，将自己可以获得信息的渠道一一画出。通过小组讨论，获得更多的获取信息的渠道。教师讲授获取信息渠道的真实性对比、生涯人物访谈方式方法等内容，帮助学生找到真实性高的信息渠道。

学生在绘制"我眼中的世界"的过程中，思考社会需要什么样的人才和能力，再跟目前自己的状态做对比，寻找自己的发展路径，让"我所有的能力"和"社会需要"相匹配。通过小组讨论和课堂分享，进一步引导学生深入探讨在社会需求中如何寻求个人发展，将个人发展与社会需求相结合。在对自己的支持系统和资源拓展进行探索后，由教师讲解职业、职位等知识，学生绘制"我的职业像"。小组讨论为了实现职业像，现在应该如何做。

（3）我选择。

在找支持和拓资源后，重新绘制"五年后的自己"，引导学生思考为什么职业目标发生变化，如果没变，如何实现自己已经坚定的目标；绘制"我的烦恼"，引导学生思考在实现职业生涯目标过程中遇到的问题及如何面对；绘制"雨中人"，引导学生讨论职业生涯目标实现过程中面临的压力及如何应对；绘制"我的决定"，引导学生思考如何做决策，聚焦职业目标。

（4）我规划。

引导学生思考建筑过程与规划职业生涯过程的相似性，让学生从不会规划、不懂规划、规划过程模糊的状态转变为学会规划、明确规划重要性及清晰规划过程的状态。通过绘制九格规划图，引导学生学会规划职业生涯、清晰规划思路、加强规划意识。

3. 目标

课程教学目标是通过"图画生涯"课程，学生由课前的目标不确定、不懂规划、行动力不足，到课后的目标确定、开始职业生涯规划并具有行动力。该课程共设计 36 个课时，2 个课时为 1 节课，除第 18 节课外，所有课堂活动均为绘画分析。每一节课都会通过绘画分析引导学生开展职业生涯发展与规划认知。

4. 对象

本课程授课对象为在校大学生。在为大学生开展职业生涯教育时，应用此教学方案引导大学生通过绘画分析的方式做自我探索，并思考自己的职业发展和未来规划。

第十四章 音 乐 疗 法

第一节 音乐疗法的定义

音乐疗法是指通过本人唱歌、演奏乐器或欣赏音乐来达到治病效果的一种治疗方法。它是医学心理学与音乐相互结合、交叉渗透的产物。音乐疗法以心理治疗的理论和方法为基础，运用音乐特有的生理、心理效应使求治者在音乐治疗师的共同参与下通过各种专门设计的音乐行为、经历体验，达到消除心理障碍、恢复或增进身心健康的目的。

合适的音乐节律与异常的身体节律发生感应，经过调节、引导，身体节律逐渐趋向于音乐节律，最终产生共振反应，从而达到治疗疾病的作用。因为音乐能直接作用于下丘脑和边缘系统等人脑主管情绪的中枢，能对人的情绪进行双向调节。如当人们的情绪出现一种障碍，医学上称"紧张状态"或"应激反应"时，会导致肾上腺素分泌增加、呼吸心率加快、血压升高、血糖量增加等变化。而音乐能使人放松、消退紧张。通过音乐放松治疗，可以在生物反馈仪上看到应激改善后人的血压下降、呼吸心律减缓、皮温增高、肌电下降、血容增加、脑电反应 γ 波增多，人的内稳态恢复。而对另一种主要表现为注意力涣散、反应迟钝、疲劳嗜睡、食欲不振、身体活力降低的情绪低落状态音乐也能起到调节作用。轻松愉快的音乐能作用于人的脑干网状结构，促进大脑皮层觉醒的同时，又可传给外周神经，从而提高肌张力和增进肌体活力，使人兴奋起来，所以音乐能使人精神焕发，消退低落的情绪。

音乐治疗是侧重应用性的学科，它主要遵循心理治疗的原则，将治疗看作一个系统的参与过程，在这一过程中受过专业训练的音乐治疗师与被治疗者建立起关系是至关重要的，良好的医患关系是促进病情改善的基本动力。在这当中音乐起到独特的催化作用，音乐治疗的目的不在于被治疗者在音乐方面能力的增长，而在于音乐心理体验使被治疗者的情绪、行为及思想观念发生改变。通过这些改变被治疗者能对环境有更强的适应性，并获得心理成长，获得成功的人生体验，从而提高生活质量。

音乐治疗可大致分为接受式、即兴式、再创造式音乐治疗。接受式音乐治疗的方法包括聆听、歌曲讨论等。即兴式音乐治疗则包括器乐即兴、口头即兴等方法。再创造式音乐治疗则包括歌曲创作、乐曲创作、音乐心理剧等。除此之外，按来访者的主动性程度可分为以下两种。①单纯聆听式：超觉静坐法、音乐处方法、音乐冥想法、名曲情绪转换法。②主动参与式：简单乐器训练、有选择地按音乐知识学习、乐曲赏析、演唱歌曲、音乐游戏等。按临床治疗方式可分为以下三种。①单纯音乐疗法：单纯通过听音乐达到治疗的目的。②音乐电极疗法：患者接受音乐治疗的同时，还接受音乐电流治疗，将声频转化为电频，电流与音乐是同步的。③音乐电针疗法：音乐疗法与针刺疗法相结合，同时进行。

第二节　音乐疗法的发展概述

一、音乐疗法的起源与发展

早在数千年前的原始社会中巫医就开始使用音乐治疗疾病。中国现存最早的医学典籍《黄帝内经》，首先把五音引入医学领域，阐述了五音与五脏、五志的相应关系，体现了五音治五脏的思想。《灵枢·五音五味》，详细记载了宫、商、角、徵、羽五种不同的音阶调治疾病的内容，并将其与人的五脏（脾、肺、肝、心、肾）和五志（思、忧、怒、喜、恐）等多方面内容运用阴阳五行学说相应地、有机地联系在一起。五声音阶中的宫、商、角、徵、羽分别对应五脏，并作用于相应的脏腑。这种联系不仅丰富了中医学整体观念的内涵，而且构建了声学与医学相关理论的框架，开创了五音疗法。五音疗法作为一种独特的音乐治疗方法，是根据中医传统的五音理论，运用宫、商、角、徵、羽五种不同音调的音乐来调治疾病的方法。具体说就是，宫音悠扬谐和，助脾健运，旺盛食欲；商音铿锵肃劲，善制躁怒，使人安宁；角音调畅平和，善消忧郁，助人入眠；徵音抑扬咏越，通调血脉，抖擞精神；羽音柔和透彻，发人遐思，启迪心灵。

现代的音乐治疗则是在第二次世界大战后发展起来的，特别是近年来随着医学模式的转变，音乐知识的普及，心身医学及康复医学的发展，促进了音乐治疗的发展。

国外音乐疗法起步较早，1890 年奥地利医生厉希腾达尔（Lichten-thal）发表了"音乐医生"的观点。音乐的治疗作用正式得到了人们的关注。1944 年和 1946年在美国密歇根州立大学和堪萨斯大学先后建立了专门的音乐治疗课程来训练专业音乐治疗师。1950 年美国率先成立了音乐疗法协会（National Association for Music Therapy，NAMT），标志着音乐治疗学作为一门新兴的学科由此诞生。

中国的音乐治疗起步较晚，开始于 20 世纪 80 年代初期，当时美国音乐治疗博士刘邦瑞教授应邀到中央音乐学院讲学，首次把欧美音乐治疗学介绍到国内，从而拉开了我国音乐治疗学科建设的帷幕。1981 年沈阳军区医院开展了与传统针灸相结合的音乐电疗，体现了我国音乐治疗的特色。1985 年湖南长沙马王堆疗养院建立了中国第一个心理音乐治疗室。此后，许多精神病院、疗养院也相继成立了音乐治疗室。在社会需求的推动下，1988 年中国音乐学院成立了音乐治疗专业，为疗养院和精神病院培养音乐治疗师。1989 年 10 月，覆盖 25 省市的中国音乐治疗学会成立。1992 年中国音乐治疗学会北京设备研制中心成立。1996 年中央音乐学院成立了音乐治疗研究中心，并将现代音乐治疗法与电疗和中国传统医学相结合，进行了大量具有中国特色的音乐治疗学理论和方法的探索，如音乐电疗法、音乐电针灸、音乐电针麻醉及音乐电磁疗法等。目前，音乐治疗已在精神疾病的康复治疗、音乐电疗、音乐胎教、儿童心理障碍的矫治、各种神经症的心理治疗及心身疾病的辅助治疗等领域取得了可喜的成果。但相对而言，中国的音乐治疗工作尚处于起始阶段，无论是临床实践还是基础理论都有待探索和发展。中国的音乐医学理论和宣传介绍工作仍显得相对薄弱，这使得音乐治疗的服务质量与范围受到很大的限制，因此加强音乐治疗理论和方法的宣传和普及很有必要。中国从 20 世纪 80 年代开始进行音乐疗法，在这几十年的发展里，我国的音乐治疗取得了出人意料的发展，如：音乐电疗、疗养院精神院音乐疗法、对心身疾病的音乐治疗临床探索、对老年病的音乐治疗、对儿童智障的音乐疗法等。

　　音乐疗法在历史的长河中不断发展与探索，现如今已成为常用的非药物治疗和心理治疗方案，在临床中被广泛应用于痴呆症、抑郁症、阿尔兹海默症、疼痛等患者的治疗中。自新冠疫情暴发以来，各年龄阶段心理问题频发，音乐疗法在缓解心理问题上也取得了一定疗效[①]。

二、音乐疗法的现状

　　以"音乐疗法""音乐治疗""音乐艺术疗法""音乐艺术治疗""音乐疗愈""音乐干预"与"Music therapy""Music treatment"等分别在中国知网与Web of Science 核心合集数据库进行检索，时间截至 2022 年 8 月。借助 VOSviewer1.6.18 与 CiteSpace V 软件对检索到的文献进行剖析，以了解目前音乐疗法研究的相关热点。

　　1. 热点词云分布

　　基于关键词爆发频次制作，并分别呈现音乐疗法中、英文研究的主要聚焦热点。中文研究热点重点突出了"音乐疗法""音乐治疗""焦虑""抑郁""音乐干预""心理治疗""大学生""生活质量"等。音乐疗法作为艺术疗法的主

① 林玉峰. 浅谈国内外音乐治疗的发展历程[J]. 赤峰学院学报（自然科学版），2011，27(3)：154-155.

要方式之一，目前已被广泛应用于各类人群的心理治疗及干预。英文研究热点着重提及了"therapy""anxiety""depression""quality-of-life""children""alzheimers-disease""interventions"等，与中文研究热点相似，音乐疗法主要应用于心理疾病的治疗，但在疼痛护理方面鲜有提及。

2. 主题聚类方向

音乐疗法中文研究的主题聚类关系中，词频28次及以上的52个关键词聚为4类。聚类一有25个关键词，主要关注了音乐疗法对老年人、脑卒中、阿尔兹海默症、乳腺癌、精神分裂症、高血压、抑郁症、认知功能、生活质量、睡眠质量等方面的应用及疗效；聚类二包括12个关键词，主要关注了音乐疗法对儿童孤独症的干预，以及大学生心理健康教育和治疗方面的应用；聚类三囊括了13个关键词，主要描述了音乐干预及心理护理，对缓解分娩以及手术病人、早产儿、围手术期病人焦虑和疼痛方面的作用；聚类四仅包含2个关键词，主要关注了音乐疗法对心率及血压的影响。

音乐疗法英文研究的主题聚类关系中，词频62次及以上的48个关键词聚为4类。聚类一包含了15个关键词，关注了妇女生活保健，焦虑、管理压力、痛苦情绪等与癌症的关系及音乐疗法对其的影响；聚类二包括了13个关键词，主要关注了音乐疗法行为产生的大脑反应及对疾病康复方面的影响；聚类三涵盖了8个关键词，聚焦于儿童、青少年及成年人抑郁症患病率的综合分析；聚类四为12个关键词，描述了对患阿尔兹海默症的老年人提早进行干预和锻炼，从而减轻症状提高其生活质量。中、英文研究方向及内容总体相似，但在具体实施方式上仍存在一定差异。

3. 年度热点爆发趋势

年度爆发的热点趋势关系对应着热点主题词出现的年份区间。中文研究中，近年聚焦热点在"耳穴压豆""焦虑抑郁""早产儿"等，而"康复""护理干预""失眠症"等渐渐淡出研究视野；英文研究中"traumatic brain injury""management""systematic review""premature infant""student"等在近年被关注较多，而"schizophrenia""behavior""group music therapy"等在近年来的关注度慢慢减退。中、英文研究近年来聚焦内容相似，都重点探索了音乐疗法在患者焦虑、抑郁及生活质量方面的缓解效果。

4. 高频发文期刊与分类

表14-1展示了音乐疗法中文高被引研究状况，郭凤琳和张家驹[1]于1997年在《国外医学·护理学分册》上发表的《ICU综合征及音乐疗法》获得了最高频引用，

---

① 郭凤琳，张家驹. ICU综合征及音乐疗法[J]. 国外医学·护理学分册，1997 (3)：103-104.

达 209 次。该研究简述了 ICU 综合征病人精神心理异常产生的原因与表现，并对音乐疗法在 ICU 中的应用做了简单的介绍，最后指出了护士应积极地采用心理疏导、卫生宣教、对症处理、合理用药、音乐疗法等综合措施，以减少或预防 ICU 综合征的发生，尽快使病人康复。作者在研究中重点提出了 ICU 综合征预防的重要性。其次是《音乐疗法在护理工作中应用的现状》、《音乐疗法的进展和应用现状》、《子午流注择时五行音乐疗法在慢性心力衰竭焦虑患者中的应用效果》和《中医五行音乐结合音乐电针疗法对恶性肿瘤患者抑郁状态的影响》等。高被引研究的主要研究方向为音乐疗法在临床护理工作中的实际应用，以及音乐疗法结合中医五行的临床应用，探索了包括"ICU 患者"、"慢性心力衰竭"、"恶性肿瘤"、"抑郁"和"妇科病人"等在内的多类人群，为后续音乐疗法在临床工作中的广泛开展与实施奠定了坚实的基础。

表 14-1　音乐疗法中文高被引研究

序号	标题	作者	期刊/来源	年份	被引频次
1	ICU 综合征及音乐疗法	郭凤琳、张家驹	国外医学·护理学分册	1997	209
2	音乐疗法在护理工作中应用的现状	满力、高明全	中华护理杂志	2003	196
3	音乐疗法的进展和应用现状	郑璇等	解放军护理杂志	2003	181
4	子午流注择时五行音乐疗法在慢性心力衰竭焦虑患者中的应用效果	高静等	中华护理杂志	2016	155
5	中医五行音乐结合音乐电针疗法对恶性肿瘤患者抑郁状态的影响	项春雁等	中华护理杂志	2006	141
6	音乐疗法（一）	张鸿懿	中国自然医学杂志	1999	139
7	音乐放松训练对缓解乳腺癌患者化疗不良反应的效果研究	陆箴琦、胡雁	中华护理杂志	2010	134
8	音乐疗法在临床中的应用进展	李亚静	护士进修杂志	2003	133
9	音乐疗法在妇科病人手术中的应用	李淑娟等	中华护理杂志	2002	122
10	近 20 年来音乐疗法的研究概况	卢银兰、赖文	上海中医药杂志	2002	110

注：被引频次基于中国知网数据库（CNKI），时间截至 2022 年 8 月

第三节　音乐疗法实践

从定义音乐治疗就能看出，音乐治疗很难寻找固定的范式，因为可采取的音乐形式、演奏乐器等媒介丰富多样，根据治疗师对患者的评估以及治疗师个人的

受训背景，开展方式各有不同。所以本节将列举一份简易操作的音乐治疗清单和一例临床实务案例，直观地呈现音乐治疗庞大且丰富的实践过程的一隅。

一、清单：用音乐进行治疗

这份清单给愿意开启自我疗愈，关注自我放松和压力缓解的健康人群提供了便利，你可以试试看。

第一步：开启音乐之旅。

每天找出相对完整的小块时间听音乐

选择自己喜欢的、能产生共鸣的音乐

远离手机，独处，减少干扰

闭上眼睛去倾听，让音乐带你离开当下所处，去往别处

调整呼吸，和音乐一起呼吸，与每一个声音接触

回到音乐的欢愉之地

找个户外的地方去唱歌，把声音发出来

感受自然之声，有意识地倾听鸟叫、风声或任何来自大自然的声音

第二步：有功能的治疗之旅。

有意识地将音乐用于治疗活动

演奏音乐，以此放松

聆听拥有治疗功能的音乐

创建并创造属于自己的治疗音乐资料库，带着音乐参加任何可能造成压力的活动

拒绝接收并远离带有敌意或刺耳的声音

带着取得平衡，追求平静的意图去聆听声音

与声音合为一体，感受体内的节奏

轻哼或颂唱

唱歌，或者按照节奏重复歌词

洗澡时唱歌或颂唱

像孩子一样，带着好奇，快乐且没有意图，不加评价地去演奏乐器

学会演奏一种新乐器

沿着河流或小溪散步，聆听

找到大海、河流或瀑布的音乐，聆听

听风和雾的声音

听鸟的声音

感受身边声音的和谐

第三步：深化。

感受身体内升起的力量

让体内的震动性变化在体内移动

重复确认类似"我和我的音乐（歌曲）是一体"的信息

为自己或爱人唱摇篮曲

邀请朋友在音乐的伴奏下为你轻唱

让一个朋友弹吉他，为你唱歌

用可以找得到的东西制造自己的乐器

将重复的声音节奏用作心中的颂唱

第四步：超越。

想象自己的精神像歌曲一样翱翔

为自己的身体歌唱

用心歌唱

用音乐和歌曲唤醒你的信仰

学习颂唱

聆听安静

将自己放入音乐治疗圆环的中心

设置一个用于治疗的鼓乐

倾听大地之声

"开启并调大"自然治疗音乐的音量

创建或加入一个由音乐制作人组成的社团

二、临床实务案例——一位 26 岁暴食症女病患的音乐治疗

案例：安娜的暴食症

音乐治疗师伊姆加德·塔尔吕克格尔（Imgard Talukerger）在 1989 年描写了关于一位 26 岁的女性暴食症患者的案例。安娜挂号接受音乐治疗的诱发事件是她在一家商店偷甜点，被店里的私家侦探逮住并告发。

治疗师认为，消除这件事情带来的羞耻感及渴望重新开始，是安娜接受治疗的一个良好动机。治疗师进一步对个案进行基于音乐治疗理论的个案概念化，他认为，暴食症是个案极度地渴望表达和回应，音乐治疗对于进食障碍的患者而言是理想的选择，因为其治疗的不仅是个案对自己问题的认知和觉察，更是对自己身体的控制和表达。音乐在这个过程中，成为个案有安置且能表达感受的语言媒介。

治疗师根据前期的评估诊断，并和安娜充分沟通后，制定了一套程序。安娜提议演奏拉格泰姆（美国历史上第一个真正意义上的黑人音乐，切分音符是其显

著特点），并用鼓槌给出了节奏，治疗师则弹奏钢琴。这一阶段导入了一种关注过程，让安娜学会聆听自己的内心。始于感受呼吸作为给予和接受的节奏，音乐上用长笛来象征这一点，吹气并等待吸气，然后再次吹响长笛。安娜在治疗师的指导下，将这种感觉寄托在不同的乐器上。当她对自己过分要求时，就会开始随性地以两倍的速度演奏。治疗师则保持其原来的速度，这样她们的节奏保持为1:2，就如孩子与母亲的心跳模式一样——最原始信任的模式。在这个阶段，谈话的主题是，安娜在2岁时失去了父亲，那时她还不会用语言表达，但对丧失父亲以及母亲发生的巨大变化都有着非常深刻的体验和感受。因此，安娜很难与治疗师的节奏保持一致，也就很容易理解了。

接下来进入第二个阶段，通过练习呼吸节奏寻找自己的节律。在这一练习中，治疗师陪伴安娜以同一节奏呼吸，直到安娜承受不了，说出"不"的时候再停止。对于节律的问题，"我需要什么"被这样音乐式地再加工。治疗师在低音鼓上给安娜一个规律的节奏基础，安娜最初跟着节奏摇摆，然后就逐渐脱离，走自己的节奏之路，但她会尝试不停地返回到原来的节奏上。之后，治疗师和安娜互换这样的角色分工。

第三个阶段为自由节奏的即兴演奏，演奏得到了一个新的升华。坚持停顿对安娜来说非常难，就像她很难停下暴饮暴食一样，即兴演奏的过程也证实了安娜从强忍着节食到暴食的渐变。因为很难停下来，定音鼓使安娜非常受挫。这种想停又停不下来的痛苦和冲突正是安娜日常中一直在体会的，而吃是唯一能够宣泄这种痛苦和愤怒的途径。在演奏的过程中，表现为充满着强烈的音调和声响，安娜在治疗师的陪伴下尽情地用演奏宣泄自己的愤怒。

下一阶段的重点是寻找立足点，即可以停下来。治疗师使用大锣来与屏息和收腹呼应。安娜将她的手放在下腹部，长期的沉默后产生了共鸣与振动。通过交替与共鸣的声音，可以了解到自己与他人的心情。安娜在这个过程中逐步体会如何学会接纳自己，接纳自己的天性、接纳自己的身体，接下来开始处理自己的进食行为。

最后的阶段，治疗师陪伴安娜一起烤一个面包，并观察面包在烤箱里逐渐膨胀的过程。两人安静地坐在羽管键琴旁边：为声音的流入做好准备。安娜开始用指尖触碰琴键。治疗师随后轻声附和着："我听到了你，你不再孤单。"一个降三度音的主题被交替又准确地回应："我在你附近，我注意着你需要的界限和距离。"在音调之间保持彼此的空间和紧张感，制造相对散漫的氛围：死亡和演变。在这个阶段，安娜学会了把自己的控制感用在自己的身体、演奏和表达上。她不再需要到厕所催吐去呕出自己的愤怒，她可以通过正常的方式与自己的感受对话了。

第十五章　阅 读 疗 法

第一节　阅读疗法的定义

阅读疗法（bibliotherapy）一词源于希腊语，由希腊词 biblion（图书）与 therpeia（治疗）两字结合而成，又可称为读书疗愈、文献治疗、信息疗法等。它的具体含义是指患者在阅疗师的指导下有计划、有指导、有控制地阅读图书和其他文献资料来辅助医治疾病，特别是情绪和情感方面的紊乱病症。阅读疗法的意义应有其基本内容，能充分体现出它独有的性质，并与其他事物的定义在本质上有严格的区别，且得到世人的公认。但目前国内外对它的定义众说纷纭。我们所掌握的国内外文献资料就有以下 10 余种。

（1）最早对"阅读疗法"的正式定义源自 1941 年版的《道兰德插图版医学词典》（*Dorland's Medical Dictionary*）："The employment of books and the reading of them in the treatment of nervous disease."即利用书籍并通过对其阅读来治疗精神疾病。

（2）1958 年，拉塞尔（Russell）把阅读疗法定义为：在恰当的时候，通过提供文学作品和跟孩子们个人情形、发展需要相关的其他读物来帮助孩子们理解本人和处理当前问题的一种尝试。

（3）1961 年，《韦氏新国际英语词典》第三版收入了"bibliotherapy"一词，并对其作了两条释义：①利用选择性的阅读辅助医学与精神病学的治疗。②通过指导性的阅读，帮助解决个人问题。这两条释义于 1966 年得到了美国图书馆协会的正式承认。

（4）1969 年，美国出版的《图书情报百科全书》对阅读疗法作出的定义是："阅读疗法就是在疾病治疗中利用图书和相关资料，它是一个与阅读有关的选择性的活动，这种阅读作为一种治疗方式是在医生指导下，有引导、有目的、有控制地治疗情感和其他方面的问题。"该书补充解释道："阅读疗法是一种交流方式：图书和相关资料作为媒介通常有助于建立一种交流方式，有助于增强病人接受治疗的氛围。阅读疗法是一种利用文献的力量，以达到了解、领悟与自我成长目的的一种活动。"

（5）美国阅读疗法研究权威罗宾（Robin）在其所著《阅读疗法应用》（*Using Bibliotherapy*）一书中对阅读疗法的定义为："以媒体和读者之间的交互作用的过

程为基础的一种活动计划。不论是用虚构的或非正式的印刷资料还是用非印刷资料，皆需有指导者给予讨论与协助。"书中明确了治疗师与读者的关系。

（6）1990年，王同忆在《英汉辞海》中将阅读疗法定义为："指导患者阅读精选的阅读材料，作为内科学和精神病学上的一种辅助疗法，亦指通过有指导的阅读帮助解决个人问题。"

（7）1990年，王绍评编著的《图书情报学》对阅读疗法的解释是："为精神有障碍或行为有偏差者选定读物，并指导其阅读的心理辅助疗法。"

（8）1995年，国际阅读协会出版的《读写词典》对阅读疗法的解释是："有选择地利用作品来帮助读者提高自我认识或解决个人问题。"

（9）台湾学者王万清先生在专著《读书治疗》中将阅读疗法的定义分为"临床的观点"和"发展性、预防性的观点"。"临床的观点"强调病理上的治疗，认为阅读疗法是一种心理治疗策略，在精神科医师或咨询师的督导下提供给当事人一系列阅读材料，这种治疗策略作为心理治疗的辅助物，协助当事人解决个人的问题，建立良好的生活适应能力。"发展性、预防性的观点"认为：阅读疗法是在医院之外实施的，其重点在于强调读者的人格与文学作品所产生的交互作用，这种作用对人格评估成长产生了一些影响。此观点强调非医院治疗，往往以自助的形式进行。阅读者的个人体验与其阅读材料作品的理解产生交互作用，促进阅读者的态度和行为转变，形成好的生活适应能力。这一定义更为宽泛。综合上述两种观点，王万清将其定义为：阅读疗法是咨询员利用图书当媒介，激发当事人产生新的认知态度和行为，以解决问题的心理治疗方法。

（10）刘胜江等认为把阅读疗法的对象局限于心理或精神病人、功能定位于治疗心理疾病、材料限于文本材料是对阅读疗法的一种狭隘的理解。他们把阅读疗法界定为："通过指导人们有选择地默读或朗读书面文本或电子文本的形式，来促进人们心理素质发展的心理治疗方法，它具有治疗、预防、发展三项心理功能。"

（11）王波在对阅读疗法概念的辨析中指出：应"消除一些关于阅读疗法的认识误区：一是以阅读保健取代阅读疗法……二是把开列书目等同于阅读疗法。"他将汉化和改进了的阅读疗法定义为："阅读疗法就是以文献为媒介，将阅读作为保健、养生以及辅助治疗疾病的手段，使自己或指导他人通过对文献内容的学习、讨论和领悟，养护或恢复身心健康的一种方法。"[①]

综上所述，阅读疗法是指在治疗师咨询指导或自我帮助下通过有选择性地阅读文献，达到预防和治疗心理疾患、辅助心理治疗、提高个人素养的一种辅助治疗方法。广义的阅读疗法的概念应包括三个方面的含义：①针对有精神障碍的患者，把阅读作为药方来治疗他们的心理疾患；②针对罹患生理疾病者，把阅读作

---

① 王波. 阅读疗法[M]. 北京：海洋出版社，2007：11-12.

为辅助治疗，改善其心态，从而增强其战胜病魔的信心，这有利于生理疾患的治愈；③对于普通人群，合适的阅读可提升其人格发展与自我实现，维护心理健康。简而言之，阅读疗法就是治疗师利用文献来治疗患者身心疾病的一种方法。它必须包含以下四个要素：一是患者；二是治疗师；三是文献；四是阅读。患者可以是所有的人，既包括所有病人也包括健康人；治疗师既可以是医护人员和图书馆工作者也可以是患者本人；文献包括一切纸质印刷文本资料，也包括各种电子出版物和网络信息资源；阅读就是利用文献资料对生理和心理疾病进行治疗的过程。这四个要素组成了阅读疗法的统一有机体，每一个要素都是这个整体不可缺少的部分，缺少了任何一个都无法进行阅读疗法，也就不能完成阅读疗法的使命。前三个要素是物质的、有形的，第四个要素是一个非物质的动态过程。文献是开展阅读疗法的物质基础，是治疗师用来给患者治病的工具（药物），是患者与治疗师联系的纽带与桥梁。二者只有通过这个联系物才能达到治病的目的，没有文献就不可能有阅读疗法。文献的产生和发展给阅读疗法创造了先决条件，但是如果没有治疗师和患者，再好的文献也不能给患者治病，发挥不了文献的治疗作用。然而没有阅读，患者、治疗师、文献就不能结合成一个整体。文献发挥不了作用，也就不可能为患者治病。所以只有通过阅读才能把患者、治疗师和文献结合起来实施阅读疗法。因此，这四个要素各有自己的内通外延以及特有功能。只有这四者在一起才能发挥各自的作用，从而完成阅读治疗。

第二节　阅读疗法的发展概述

一、阅读疗法的起源与发展

阅读疗法在西方已有几百年的历史。早期的阅读疗法带有明显的宗教色彩。18～19世纪，图书辅助治疗逐渐推广，许多诊所、医院都有一定数量的藏书。英国、法国、德国的内科医生在处方中常开出有利于康复的图书。

美国的本杰明·拉什（Benjamin Rush）被认为是已知的第一位正式开展阅读疗法的内科医生。1810年，他呼吁精神病院不仅要提供医疗设备，也要提供有益精神健康的读物。通过阅读减轻患者的压力，矫正病人病理性的情绪状态。

1848年，高尔特（J. M. Gait）在美国精神病学年会上发表了论文《论精神病患者的阅读、娱乐和消遣》，其中分析了图书治疗的功能，包括患者类型及相应的阅读处方。阅读疗法的研究首先在美国精神病学界活跃起来，该文也被认为是阅读疗法研究的第一篇论文。

1904年，美国第一名专职的图书馆员约翰斯（E. K. Johns）正式参与阅读疗法，他的作品被图书馆员最早用于阅读疗法。从此阅读疗法在辅助治病的同时也成了图书馆学研究的一个内容。

1916 年，美国人克罗瑟斯（S. M. Crothers）在《大西洋月刊》（*Atlantic Monthly*）上发表文章《文学门诊》（*A literary clinic*），并首次使用"Bibliotherapy"一词。这标志着学术界开始真正把阅读纳入医疗卫生体系，并将阅读疗法作为一种辅助疗法进行学术研究和临床应用。

1920 年，威尔逊总统的医生格雷森（Grayson）在《作为精神消遣的图书》一文中肯定了阅读疗法在某些精神疾病治疗中的价值。1925 年，杰克逊（Jackson）在《现代医学杂志》上撰文说明患者通过阅读可达到放松、镇静和振作的效果。Face 在《精神病学基础》一书中指出：愉悦身心是治疗精神疾病的良方，而达到这一效果的工具就是图书和语言，并呼吁为患者建立内容丰富生动的图书馆。1939 年美国图书馆协会医院图书馆分会设立了阅读疗法委员会。到了 20 世纪 40 年代，医生们对阅读疗法的热情有增无减：盖恩斯（Gaines）在《阅读是一种治疗吗？》一文中，把精神病患者的阅读与公共图书馆读者的阅读作了比较，通过患者的反应分析阅读疗法的作用。1946 年，E. B. Aron 在《阅读治疗实践》一文中首次使用"阅读治疗学（Science of Bibliotherapy）"这个名词。1949 年，施罗德基（C. Shrodes）在一篇未发表的博士论文中做了一个全面的尝试，为阅读疗法建立了一个理论基础。之后几十年，西方图书馆学界形成了阅读疗法的研究热潮。

1961 年，"阅读疗法（Bibliotherapy）"一词首次被收入大型词典《韦氏新国际英语词典》（第 3 版）中；1964 年，美国图书馆协会（American Library Association，ALA）主持召开了第一届"阅读疗法"研讨会。

1965 年，英国人 D. Rice 撰文指出：图书有利于扭转医院的非人格化环境，减轻患者的压抑、孤独和恐惧。另一位心理医生杜马拉斯瓦米（Dumaraswamy）在《图书馆对医院患者服务的治疗问题》中指出：书籍能给病人活力，特别是诗歌，是精神病患者有力的治疗工具。这与英格兰布里斯托尔大学的医学家看法一致。这些医生认为：阅读诗歌比吞服药丸能更有效地治疗焦虑症和抑郁情绪。在瑞典等斯堪的纳维亚半岛国家，阅读疗法被视为职业疗法，主要用于医院患者的服务。20 世纪 70 年代，苏联有 4 000 多家医院图书馆，不仅为医务人员提供资料，也为患者提供服务。乌克兰医学教育研究所有专为阅读疗法提供书籍的图书馆，由 2 位专攻医学心理学和心理治疗的图书馆员负责。匈牙利、德国等国家的一些医院也相继为病人开展了"诗歌疗法""音乐疗法""喜剧疗法""有声服务"等不同形式的阅读疗法。意大利则成立了"诗药有限公司"，出版具有不同主治功能的诗集供病人对症选择。美国政府为提高退伍军人的生活质量，在退伍军人医院中建立了患者使用图书馆。在日本医院，病人图书馆最早是由志愿者建立并提供服务的：1970 年京都南医院在医务人员的医学图书馆为患者开辟了图书角；

1974 年日本成立医院患者图书馆协会，该协会于 1978 年创办了《医院患者图书馆》杂志；1974 年日本首次展开"患者利用图书馆全国情况调查"。

1984 年，国际图书馆联合会在《图书馆为医院患者和残疾人服务纲要》中强调了阅读疗法在患者康复过程中的重要作用。目前，阅读疗法在国际上已逐渐形成比较完整的理论体系并得出了一些重要研究结论。阅读疗法已成为图书馆学和医疗康复学研究的重要内容。

我国对阅读疗法的系统研究主要经历了 20 世纪 80 年代的引进阶段、90 年代的发展阶段和 21 世纪以来的高峰阶段。

我国在 20 世纪 80 年代才有阅读疗法的相关报道。在所见文献中最早的是夏镇夷 1982 年主编的《中国医学百科全书·精神病学》，它指出"阅读"属于"工娱疗法"的范畴；到 80 年代后期，有学者开始关注国外阅读疗法的研究和应用情况。在中国知网的检索结果中最先介绍阅读疗法的文献是海波的《书也是一种药——介绍西德的书籍疗法》和龙兰的《书是良药——西德书籍疗法介绍》。这个阶段虽然没有正规的学术成果，但我国学者已经认同了阅读疗法的疗效并将国外的应用推广情况引入国内。

20 世纪 90 年代初，国内图书馆界和医学界主要以介绍和引进国外阅读疗法的研究应用情况为主。有学者介绍了苏联的做法；也有学者对美国的阅读疗法进行了介绍。1994 年，南京大学的沈固朝教授发表了《图书，也能治病》一文，标志着我国阅读疗法系统研究的开始。1995 年，中国药科大学的凌珊等人将阅读疗法作为一种治疗情感障碍性疾病的辅助疗法推荐给了精神病学界。1999 年，浙江大学图书馆的黄菊屏老师提出了在高校图书馆开展阅读疗法的设想，并给出了一些实施阅读疗法的具体建议。此后，针对高校、大学生开展阅读疗法的探讨，成为我国阅读疗法研究领域的重要组成部分。国内学者关于阅读疗法可靠性和疗效的实验实证研究也从 20 世纪 90 年代开始，大部分受试者认为读书可以解决心理问题，病人如果持之以恒并配以其他疗法疗效就更为显著了。有学者通过对一些地区大医院和大图书馆的调查分析，归纳出阅读疗法适宜的疾病和治疗所需书籍的类型；还有学者提出了医学院校图书馆员与心理医生携手开展阅读疗法研究的建议；也有个别学者针对中小学生心理问题逐渐严重的问题，对中小学图书馆开展阅读疗法服务进行了探讨。

我国阅读疗法的研究在进入 21 世纪后取得了很大的进展，具体表现为文献量大增。我国学者王波在阅读疗法理论研究方面取得了突破性进展：2008 年王波的学术专著《阅读疗法》出版，给读者展现了一个完整的阅读疗法研究体系。他从不同角度、不同学科入手加以考察，总结出了各不相同但又具有内在联系的阅读疗法原理，认为发生学、心理学、生理学的原理不仅是阅读疗法的科学基础也是阅读疗法原理的组成部分。阅读疗法的科学性不仅体现在阅读活动起源于人类治疗身心疾患的需要，更重要的是阅读过程能带来共鸣、净化、平衡、暗示、领悟等各种复杂的心理活动。这些活动起到了调节情绪、锻炼器官机能的作用，从而收到保健祛病的效果。阅读疗法实证研究数目也在不断增加，张立频等通过实证研究表明阅读可以有效提升警察的心理状态；泰山医学院图书馆的宫梅玲等人通过实验证明阅读疗法可以显著改善青春期失恋男女的抑郁障碍，并提炼出治愈有关抑郁障碍的配伍书方等。阅读疗法在国内快速发展，并在理论研究、实验与实证研究、针对特殊人群的阅读疗法研究、医院图书馆研究、大学图书馆研究、阅读疗法课程研究和局限性的研究等方面取得成就。

二、阅读疗法的现状

以"阅读疗法""书目疗法""读书疗法""图书疗法""阅读治疗""图书治疗"与"Reading Therapy""Bibliotherapy""Book Therapy""Literatherapy""Reading Treatment""Reading Cure""Reading Healing""Therapeutic Reading"等分别在中国知网（CNKI）与 Web of Science 核心合集数据库进行检索，时间截至 2022 年 5 月。借助 VOSviewer1.6.16 与 CiteSpace V 软件对检索到的文献进行剖析，以了解目前阅读疗法研究的相关热点。

1. 热点词云分布

基于关键词爆发频次制作，并分别呈现阅读疗法中、英文研究的主要聚焦热点。中文研究热点中着重提及了"阅读疗法""高校图书馆""大学生""心理健康""阅读推广""心理干预""抑郁""医院图书馆"等关键词。我们发现阅读疗法不止针对精神疾病患者，也不再局限于医院，而是进入社会，为一切需要帮助的人，如儿童、老人、残疾人等服务。英文研究热点重点突出了"bibliotherapy""therapy""self-help""meta-analysis""anxiety""efficacy""intervention""psychotherapy""disorders"等，与中文研究热点相似但更侧重于对疾病治疗效果的关注，且"self-help"的概念在中文研究中鲜有提及。

2. 主题聚类方向

阅读疗法中文研究的主题聚类关系中，词频 7 次及以上的 42 个关键词聚为 8 类。聚类一有 10 个关键词，主要关注了在焦虑、抑郁、精神分裂症等病种，以及儿童和大学生等特殊人群中，应用绘本和交互式阅读疗法对这些人群应对问题方式的改善情况及幸福感的提升；聚类二包括 10 个关键词，在关注阅读疗法的服务创新的基础上，聚焦了公共图书馆、真人图书馆等图书馆服务的应用研究，探索了高校中阅读疗法的干预效果；聚类三囊括了 6 个关键词，主要探索了阅读疗法在医学院校中的应用，倾向于对阅读疗法服务质量的研究，如信息服务和读者服务等；聚类四纳入了 5 个关键词，主要是聚焦阅读疗法在大学生这一特殊人群中的应用，对其提供心理咨询和心理干预；聚类五有 4 个关键词，主要对阅读疗法进行了文献计量学分析，探索了阅读疗法的实证研究，构建及完善阅读疗法的书目；聚类六有 3 个关键词，聚焦于用阅读疗法解决院校师生的心理问题；聚类七包含 2 个关键词，探索了医院图书馆的干预效果；聚类八包含 2 个关键词，介绍了阅读疗法的一个重要分支——诗歌疗法，并以俄罗斯诗歌疗法研究为借鉴。

阅读疗法英文研究的主题聚类关系中，词频 10 次及以上的 87 个关键词聚为 6 类。聚类一包含了 31 个关键词，主要关注了阅读疗法在成人、女性及老年患者群体中的心理治疗、预测与康复的应用效果；聚类二包括了 21 个关键词，主要关注了阅读疗法在治疗焦虑症、强迫症、抑郁症和社交恐惧症等领域的应用效果；聚类三涵盖了 14 个关键词，聚焦于阅读疗法在青少年及儿童身心治疗干预方面的应用；聚类四包含了 10 个关键词，探究了阅读疗法对患者生活质量、心理健康等方面的临床意义；聚类五涵盖了 9 个关键词，聚焦于互联网+阅读疗法的综合分析；聚类六包括了 2 个关键词，描述了阅读疗法对老年抑郁症及重度抑郁症患者的影响。中、英文研究方向总体相似，但在针对人群及具体实施方式上仍存在一定差异。

3. 年度热点爆发趋势

中文研究中，近年阅读疗法聚焦热点在"应急服务""文献计量""书方配伍"等主题词上，而"康复""心理素质""信息服务""阅读心理"等阅读疗法的研究力度正在降低；英文研究中"Mental health""Guided self-help""Poetry therapy"在近年被关注较多，而"Unipolar depression""Primary care""Internet"等在近年来的关注度慢慢减退。中、英文研究近年来聚焦内容大致相似，但英文研究重点探索了阅读疗法对患者心理健康的影响。

4. 高频发文期刊与分类

表 15-1 展示了阅读疗法中文高被引研究。王波于 2005 年发表在《图书情报知识》上的《阅读疗法概念辨析》获得了最高频引用，达 172 次。其次是《阅读疗法原理》《图书治疗——拓展我国图书馆服务和图书馆学研究新领域》《大学生心理问题阅读疗法研究》《图书疗法在中国》《阅读疗法理论和实践的新进展》等。高被引研究中主要研究方向为构建阅读疗法研究体系及其应用的系统回顾或实例解析，以王波为代表的一众国内学者结合国内外研究对阅读疗法的概念进行深刻辨析，剖析阅读疗法原理及分类，阐述阅读疗法书目定义，对我国古代阅读疗法案例进行整理等，逐步完善阅读疗法研究体系。2008 年，王波的学术专著《阅读疗法》出版，在阅读疗法理论研究方面取得了突破性的进展，为后续阅读疗法大规模开展与实施奠定了坚实的基础。此外，以高文凤等学者为代表进行的阅读疗法的实证、实验研究，进一步证实了阅读疗法的有效性。

表 15-1　阅读疗法中文高被引研究

序号	标题	作者	期刊/来源	年份	被引频次
1	阅读疗法概念辨析	王波	图书情报知识	2005	172
2	阅读疗法原理	王波	图书馆	2003	161
3	图书治疗——拓展我国图书馆服务和图书馆学研究新领域	沈固朝	图书情报工作	1998	156
4	大学生心理问题阅读疗法研究	宫梅玲、丛中	中国图书馆学报	2004	126
5	图书疗法在中国	王波	中国图书馆学报	1998	110
6	阅读疗法理论和实践的新进展	王波	图书馆杂志	2010	87
7	50 名大学生阅读治疗前后 SCL-90 评定初步分析	高文凤等	中国心理卫生杂志	2004	86
8	阅读疗法的类型	王波	大学图书馆学报	2004	84
9	阅读疗法书目	王波	高校图书馆工作	2004	72
10	基于"用户画像"的阅读疗法模式研究——以抑郁症为例	韩梅花、赵景秀	大学图书馆学报	2017	69

注：被引频次基于中国知网数据库（CNKI），时间截至 2022 年 5 月

第三节　阅读疗法实践

　　阅读疗法作为一种新兴的心理治疗方法在世界各地都得到了传播，在心理健康教育和心理咨询中得到了广泛应用。根据学界的研究和临床心理治疗的经验，阅读疗法的适应证包括：个人认知问题、情绪和神经症问题、意志方面的问题、语言方面的问题、人际交往方面的问题、家庭方面的问题、性心理问题、社会心理问题、心身性疾病问题、人格问题等。

　　阅读疗法的实施过程包括准备阶段、阅读治疗阶段及疗效反馈与评估阶段，具体为 10 个环节（图 15-1）。

　　实施阅读疗法的第一阶段为准备阶段，包括确定阅读疗法师、实施地点的选择、文献及设备设施的准备。第二阶段为阅读治疗阶段，包括建立"治疗关系"，心理分析与测评，书方选择、编制与推荐，阅读干预与指导。第三阶段为疗效反馈与评估阶段，主要途径有采用心理量表测量、用户随访与反馈以及自我评估。对反馈与评估的结果作综合分析，之后对阅读疗法作进一步的调整，以便开展下一轮的阅读治疗，或是同时采用其他治疗方式等，最终完成一个完整的阅读治疗过程。因此，疗效反馈与评估阶段既是这一阶段的结束，也是下一阶段的开始，如此循环，直至达到阅读疗法的最终目标。

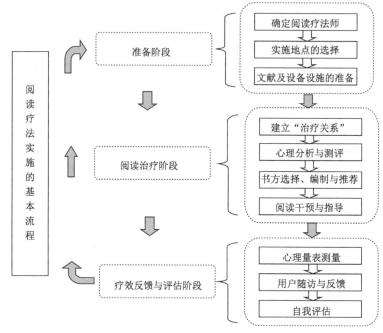

图 15-1　阅读疗法实施流程

【阅读疗法案例】

求助者： 小宇（化名），女，21 岁，大学二年级在读。

背景： 小宇出生在单亲家庭，且兄弟姐妹较多，排行第二。因家中孩子较多，小宇出生后由爷爷、奶奶照顾。父母长期居住在外，又生育了弟弟和妹妹，无暇照顾小宇。后来终于一家团聚生活在一起，日子也过得好一些了。不料，之后小宇的父亲意外身亡，小宇一家陷入极度困难的境地。小宇母亲没有工作，靠打零工来赚取生活费，照顾老人和孩子。早年父母疏于照顾、幼年生活孤苦、少年生活长期贫困，使得小宇形成了自卑、胆小的性格。进入大学之后，她感到与身边同学差距较大，难以适应大学生活，常常感到自卑、自责，而且敏感、消极，出现了厌食、失眠，有自杀的想法。

病史： 抑郁性神经症两年。

准备阶段： 确定阅读疗法的实施地点为校园内某沙龙交流室，环境比较安静、放松，利于双方交流。了解背景情况后，进行所需设备的准备工作。

阅读治疗阶段：

建立"治疗关系"。

心理分析与测评：小宇的贝克抑郁自评量表测得 36 分，属重度抑郁，诱因是童年创伤。根源在出生后就由爷爷、奶奶抚养，父母疏于照顾，在听到身边小朋友无心的嘲讽之后,认为自己的父母不喜欢自己,使得她逐渐形成自卑感。后来长期的贫困生活,使得她和周边同龄孩子形成强烈反差,同学可以穿好看的衣服,背好看的书包,而她只能用姐姐用过的,这更加强化了她的自卑心理。去亲戚家帮忙辅导表妹的功课,无意听到说她穿着比较土气,虽然表舅妈好心给她买了衣服,但对小宇来说,却挫伤了她的自尊。长期的自卑使小宇进入大学之后,很难适应大学生活。从前在家乡,她的学习还是名列前茅的,进入大学之后,因为身边的同学学习都非常好,小宇唯一引以为豪的优点不再是优点,她的内心更加封闭,对自己彻底产生了怀疑,出现了厌食、失眠,并且出现了自杀的想法。针对小宇的病症和病因,进行书方编制。

书方选择、编制与推荐:书籍推荐毕淑敏的《愿你与这世界温暖相拥》、约翰·布雷萧(John Bradshaw)的《别永远伤在童年:如何疗愈自己的内在小孩》。电影推荐《妈妈再爱我一次》。

疗效反馈与评估阶段:

疗效反馈:小宇认为,《愿你与这世界温暖相拥》让自己感到久闭的心门得以打开,似乎终于有人能够懂得她内心的那些委屈、恐惧与担心。约翰·布雷萧的书将自己被排挤、被嘲笑的痛苦全部展现,宣泄了自己童年时期的压抑与委屈,找回曾经的那个小孩,给她一个温暖的拥抱。电影《妈妈再爱我一次》,小宇更是哭泣着看完。通过电影,小宇理解了作为母亲的身不由己,理解了妈妈的不容易,心中的委屈得以宣泄,受伤的心灵被轻轻抚慰。

治疗效果:通过为期三个月的阅读疗法治疗,抑郁自评量表表明她的得分在正常范围内。小宇逐渐改变了消极的思维方式,树立了积极的思维方式,建立了正确的认知模式,能够确定自己的价值,理解父母的不得已,脸上紧皱的眉头逐渐舒展。小宇食欲恢复正常,睡眠得到改善,与同学相处融洽,能够比较好地适应大学生活,积极投入学习,并且参与学校活动。

第十六章　沙盘游戏疗法

第一节　沙盘游戏疗法的定义

沙盘游戏疗法（sandplay therapy），又称箱庭疗法或沙盘疗法，是一种结合了荣格分析心理学与中国文化的非语言心理治疗方法。自沙盘游戏疗法创立和发展以来，对于沙盘游戏疗法的理解和表述，学者们的观点一直存在差异。2003年，在美国西雅图国际沙盘游戏治疗大会上，关于如何定义"沙盘游戏疗法"成为一个重要议题。此后经历两年多的讨论和酝酿，2005年在意大利罗马国际沙盘游戏治疗大会上，学者们一致通过了以下对沙盘游戏疗法的表述：沙盘游戏疗法是一种以荣格心理学原理为基础，由多拉·卡尔夫（Dora Kalff）发展创立的心理治疗方法。沙盘游戏疗法是运用意象（积极想象）进行治疗的创造形式，"一种对身心生命能量的集中提炼"。其特点是在医患关系和沙盘的"自由与保护的空间"中，把沙子、水和沙具运用于意象的创建。沙盘中所表现的系列沙盘意象，营造出沙盘游戏者心灵深处意识和无意识之间的持续性对话，以及由此而激发的治愈过程和人格（及心灵与自性的）发展。沙盘游戏疗法的基本原理包括无意识水平的工作、象征性的分析原理和感应性的治愈机制[①]。

沙盘游戏疗法的材料包括：①沙箱。需要一个内侧尺寸为57厘米×72厘米×7厘米的沙箱，外侧涂深颜色或木本色，内侧涂蓝色并装有半箱的沙子。②模型（玩具）。并不要求特定的玩具，包括各种各样来自现实世界和幻想世界的玩具。早期的研究者通常收集150～300个玩具，他们认为太多的玩具会使来访者无所适从。Dale 和Lyddon指出现今的研究者经常准备1 000多种玩具供来访者选择，通常包括人物、动物、植物、建筑物、交通工具、家具设备、生活用品、抽象图形（如三角形、五角星、球体等）、自然界物件（如石子）以及各种象征符号等，以便让他们充分地表达各种象征。不同的研究者对玩具的陈设各有不同，如劳恩菲尔德（M. Lowenfeld）把玩具分门别类地放在抽屉里；卡尔夫把玩具放在架子上；Pickford把玩具杂乱堆放在来访者面前。

沙盘游戏疗法的步骤主要包括作品制作阶段和理解、体验阶段。在作品制作阶

---

① 王敏佳，杨攀，尹芳，等. 沙盘游戏疗法在中国的应用及发展[J]. 医学与哲学，2024，45(7)：66-69，75.

段，来访者选择自己需要的玩具模型在沙箱中创造一个场面，咨询者则在一旁默默陪伴着，对来访者的问询只做反应性应答。由于对游戏的喜爱，来访者通常很自然地就可以进入沙盘的制作状态，有时个别来访者可能需要咨询者进行适当的说明、引导，才可以进入沙盘的制作状态。当来访者示意作品已经制作完成时，沙盘游戏疗法就进入了另一个阶段，即作品的理解、体验阶段。咨询者以来访者感到舒适的言语鼓励来访者与他一起交流对作品的理解、体验。不论是滔滔不绝的故事还是无言的表达，来访者都以叙事、隐喻、象征的方式演绎其丰富的内心世界，解释其此时此刻的心理状态。这种故事是个体的，整合了来访者通过作品报告过程中呈现出来的情感体验及其对自己内心世界的映射。此外，咨询者可能基于自己对沙盘"语言"体系的理解，以及对来访者的生存环境等信息的把握，与来访者一起共享自己对作品的理解，进一步丰富作品的内容，"倾听"来访者经由作品表达的心声，以支持的态度帮助其直面困惑，克服或接纳困难，推动来访者心理的发展、成长。

第二节　沙盘游戏疗法的发展概述

一、沙盘游戏疗法的起源与发展

1911 年，英国作家赫伯特·乔治·威尔斯（H. G. Wells）撰写著作《地板游戏》（*Floor Games*）。1939 年，英国伦敦的小儿科医生劳恩菲尔德创建了"世界技法"（The World Technique）。随后，很多心理学家对该技术进行了有意义的探索，"世界技法"向两个方向发展：瑞士心理学家多拉·卡尔夫将这一方法与荣格心理学相结合，于 1954 年创立了沙盘游戏，奠定了今天沙盘游戏疗法的雏形，她还主张将该技术用于心理治疗，且将治疗对象扩大到成人；而另一部分研究者则主张将该技法标准化，并将其应用于测量和诊断，以布勒（Buhler）和她的世界测验（World Test）为代表。布勒在 1935～1951 年，通过分析儿童使用和抛弃玩具的数量和种类以及摆放玩具的结构来研究健康和非健康的儿童。多拉·卡尔夫是沙盘游戏疗法的正式创立者，在 1962 年的国际分析心理学会议上她正式提出了"沙盘游戏"的思想。1965 年日本临床心理学家河合隼雄（Hayao Kawai）将沙盘游戏疗法引入日本。1970 年鲍耶（Bowyer）在研究"世界技法"的过程中，从使用沙箱的面积、攻击性、控制性、使用沙子的程度、内容 5 个方面制定量表评价儿童的沙盘作品。1985 年发起成立了国际沙盘游戏治疗学会，这标志着沙盘游戏治疗体系的形成。鲁斯布尔克（Lusebrink）于 1995 年制定了用来评价成人的"箱庭结构等级量表"；彭宁顿（Pennington）于 1996 年制定了评价 2～16 岁儿童的"发展阶段量表"。1998 年北京师范大学心理学院的张日昇将沙盘游戏疗法引入中国大陆（1996 年，梁信惠博士在台湾开始推广这一治疗技术）。同年，申荷永教授受国际分析心理学会的委托，组织了第一届"心理分析与中国文化论坛"，并于 2003 年第 17 届国际沙盘游戏治疗大会上，作了"沙盘游戏与中国文化"的报告。他认为，沙盘游戏在中国的发展也必然要考虑中国文化和中国心理的需要，正如当年河合隼雄等将沙盘游戏引入日本时将其改造为适合日本人心理需要的箱庭疗法一样，我们在面对无意识和心灵探索的时候，最为重要的不是外在的理论和方法，而是我们自己的文化，我们自己的文化基础，我们自己心灵深处的实在。从 1998 年开始，申荷永教授、高岚教授就开始在华南师范大学和广东的几所幼儿园建立沙盘游戏室，进行沙盘游戏与心理教育相结合的研究。2002 年，在台湾，沙盘游戏治疗协会成立，沙盘游戏室也相继在中小学建立。2005 年，沙盘游戏疗法的定义在意大利罗马国际沙盘游戏治疗大会上被确定下来。2019 年 9 月在德国柏林第 25 届国际沙盘游戏治疗大会上，申荷永教授的国际沙盘游戏治疗学会中国学会（China Society for Sandplay Therapy，CSST）成立，对沙盘游戏技术在中国的推广、专业人才的培养做出了卓越的贡献。

二、沙盘游戏疗法的现状

以"沙盘游戏""箱庭疗法""箱庭治疗""沙箱疗法""沙游治疗""沙游疗法""沙盘疗法""沙盘治疗"与"Sandplay""Sandspiel""sand play""sand box""sand table""sand tray""sandtray play"等分别在中国知网（CNKI）与 Web of Science 核心合集数据库进行检索，时间截至 2022 年 6 月。借助 VOSviewer1.6.16 与 CiteSpace Ⅵ软件对检索到的文献进行剖析，以了解目前沙盘游戏疗法研究的相关热点。本研究共纳入中文 790 篇，英文 121 篇。

1. 热点词云分布

基于关键词爆发频次制作，并分别呈现沙盘游戏疗法中、英文研究的主要聚焦热点。中文研究热点着重提及了"沙盘游戏""团体沙盘""大学生""儿童""心理治疗""抑郁""心理健康""个案研究""干预研究""孤独症""治疗效果""心理健康教育""心理咨询""人际关系"等。沙盘游戏疗法目前已用于治疗孤独症以及儿童和青少年抑郁，并且在心理咨询相关领域有广泛的应用。英文研究热点重点突出了"Psychology""Sandplay Therapy""Rehabilitation""Children""Depression""Psychotherapy""Therapy""Education""Play Therapy""Adolescents""Anxiety""Art Therapy""Preschool Children""Psychiatry"等，与中文研究热点相似。

2. 主题聚类方向

沙盘游戏疗法中文研究的主题聚类关系中,词频 8 次及以上的 31 个关键词聚为 7 类。聚类一有 7 个关键词,主要关注了团体沙盘在大学生中的应用;聚类二包括 7 个关键词,聚焦了青少年的焦虑、抑郁及人际关系;聚类三囊括 5 个关键词,主要探索了心理疗法中沙盘游戏疗法的作用;聚类四包括 4 个关键词,描述了沙盘游戏疗法在孤独症儿童中的应用;聚类五包括 4 个关键词,描述了沙盘游戏疗法在注意缺陷多动障碍以及孤独症中的应用;聚类六包括 2 个关键词,描述了沙盘游戏疗法在心理咨询中的应用;聚类七包括 2 个关键词,描述了沙盘游戏疗法的治疗效果。

沙盘游戏疗法英文研究的主题聚类关系中,词频 4 次及以上的 30 个关键词聚为 6 类。聚类一包含 8 个关键词,主要关注了沙盘游戏疗法在学生群体焦虑、抑郁以及创伤后应激障碍中的应用;聚类二包括 6 个关键词,主要关注了沙盘游戏疗法在艺术治疗领域中的应用;聚类三涵盖 6 个关键词,聚焦于沙盘游戏疗法在精神卫生健康领域的应用;聚类四包括 4 个关键词,描述了沙盘游戏疗法的个案研究;聚类五包括 3 个关键词,描述了沙盘游戏疗法在游戏疗法中的作用;聚类六包括 3 个关键词,描述了沙盘游戏疗法在心理疗法中的作用。中、英文研究方向总体相似,但在针对人群及具体实施方式上仍存在一定差异。

3. 年度热点爆发趋势

中文研究中,近年聚焦热点在"孤独症""抑郁症"等主题词上,而"抑郁""精神卫生""焦虑""咨询者""学生""效果""个案研究""初始沙盘""心理分析"等正渐渐淡出研究视野;英文研究中,"therapy""depression"在近年被关注较多,而"children""psychotherapy""sandplay""case study""performance""art therapy"在近年来的关注度慢慢减退。中、英文研究近年来聚焦内容相似,都重点探索了沙盘游戏疗法在患者焦虑、抑郁及生活质量方面的缓解效果。

4. 高频发文期刊与分类

表 16-1 展示了沙盘游戏疗法中文高被引研究。申荷永等[①]于 2005 年发表在《心理发展与教育》上的《沙盘游戏治疗的历史与理论》获得了最高频引用,达 145 次。该研究在国内首次介绍了沙盘游戏疗法的历史演变、思想基础与基本原理。其次是《箱庭疗法缓解初中生考试焦虑的有效性》《团体箱庭疗法干预初中生考试焦虑的效果》。高被引研究主要介绍了沙盘游戏疗法的理论与其在不同特征人群中的应用。

---

① 申荷永,陈侃,高岚. 沙盘游戏治疗的历史与理论[J]. 心理发展与教育,2005 (2):124-128.

表 16-1　沙盘游戏疗法中文高被引研究

序号	标题	作者	期刊/来源	年份	被引频次
1	沙盘游戏治疗的历史与理论	申荷永等	心理发展与教育	2005	145
2	箱庭疗法缓解初中生考试焦虑的有效性	陈顺森等	心理科学	2006	130
3	团体箱庭疗法干预初中生考试焦虑的效果	陈顺森等	心理与行为研究	2006	120
4	箱庭疗法应用于家庭治疗的理论背景与临床实践	徐洁、张日昇	心理科学	2007	87
5	在澳大利亚某重度语言障碍学校进行箱庭疗法的尝试——爱玩砂的 8 岁男孩的箱庭疗法过程	樱井素子、张日昇	心理科学	1999	87
6	团体箱庭疗法对人际交往不良大学生的治疗过程与效果研究	张雯等	中国临床心理学杂志	2010	79
7	沙盘游戏疗法的理论与应用	李江雪、申荷永	大庆高等专科学校学报	2004	77
8	大学生孤独人群箱庭作品特征研究	张日昇等	心理科学	2003	77
9	"沙盘游戏"的理论分析及其在幼儿教育中的应用研究	范国平等	心理学探新	2003	75
10	近十年来箱庭疗法在中国的研究新进展	张雯等	心理科学	2010	65

注：被引频次基于中国知网数据库（CNKI），时间截至 2022 年 6 月

第三节　沙盘游戏疗法实践

一、个体沙盘游戏疗法的实施

1. 准备材料

沙箱：1 个，其内侧测量尺寸为 57 厘米×72 厘米×7 厘米。沙箱内部与底边都为天蓝色，沙箱内装有超过半盘的干净的白色细沙。

玩具：人物、动物、植物、交通工具、建筑物、家具设备、生活用品、宗教文化、自然物质、抽象物等十余种类别。

记录工具：数码相机一部、录音笔一个、沙盘游戏记录表、心理咨询协议书等表格。

2. 沙盘疗法的导入

案例一：小 A 的沙盘

案例介绍：小 A，男，18 岁，因学业问题前来求助

"小 A 你好，你可以看到你面前有很多架子，架子上有各种各样的玩具，还有一个装有沙子的箱子，你可以拿玩具在这个沙箱里自由地摆放，想到什么就摆什么，没有什么特别的规则，随时可以开始。""对这个过程还有什么疑问吗？如果你准备好了，就可以开始，在制作过程中我们尽量不用语言交流。"

注意事项：咨询师通常以非常简短的指导语引入沙盘疗法。例如，"请在这个沙箱中，自由地摆放，没有特定主题和规则，随时可以开始"。如果沙盘治疗室内有不同的沙箱，可以让来访者自由选择其中一个。例如，"你可以选择一个沙箱，沙箱 A 沙砾较大，相对硬且干爽，沙箱 B 的沙砾相对细腻，不容易堆集，你可以自己选择"。有时候来访者比较紧张，或者过于防御而不知所措时，也可以请来访者先接触沙子，感受沙子和手的接触；或请来访者闭上眼睛、调节呼吸去感受沙子与手的互动。例如，"你可以闭上眼睛，调整你的呼吸，注意呼吸的节奏，把手放在沙箱里，去触摸沙子，感受沙子与指尖、手掌的接触，无论你想到什么，感受到什么，就将它放在那里，静静地感受"。这样的过程可以使来访者去想象各种场景，并为来访者在沙箱里摆放玩具提供线索与基础。

3. 沙盘的制作

小 A 的摆放过程：小 A 一进来就直奔放有骷髅的架子，在骷髅架子前一直踱步，最后选定了一个骷髅头，拿在手里没有摆。随后开始转到放有宗教人物的架子旁，拿了三个金字塔，然后开始摆放。小 A 摆放玩具时没有犹豫，直接将其放在了沙盘里，放的时候会用手按压玩具，很用力地想把玩具按压进沙子里。随后小 A 一直在放有骷髅的架子和放有宗教人物的架子两边来回看，选择喜欢的玩具，之后还挑选了各种动物开始摆放。最开始选的那个骷髅头，是小 A 第 7 个放入沙盘中的，在这之前一直拿在手里。10 分钟以后，小 A 示意摆好了。

注意事项：来访者在理解沙盘以后，就会开始选择玩具在沙箱里进行作品的制作。在整个制作过程中，咨询师尽量不要与来访者交流，或者干涉来访者的制作过程。任何交流、语言的表达，都会使无意识的表达受到阻碍。咨询师只需要静默的陪伴、接纳、见证即可。在制作过程中，若来访者询问"这些玩具都可以用吗""要摆多长时间""需要摆一个固定的场景吗"等类似问题时，可以简单重复指导语"自由地摆放就可以，想到什么就是什么"等。

4. 体验沙盘作品

"做完了吗？做完以后你可以好好看看你刚才做的这个作品。这是你自己创造出来的，你可以围着沙盘走一走，从不同的角度看看沙盘里的世界，看看每个角度有什么不同。看好以后，你选择一个舒适的位置坐下，再次感受一下你的世界。你也可以闭上眼睛，去体验这个世界里的每一个元素带给你的感受。"小 A 围着

沙盘转了一圈后，选择最右边的位置坐下，时间非常短，不到 1 分钟。

注意事项：来访者制作完沙盘作品后，咨询师不着急去解释，让来访者分享自己的作品。在制作的时候，来访者本人可能没有注意作品的整体，只是随意地摆放。让来访者在自己的世界里神游一段时间，也是给来访者一个视角，去整体地感受这个作品。在这个过程中，咨询师要不加评判的，并以欣赏的、接纳的态度对待来访者，以及来访者的沙盘作品。在体验沙盘作品时，咨询师要注意来访者的状态，有时会面露喜悦，有时会长吁短叹，等等。来访者在体验沙盘作品时，咨询师应该关注来访者看每个区域的时间长短、有无特殊的反应等。

5. 沙盘作品的理解和对话

咨询师："我看你好像很快就摆完了，用了不到 10 分钟。"

来访者："对其他玩具也不太感兴趣。"

咨询师："哦？我看你最早拿的那个玩具，一直没有摆，拿在手里。"

来访者："我比较喜欢这个，我前段时间和妈妈去埃及旅游了，看到了金字塔，就想着拿个金字塔放在里面，然后找了一些和金字塔相关的玩具，就这样。"

咨询师："嗯，所以你摆的是你当时看到的场景，狮身人面像啊这些是吗？"

来访者："对，也有些是我看着搭配的就拿过来了。"

咨询师："我看你除了狮身人面像，还放了一条船。"

来访者："对，这个船，就是，也是为了搭配这个场景。"

咨询师："我看你摆的时候，好像还往上面撒了点沙子。"

来访者："嗯，这个船，这样放着，撒上沙子就更有感觉一点，像以前的那种沉船。"

咨询师："是一种什么感觉呢？"

来访者："神秘的那种吧。"

咨询师："你自己在沙盘里吗？"

来访者："在呢。"

咨询师："是哪个玩具还是？"

来访者："没有一个特定的玩具，但是我可能在看。"

咨询师的感受：小 A 的初始沙盘摆了一个埃及的场景，他想用沉船、建筑表示古埃及落败、古老而又神秘的场景。每个玩具小 A 都会用力按到沙子里，似乎对每个玩具都赋予了它的意义。咨询师看到整个画面感受到破败、哀伤又压抑。但是小 A 在分享自己的作品时似乎不太愿意去表达，简单地表示只是自己愿意这样摆放。由于是初次沙盘，咨询师暂时陪伴他去感受这个世界，未做过多分析。

注意事项：每一个玩具，每一种组合方式在来访者眼里的意义都不相同，因此我们不要贸然理解玩具的意义，还要仔细聆听来访者对于玩具的解释。来访者可能会详细介绍自己的沙盘世界，也可能简单地告诉咨询师沙盘的意义。与来访者讨论完作品后，咨询师可以请来访者明确一个主题，给作品命名，使得来访者去整理并归纳自己的作品。沙盘里，来访者最满意的玩具、最重要的玩具、最大的玩具等，都可以和来访者去讨论。"你自己在沙盘里吗？如果是，是哪个玩具？"这是来访者对于自我的认识与感受，也可以与来访者讨论。

6. 沙盘作品的拆除

沙盘作品分享结束后，咨询就可以结束了。在来访者走之前可以与来访者讨论，是否愿意自己拆除沙盘；也可以等来访者离开后，由咨询师去拆除沙盘作品。如果来访者愿意自己拆除作品，咨询师应该去观察这个过程，他是如何拆除的以及是否需要帮助。

二、限制性团体沙盘游戏疗法

限制性团体沙盘游戏疗法，是指在一定规则限制下进行的团体沙盘治疗方法。团体成员按照猜拳或抽签的顺序分轮进行沙盘的制作，所有的成员按照顺序摆放完成一次即为一轮，整个过程中成员间不能进行任何形式的交流和互动。

1. 限制性团体沙盘游戏疗法的材料

（1）物理环境。

沙盘室：标准规格的个体沙盘室即可，安静，不会被打扰。

沙箱：采用标准沙箱，规格为 57 厘米×72 厘米×7 厘米。箱子内侧涂成蓝色，体现"水"的感觉，并装有超过半盘的干净的细沙。

玩具：限制性团体沙盘疗法对玩具无特别的界定，让来访者能充分表现自我即可。人物、动物、植物、交通工具、建筑物、家具设备、生活用品、宗教文化、自然物质、抽象物等十余种类别。

记录工具：数码相机一部、录音笔一个、沙盘游戏记录表、心理咨询协议书等表格。

（2）心理环境。

咨询师还应该注意营造心理环境，来访者只有置身于安全、自由的空间里，才能更好地表达自己。此外，限制性团体沙盘内部存在"心理场"，这个场域影响着团体内每一个成员的心理。

2. 限制性团体沙盘游戏疗法的实施（表 16-2、表 16-3）

案例二：限制性团体沙盘游戏疗法。

名称：自我成长小组（组员均进行过入组访谈与筛查）。

所需时间：每周一次，每次 120 分钟，共 8 次。

表 16-2　限制性团体沙盘游戏具体步骤

沙盘游戏步骤	具体内容
治疗师指导语	沙盘是无意识的语言和表达，它是我们的心灵花园。玩具架上有各种各样的玩具，大家可以自由地挑选，按照你们制定的顺序摆放，摆放时不用考虑对错，只要表达出你想要表达的东西就可以了。制作过程中请大家不要交流
感受沙子	现在大家可以把手放到沙箱里，感受一下沙子。感受一下沙子从指间流过的感觉，你可以通过触摸沙子，让自己安静下来
介绍规则	1. 每次沙盘游戏的摆放顺序由大家自行决定； 2. 每次摆放玩具时只能拿一个、一组、一套玩具，或用沙子塑形。也可以选择放弃本轮操作； 3. 摆放过程中不能进行交流，摆放完成之后进行分享； 4. 遵守团体规则
制作沙盘	团体 8 人按照顺序摆放，摆放到最后一名成员满意为止。最长 50 分钟
感受沙盘作品	邀请团体成员静静地感受沙盘作品，觉察看到沙盘作品时的感受
讨论分享	1. 看到沙盘有什么感受，有代表自己的玩具吗？ 2. 在摆放沙盘过程中印象最深的部分是什么？ 3. 你觉得这个沙盘在讲述一个怎样的故事？ 4. 你最喜欢的玩具是什么，为什么？ 5. 你对沙盘作品满意吗？
拆除沙盘	与团体成员一起拆除沙盘

表 16-3　限制性团体沙盘游戏具体方案

次数	沙盘主题	方式	目的
第一次	用沙盘介绍你自己	团体成员自由摆放沙盘，摆放八轮	破冰活动，促进团体互相了解、讨论团体规则、促进团体的建立
第二次	你是怎么看待压力	团体成员自由摆放沙盘，摆放八轮	用沙盘表现出每个人对于压力的感受，对于压力的理解，以及是如何应对的。引出应对方式的主题
第三次	你了解你的应对方式吗？	团体成员自由摆放沙盘，摆放八轮	用沙盘表现自己最想表现的一种应对方式，展现每个团体成员最熟悉的应对方式，引导大家讨论彼此的方式
第四次	应对方式利弊谈	由团体带领者提前摆好两种沙盘，一种是积极的应对方式，一种是消极的应对方式。由团体成员自由讨论、挑选，最后自己修改沙盘，添加玩具	团体成员自己挑选自己喜欢的应对方式，并讲出理由。最后通过讨论，大家可以修改或者添加玩具，把沙盘里的应对方式修改成自己想要的。用具象化的玩具来引导团体成员的改变
第五次	我的资源宝库	团体成员自由摆放沙盘，摆放八轮	团体成员用玩具摆放出自己的优势，在应对方式时可以用到的资源。引导成员通过增加自我的力量来建立应对方式

续表

次数	沙盘主题	方式	目的
第六次	我最欣赏你	团体成员自由摆放玩具，摆放八轮	团体成员用玩具摆放出自己最欣赏的成员的应对方式。引导成员去观察、模仿别人的积极应对
第七次	致过去的自己	团体成员自由摆放玩具，摆放八轮	给过去的自己说一些话，用玩具表现出来。引导成员去发现自己的积极应对和过去挫折情境的对比，觉察自己在团体中的学习，同时开始对沙盘进行总结，做好结束的准备
第八次	致未来	团体成员自由摆放玩具，摆放八轮	表达自己对未来的想法、规划与目标，在建立积极的应对的基础上，鼓励团体成员去实施团体中的所学所得

可以看到，从团体沙盘的观察期（第二次）到整合期（第七次）的变化，从成员集中在自己的区域摆放玩具，玩具的冲突，到最后团体成员之间相互理解，彼此支持时，沙盘作品也呈现出整合、集中的主题。成员之间不仅互相配合摆放玩具，同时从自我的困境转入对问题的转化，沙盘作品中出现人生长河、我的未来等主题词。

第十七章 芳香疗法

第一节 芳香疗法概述

一、定义

芳香疗法（aromatherapy）是一种补充和替代医疗的方法（complementary and alternative medicine，CAM），又称为香薰疗法或精油疗法，是指采用天然的植物香料或对植物进行各项加工后提取出的芳香精油作为媒介，通过吸入、按摩、沐浴及口服等不同的途径作用于人体内的神经系统，从而缓解相应症状，并对患者的身体、心理和精神等各方面产生相应疗效。

中医芳香疗法是指利用中药材的芳香性气味或其提取出的芳香精油，以各种形式作用于人体，达到调节脏腑气机、调和脏腑阴阳的作用。其在发展中被归入中医外治法的范畴——"香薰疗法"和"熏洗疗法"，主要使用方式包括沐浴、穴位贴敷、熏蒸、自然吸入等。

二、发展历程

芳香疗法可分为西医和中医两个种类。其发展历程如下。

根据资料记载，芳香疗法最早可以追溯到古埃及和古印度时代。早在公元前3000年，古埃及人已将芳香植物的应用融入日常生活中，后在地中海沿岸地区广泛流传。中世纪后，植物萃取精油技术在欧洲大陆上得到了进一步的继承与发展。18世纪末，由天然香料及香料提取物配制而成的精油被医疗界广泛应用，但经过文艺复兴时期大量合成药品的兴起，又渐渐被人遗忘。直到20世纪，由于很多合成化学药品出现了不少副作用，越来越多的人响应"回归自然"潮流，芳香疗法又重新被医疗界所关注。1937年，法国化学家Rene-Maurice Gattefosse首次提出了"aromatherapy"这一名词，至此，现代芳香疗法开启了新的篇章。因其在芳香疗法领域的突出贡献，后世将其誉为"芳香疗法之祖"。20世纪80年代，这一疗法流行于美国，其后在澳大利亚和一些欧洲国家广为流传。

1997年，芳疗组织委员会（AOC）在英国成立，该组织解释了芳疗师的定义，并制定了相关培训课程、考核标准及准入条件等，即在完成相关培训并考核合格后，便可开展相关芳疗服务，因此该组织将经过培训的护士作为实施芳香疗法的主体。2016 年，美国整体芳香疗法协会（National Association for Holistic Aromatherapy，NAHA）将芳香疗法定义为"自然地利用从植物中提取而来的芳香物质来平衡、协调和促进身体、心灵和精神健康的科学和艺术"，也将其称为"精油疗法"。此后，芳香疗法领域在相关机构的组织引导下逐渐发展完善。现阶段国外已有较多关于芳香疗法的网站，如英国的芳疗协会（Aro-matherapy Associates）、美国的芳疗网站（Aro-maWeb），这些网站集精油基本知识、相关产品资源、教育信息于一体，为芳疗爱好者提供了方便快捷的学习渠道。

中医的发展过程中虽未形成芳香疗法这一概念，但在 5000 年前，我国已有应用香料植物强身健体、防治疾病的记载。例如，古人对于艾灸的应用、香囊的佩戴、焚香等，均是利用植物的香气发挥相应的作用。随着历史的发展，芳香疗法的利用更加广泛。经过唐代的完善和发展，至宋朝时我国与国外芳香药物的交流达到顶峰，明朝医药家李时珍在《本草纲目》中也列举了多种清热、杀菌、镇痛的芳香植物，清朝时芳香疗法的发展得到了巨大的飞跃，吴师机还对芳香替代疗法进行了系统的阐释。到了现代，随着社会的发展，中医芳香疗法的发展逐渐完善，给药方式和种类也多样化，如中药精油、中药香薰、中药喷雾等。芳香疗法中芳香性中药成分的配伍原则同样需体现中医"辨证论治""治病求本"的核心理论；其理论基础为中医学的整体观念，认为人是一个有机整体，治疗主要以调整人体阴阳平衡为基础；其核心功效是芳香药物能借其清气之正，达到扶正祛邪的目的。

三、作用途径

目前根据给药方式不同，芳香疗法可分为按摩、吸入和口服芳香疗法，其中按摩芳香疗法的使用最为广泛，吸入芳香疗法次之。

我国古代的芳香疗法即香薰疗法和熏洗疗法，在完成药物配伍之后，将芳香类药物做成香囊、香冠、香兜、香散、香膏、香丸、香枕、香茶等，并据此衍生出配香、熏香、浴香、食香、饮香等不同的应用途径。

到了近现代，国内的芳香疗法在保留了传统的应用方式外，也逐渐吸纳了西方多样化的药物剂型和给药方式。其药物剂型也从单纯的芳香类中药制剂逐渐发展为包括精油、香薰剂、香剂、气雾剂、喷雾剂、露剂、贴敷剂、含漱剂、香膏剂、洗浴剂、香熨剂、药枕剂等在内的多种剂型；在给药方式方面，主要有吸入法、透皮吸收法和口服法。其中透皮吸收法包括香薰法、按摩法、敷法及沐浴法。吸入法又有蒸汽吸入式、熏香式、喷雾式、手帕式和手掌摩擦式的不同。

四、机制

芳香疗法的作用机制包括药理学机制和心理学机制两种。一是通过药理生理机制，精油具有特殊的药理效应，可能会诱发某种特定的生理反应。由于鼻通路和大脑相连，通过嗅吸，精油的芳香物质可绕过血脑屏障直接进入大脑，如嗅吸薄荷精油，薄荷醇进入大脑，兴奋大脑皮层，从而起到抗疲劳作用；精油中的芳香分子具有脂溶性特征，可透皮吸收，将椰子精油作为载体按摩肩颈可放松肌肉，缓解肌肉酸痛；口服精油则通过胃肠道消化吸收芳香分子起到特定的效果，如内服生姜精油可促进胃肠道血液循环，达到驱寒护胃的效果。二是通过心理生理机制，吸入精油香气可改变个体的心理状态，引起人体的情绪变化，这种心理或情绪上的改变可能与边缘系统间接相关。边缘系统的重要组成部分包括：海马结构、海马旁回、内嗅区、齿状回、扣带回、乳头体、杏仁核，其主要参与调解人的本能和情感行为。当边缘系统接受来自精油的这些信号时，它们会使大脑释放内啡肽、血清素和去甲肾上腺素等化学物质，将神经系统和身体的其他系统连接起来，根据所用精油种类从而产生不同的临床治疗效果。

五、作用及效果

作为一种经济、安全的低成本非药物疗法，芳香疗法的应用能够治疗睡眠障碍、认知功能障碍、情绪障碍、妇科疾病、心脑血管疾病、皮肤病、缓解术后恶心呕吐症状。另外，部分研究表明芳香疗法对伴有鼻塞、流涕、喘闷等鼻炎症状的哮喘、肺炎等也有一定的疗效。

六、常用精油种类及作用

常用的精油品种包括单方精油和复方精油，单方精油主要有薄荷、薰衣草、柠檬、鼠尾草、玫瑰、佛手柑、天竺葵、洋甘菊、甜马郁兰等，复方精油则需要根据不同症状和个人特征进行精油的搭配组合。

薰衣草具有较好的镇静催眠效果，可以用来调节睡眠障碍。此外，常用来调节睡眠障碍的精油还有天竺葵、佛手柑单方精油或由多种精油调配而成的复方精油，如吸入薰衣草、橙花、甜橙复方精油，或将甜杏仁油、橙花精油、薰衣草精油、洋甘菊精油混合调匀按摩身体，也可以起到帮助睡眠的作用。佛手柑适用于痤疮和昆虫叮咬等病，能产生镇静效果，还可以缓解压力和焦虑；姜油可控制恶心、止吐；柠檬精油具有抑菌、净化空气的效果；薄荷、洋甘菊等带有刺激性气味的精油可以刺激神经系统，达到提神、缓解疲乏的功效；甜马郁兰油具有缓解疼痛的功效。

七、在疾病中的应用

芳香疗法现作为一种辅助手段广泛应用于多种疾病及领域，如癌症、原发性痛经、围手术期、老年痴呆、分娩以及竞技体育领域，均表现出了良好的效果。

（1）癌症患者：①减轻疼痛；②缓解恶心呕吐；③减轻癌因性疲乏；④缓解焦虑、抑郁；⑤改善睡眠，提高睡眠质量；⑥改善癌症相关症状，提高生活质量；⑦诱导癌细胞坏死。

（2）原发性痛经患者：①缓解疼痛；②改善痛经症状；③改善经期日常生活活动。

（3）围手术期患者：①缓解焦虑；②降低收缩压和舒张压，或降低其升高幅度；③缓解疼痛。

（4）老年痴呆患者：①改善认知功能；②改善激越行为。

（5）分娩产妇：①减轻分娩疼痛；②缩短产程并减少药物的使用；③提高产妇的自然分娩率。

（6）竞技体育者：①缓解运动疲劳；②提高抗氧化能力；③心理调节。

第二节　芳香疗法研究热点与现状

一、文献检索

以"芳香疗法""芳香精油""芳香按摩""吸入性芳香""香疗"与"Aroma Therap*"等分别在中国知网（CNKI）与 Web of Science 核心合集数据库进行检索，时间截至 2022 年 5 月。借助 VOSviewer1.6.16 与 CiteSpace V 软件对检索到的文献进行剖析，以了解目前绘画疗法研究的相关热点。

二、图谱分析

1. 热点词云分布

基于关键词爆发频次制作，并分别呈现芳香疗法中、英文研究的主要聚焦热点。中文研究热点着重提及了"芳香疗法""精油""睡眠质量""香薰疗法""薰衣草""抑郁症""焦虑""香薰按摩""医疗应用"等。芳香疗法作为重要的补充疗法，目前已在改善产妇恶心呕吐、睡眠质量及心理状态等领域获得了应用。英文研究热点重点突出了"essential oil""aromatherapy""quality of life""massage""anxiety""complementary therapy" "pain" "alternative medicine"等，与中文研究热点相似，但更关注芳香疗法和按摩的结合，且芳香疗法在乳腺癌患者中的应用效果在中文研究中鲜有提及。

2. 主题聚类方向

芳香疗法中文研究的主题聚类关系中，词频 5 次及以上的 28 个关键词聚为 5 类。聚类一有 8 个关键词，主要关注了芳香疗法在抑郁症、失眠症患者中的应用效果；聚类二包括 8 个关键词，聚焦了初产妇应用芳香疗法对疼痛、抑郁、焦虑及睡眠质量的改善情况；聚类三囊括 6 个关键词，主要探索了芳香疗法改善癌症化疗患者恶心、呕吐症状的效果；聚类四及聚类五均仅入 3 个关键词，分别关注了芳香疗法改善患者疲乏及血液透析患者生活质量的效果。

芳香疗法英文研究的主题聚类关系中，词频 20 次及以上的 63 个关键词聚为 4 类。聚类一包含 14 个关键词，主要内容为采用系统评价探讨芳香疗法在改善患者抑郁、生活质量方面的效果；聚类二包括了 14 个关键词，主要关注了芳香疗法机制及其联合音乐治疗改善患者情绪的效果；聚类三涵盖了 8 个关键词，聚焦于芳香疗法相关的随机对照研究；聚类四涉及 27 个关键词，探讨了芳香疗法在产妇、儿童及癌症患者中的应用效果。中、英文研究方向总体相似，但在针对人群及具体实施方式上仍存在一定差异。

3. 年度热点爆发趋势

中文研究中，近年聚焦热点在"恶心""呕吐""睡眠质量"等上，而"神经保护""氧化应激""薰衣草"等渐渐淡出研究视野；英文研究中"disorder""anxiety""massage"等在近年被关注较多，而"behavior""complementary and alternative""human""premenstrual syndrome"等在近年来的关注度慢慢减退。中、英文研究近年来聚焦内容相似，都重点探索了芳香疗法在患者焦虑、抑郁及生活质量方面的缓解效果。

4. 高频发文期刊与分类

表 17-1 展示了芳香疗法中文高被引研究。崔莹雪和赵百孝于 2010 年发表在《中华中医药杂志》上的《艾灸与芳香疗法》获得了最高频引用（80 次）。该研究认为艾灸疗法与芳香疗法在历史、材料、治疗过程、适应证等方面均存在一定程度的相关性，对艾灸进行适当的规范和改良，将更好地促进艾灸疗法的推广和应用。其次是《芳香疗法源流与发展》《芳香疗法概述》《芳香疗法和音乐干预对乳腺癌患者围手术期疼痛和焦虑的影响》《芳香疗法联合催眠音乐疗法改善功能性消化不良焦虑性失眠的效果观察》等。高被引研究的主要研究方向为国内外芳香疗法研究进展及对机制的探讨，并验证了该种治疗方式在改善患者焦虑、抑郁及睡眠质量上的效果，为后续芳香疗法大规模开展与实施奠定了基础。

表 17-1　芳香疗法中文高被引研究

序号	标题	作者	期刊/来源	发表年份	被引频次
1	艾灸与芳香疗法	崔莹雪、赵百孝	中华中医药杂志	2010	80
2	芳香疗法源流与发展	杜建	中国医药学报	2003	75
3	芳香疗法概述	魏宇梅等	中医学报	2015	47
4	芳香疗法和音乐干预对乳腺癌患者围手术期疼痛和焦虑的影响	肖扬帆等	中南大学学报（医学版）	2018	44
5	芳香疗法联合催眠音乐疗法改善功能性消化不良焦虑性失眠的效果观察	关莉萍	护理实践与研究	2015	44
6	杨梅叶芳香精油的成分鉴定及抗氧化活性	钟瑞敏等	华南理工大学学报（自然科学版）	2006	44
7	芳香疗法配合灸法治疗抑郁症临床研究	刘瑶等	实用中医药杂志	2009	43
8	芳香疗法与芳香油的临床应用	王群红等	国外医学（中医中药分册）	2001	43
9	芳香疗法的作用机理	林慧光、丁春	福建中医学院学报	2007	42
10	芳香疗法镇静催眠作用的研究进展	刘静、徐江涛	医学综述	2012	39

注：被引频次基于中国知网数据库（CNKI），时间截至 2022 年 5 月

第三节　芳香疗法实践

名称：芳疗减压

所需时间：每次 45 分钟，1 次/周，持续 1 个月

媒材准备：①专用香薰机、闻香纸、冥想音乐、棉签、空瓶；②有助于抗压的精油：2～3 种（具体精油见本节）

适用模式：个体/团体

活动步骤：

一、创作过程

1. 理论背景

正常且暂时的压力对提高学习、工作效率是有益的，但长期的负性压力的累积则可能引发很多身心问题。如果你常因为生活中的小事，堵车或者小孩的一些

琐事而勃然大怒，你应该知道自己正处于压力中。你可能常常怀疑自己是否能应付，或者感到无助以及失控。

一定意义上说很多的精油都有抗压的功效，因为使用精油的过程就很减压（例如，香薰、按摩、泡浴、芳香手作等）。当然精油能够发挥更深入的作用，如能够强化免疫系统功能。面临压力时，免疫系统的功能会被削弱。生活没有压力的人对疾病有更好的抵抗力。

有助于抗压的精油：佛手柑、野橘、青橘、红橘、葡萄柚、柠檬、罗马洋甘菊、摩洛哥蓝艾菊、乳香、天竺葵、真正薰衣草、苦橙叶、马郁兰、香蜂草、橙花、大马士革玫瑰、檀香、岩兰草、快乐鼠尾草、依兰、月桂、茉莉、安息香、柠檬尤加利、桂花、栀子花、小野菊、树兰花、晚香玉、穗甘松、西洋蓍草、山鸡椒、枫香树脂、黑云杉、雪松、欧白芷、百里香等制作的精油。

2. 芳疗减压的创作过程

芳疗减压的创作过程分为两个部分：第一部分为现场咨询创作过程，第二部分为个案家居芳疗跟进。

（1）第一部分：现场咨询创作过程。

第一步：选择对症的精油。本案例选择有助于抗压的精油，2～3种为一组，每次交替使用。

第二步：布香——让来访者的生活空间充满香薰。使用让人放松，能够促进沟通的精油；将精油滴入香薰机或扩香木、扩香石、扩香蜡等中。

第三步：嗅吸。本案例中芳疗师带领个案做142精油嗅吸放松。将精油滴入手心或纸巾、闻香纸、闻香棒上均可。

第四步：涂抹或按摩。稀释后的精油涂抹在肩颈部位或太阳穴、头皮上，并做适当轻柔的按摩。

第五步：放松减压头疗。本案例中芳疗师为个案做精油放松减压头疗，过程如下：选2～3种减压精油用基础油稀释至1%～5%，个案头部由前至后分五条线，第一条线由前额中间向后通过百会穴督脉，第二、第三条线为距离督脉左右旁开1.5寸①的膀胱经，第四、第五条线为距离膀胱经旁开1.5寸的胆经。芳疗师用棉签蘸精油在头部五条线上由前至后走两遍，第一遍为直线，第二遍为Z线。之后依次按摩头皮（由后往前）、颈部（由上至下）。

（2）第二部分：个案家居芳疗跟进。

第一步：生活空间熏香，步骤同上。

第二步：压力大时主动嗅吸，步骤同上。

---

① 1寸约为3.33厘米。

第三步：居家精油泡浴或足浴。用全脂牛奶或海盐稀释精油后倒入浴盆水中，水温适中，浸泡20～30分钟。

第四步：涂抹或按摩。稀释后的精油涂抹在肩颈部位，后背脊柱两侧，头皮、足底并做适当轻柔的按摩。

二、作品分享（对话）

（1）头疗结束后，让来访者安静地独处一会。随后了解来访者的感受，来访者表示"头部很舒服，很放松，平时睡不着，这会还睡了一会"。咨询师让来访者记住当前感受。

（2）咨询师让来访者回忆在生活中什么时候感到压力较大。

（3）咨询师引导来访者学会家居芳疗的方法。

三、目标

初级目标：本案例中芳疗减压治疗的初级目标就是缓解心理压力和紧张焦虑的状态，达到放松自然的状态。

中级目标：通过调理激发睡眠能量，让身体重新调整调控我们自身的睡眠，恢复睡眠治疗。

终极目标：身、心、灵的协调统一，达到心理疗愈，身体放松的状态。

芳香疗法是工具，通过与个案的芳疗咨询，让个案在生活中认识压力，拥有面对压力的勇气，学会缓解压力的方法，并能够主动地调节压力，轻松勇敢地奔赴学习、工作和生活。

四、对象

李同学，女，21岁，某大学在读大学生。近半年来，感到学习压力大，课业繁重难以完成，自我要求又较高；近期与宿舍同学沟通不畅，自我封闭，人际关系不良；心情烦闷，易怒，常常感到担心着急，肌肉疲劳，神经紧绷，精力不济，偶有头疼，虽疲劳但难以入睡，夜里睡眠浅，常夜半醒来。

引导语：

（精油：野橘）

请用舒适的坐姿坐好，放松全身，轻轻地闭上双眼，逐渐放慢我们呼吸的节奏，放松我们的面部表情，舒展眉心，嘴角微微上翘，放松双肩，放松双臂，放松后背、腰部，放松前胸、腹部，放松臀部，放松双腿，放松双脚，聆听轻柔的音乐，让我们一起抛开所有的紧张、烦恼和不安，让我们的心变得平静、祥和、柔软。

现在将手呈口杯状放于鼻前深深嗅吸，慢慢地吐气，再深深嗅吸，慢慢地吐气，最后一组深深地吸气，慢慢地吐气。

（问个案是否已经熟悉并接纳这个气味。确认后开始带领个案做 142 精油嗅吸法）

吸气 1 拍，闭气 4 拍，吐气 2 拍。可以根据呼吸的深度翻倍。

让我们用心去感受，手中这慢慢散发的气味；让我们用心去聆听，这优美舒缓的音乐，就犹如股股清泉涌入心田，顿时，心情变得豁然开朗，身体也得到了最大、最好的放松。

让我们捧起感恩的种子，让它生根发芽，让它向上生长，让它落于你的心中，打开你的心去接纳并给予，然后慢慢地将这份力量，洒落在你的身上，它是一棵树，一棵草，更是那淡淡的花香。每个人都会有烦恼，但是要保持那颗真挚的心。唤醒沉睡的善良，让我们把最真诚的爱给到自己，感恩一切都是最好的安排。

给自己一个拥抱，慢慢睁开双眼，感受一下美丽的新世界。

变化应用：

芳香减压疗法，不仅适用于个案，也适用于团体，可激发成员之间的人际关系，促使参与者探索自我、学习新的生活态度与行为方式，促进良好的人际和行为的发展。对象为有压力、焦虑、悲观失落等倾向的儿童、青少年、成人、老人。

（1）布香（使用让人放松，促进沟通的精油；精油滴入香薰机或扩香木、扩香石、扩香蜡等中）。

（2）芳疗师将成员分组，两人为一组，教会成员头疗方法。成员之间互相操作，既增进成员间的互动性，又增进彼此间的亲密关系。

（3）芳疗师带领团体做 142 精油嗅吸放松，成员可以选择坐位或者仰卧位（仰卧瑜伽垫），在音乐中运用引导词体验身、心、灵完全放松的状态。

注意事项：芳香疗法的介质是精油，虽然精油是从植物中萃取的，是天然的产物，但精油是高浓缩物质，也有安全使用原则，使用前请向执证的专业芳疗师咨询。